新形态一体化教材

儿童护理

主　审　罗　健
主　编　何瑜玢　张焕梅　胡　嫦

中国人口与健康出版社
China Population and Health Publishing House
全国百佳图书出版单位

图书在版编目（CIP）数据

儿童护理 / 何瑜玢，张焕梅，胡嫦主编．-- 北京：中国人口与健康出版社，2024. 6. -- ISBN 978-7-5101-9691-1

Ⅰ. R473.72

中国国家版本馆CIP数据核字第20246Z7F68号

儿童护理

ERTONG HULI

何瑜玢　张焕梅　胡　嫦　主编

责任编辑　杨秋奎
美术编辑　刘海刚
责任印制　林　鑫　任伟英
出版发行　中国人口与健康出版社
印　　刷　三河市海新印务有限公司
开　　本　787毫米×1092毫米　1/16
印　　张　16.25
字　　数　405千字
版　　次　2024年6月第1版
印　　次　2024年6月第1次印刷
书　　号　ISBN 978-7-5101-9691-1
定　　价　49.80元

微信ID　中国人口与健康出版社
图书订购　中国人口与健康出版社天猫旗舰店
新浪微博　@中国人口与健康出版社
电子信箱　rkcbs@126.com
总编室电话　（010）83519392　发行部电话　（010）83557247
办公室电话　（010）83519400　网销部电话　（010）83530809
传　　真　（010）83519400
地　　址　北京市海淀区交大东路甲36号
邮　　编　100044

编委会

主　审　罗　健

主　编　何瑜玢　张焕梅　胡　嫦

副主编　王燕霞　吴丽芬　代永婕　袁　敏

编　委（以姓氏笔画为序）

王燕霞　武汉城市学院

代永婕　华中科技大学同济医学院附属协和医院

杨　欢　武汉城市学院

吴丽芬　华中科技大学同济医学院附属协和医院

何瑜玢　武汉外语外事职业学院、武汉城市学院

张焕梅　华中科技大学同济医学院附属协和医院

罗　健　武汉城市学院

胡　嫦　武汉城市学院

胡昕玫　华中科技大学同济医学院附属协和医院

钟　琴　武汉城市学院

袁　敏　京山市人民医院

黄一伟　武汉城市学院

梅　燕　武汉城市学院

戴丽维　华中科技大学同济医学院附属协和医院

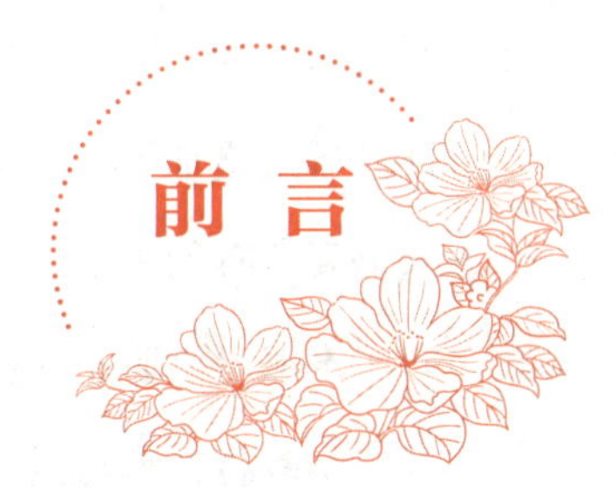

前言

习近平总书记在党的二十大报告中指出，要“推进健康中国建设”，并将把保障人民健康置于优先发展的地位，同时完善相关政策和措施。儿童是国家的未来、民族的希望，提高儿童健康水平有着深远意义。

本教材以高等职业教育人才培养目标为指导，结合高等职业院校学生的学情特点，以培养具有良好职业能力的护理人才为初衷进行编写。本教材旨在培养专业的儿童护理人才，使其未来能高标准做好儿童护理工作，为国家儿童健康事业高质量发展提供人才保障和智力支持。本教材由从事儿童护理教育多年的高校教师和从事临床儿童护理的资深护师共同编写，通过护教协同，教材更有实用性，更有利于培养出优秀学生。

本教材有以下特点：

（1）坚持立德树人。坚持德育为先，通过正面教育来引导学生、感化学生、激励学生；坚持以人为本，通过合适的教育方法来培养和塑造学生，强调学生的全面发展。本教材融入了思政元素，让学生在专业知识的学习过程中提高思想品德与职业素养。

（2）章节设置新颖。本教材分为儿童护理基础篇、儿童护理临床篇和儿童护理实践操作篇，条理清晰，层层递进。儿童护理基础篇、儿童护理临床篇凸显临床需要，紧跟临床前沿；儿童护理实践操作篇，操作步骤详细，有助于学生理解和动手操作。

（3）内容安排巧妙。本教材部分内容编排上设置课前知识点回顾，有助于学生理解课程内容；设置与内容结合紧密的典型案例并且配合图文引起学生的学习兴趣；以表格形式呈现精练的知识点，有助于学生复习和巩固。

（4）注重知识更新。本书坚持教学与现实相结合，配套相关练习题。练习题重点参考历年护士执业资格考试和专升本考试大纲，紧跟教育部、国家发展改革委、财政部、市场监管总局联合印发的《关于在院校实施“学历证书+若干职业技能等级证书”制度试点方案》政策，在此基础上增加了“1+X”幼儿照护职业技能等级证书的考核实操内容，以满足“岗课赛证”融通需要。有助于学生通过相关考试，提高就业水平。

本书可供职业院校、高等学校、成人高等院校等护理专业的学生使用。

本教材在编写过程中得到了各参编院校及临床护理专家的鼎力支持，在此谨致以真诚的谢意！

由于编者水平所限，不足之处敬请各位专家及广大读者批评指正。

编　者

2024年5月

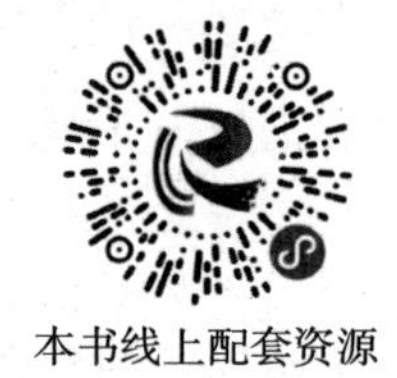

本书线上配套资源

目 录
CONTENTS

儿童护理实践操作篇

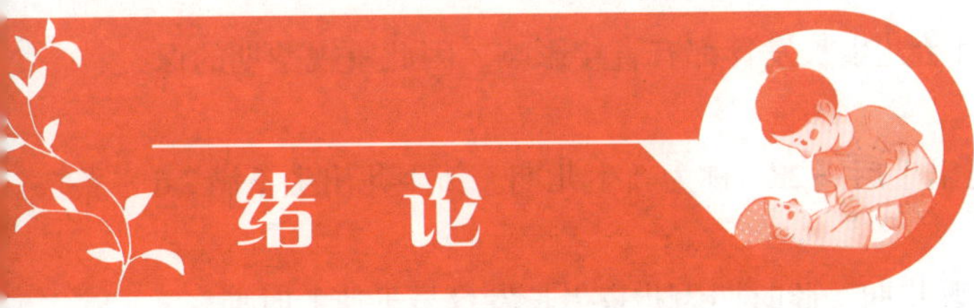

绪 论

"儿童护理"是研究有关儿童的营养、生长发育规律、保健、疾病的防治、护理和康复等方面以维护儿童身心健康的护理学科。儿童护理的任务是从儿童的体格、智能、行为和社会适应性等方面为其身心健康提供优质的整体服务，从而降低儿童发病率和死亡率，使儿童体格发育水平逐渐提高，进而保障和促进儿童全面健康成长。儿童护理的工作领域现在已经从医院扩展到了家庭、社区、学校、月子中心、托育机构等。护理儿童时，应遵循现代生物、心理、社会的医学模式的核心理念，对儿童进行整体护理，并满足全社会即城镇和农村儿童对健康的需求。

思政链接

健康儿童行动提升计划（2021—2025）（节选）

儿童是国家的未来、民族的希望，儿童健康是经济社会可持续发展的重要保障。为深入贯彻《中共中央 国务院关于优化生育政策促进人口长期均衡发展的决定》，落实《"健康中国2030"规划纲要》和《健康中国行动（2019—2030）》，进一步提高儿童健康水平，制定本计划。

一、基本原则

坚持儿童优先，共建共享。遵循儿童优先发展理念，动员全社会力量，共同保障儿童健康，为经济社会可持续发展提供健康人力资源。

坚持预防为主，防治结合。推动以治病为中心向以健康为中心转变，保生存向促发展转变，构建整合型儿童健康服务体系，推进儿童健康事业高质量发展。

坚持公平可及，促进均衡。加强农村地区儿童健康工作，夯实基层儿童健康服务基础，缩小城乡、地区之间差距，助力乡村振兴，推动儿童健康服务均等化。

坚持守正创新，持续发展。坚持保健与临床相结合、个体与群体相结合、中医与西医相结合，因地制宜，改革创新，走出具有中国特色的儿童健康事业可持续发展道路。

……

资料来源：《健康儿童行动提升计划（2021—2025）》，国家卫生健康委官网。

一、儿童年龄分期

儿童的生长发育处于不断的变化过程。儿童的各系统在不同年龄阶段逐渐成熟，儿童的各系统在解剖、生理、病理等各方面都有其特点和规律。为了准确评估儿童的生长发育情况，更好地开展儿童保健和疾病的预防工作，将儿童时期划分为七个年龄期：

（1）胎儿期。从受精卵的结合到胎儿娩出之前称为胎儿期，约40周。胎儿完全依靠母体生存，孕妇的健康、营养、情绪、疾病等对胎儿生长发育都有直接影响，因此重视孕期的保健十分重要。

（2）新生儿期。从胎儿出生脐带结扎至出生后满28 d称为新生儿期。新生儿出生不满7 d的阶段称为新生儿早期。

（3）婴儿期。从出生到满1周岁之前为婴儿期。此时期为儿童生长发育最迅速的时期。

（4）幼儿期。1周岁到满3周岁之前称为幼儿期。

（5）学龄前期。3周岁后到入小学前（6～7周岁）称为学龄前期。

（6）学龄期。6～7周岁到青春期前（12～14岁）称为学龄期。

（7）青春期。女孩从11～12周岁到17～18周岁，男孩从13～14周岁到18～20周岁。

二、儿童护理特点

儿童从生命开始到成年，整个阶段均处于不断生长发育的过程。因此，在解剖、生理、病理、免疫以及疾病诊断、治疗、预后、预防等方面都与成人有很多不同，且不同年龄的儿童之间也存在差异，所以在护理上有其独特之处，学习时不可将儿童视为成人的缩影。

（一）解剖特点

儿童的外观在连续发育过程中有着不断的变化，如身长（高）、体重、头围、胸围等的持续增长，不同器官生长发育速度各不相同。如婴儿出生时的头长约为身长的1/4，头部相对较重，因此，抱婴儿时，要注意保护其头部。儿童呼吸道软骨柔软，管腔狭窄，黏膜血管丰富，在上呼吸道感染时，易引起上呼吸道阻塞而发生呼吸困难，应注意预防。儿童骨骼比较柔软并富有弹性，长期受外力影响容易变形。关节附近韧带较松，某些关节的臼窝较浅，应尽量避免过度牵拉或负重，以免导致脱臼及损伤。只有熟练掌握儿童的正常发育规律才能做好儿童的护理保健工作。

（二）生理病理特点

儿童因处于不断的生长发育阶段，年龄越小生长发育越快。因此，营养的需要量特别是蛋白质、水和脂肪相对成人较多。儿童胃的容量有限，消化能力弱，体液占整个机体的比例相对较大。婴儿代谢旺盛而肾功能较差，因此较成人更容易发生水和电解质紊乱。同时，不同年龄阶段的儿童有不同的生理生化正常值，如心率、血压、呼吸频率、周围血常规、体液成分等，只有掌握不同年龄的生理生化特点才能做出正确的判断和处理。儿童对致病因素的反应较成人有很大差异，相同的致病因素会在不同年龄的机体引起不同的病理变化。如维生素D缺乏时，在婴幼儿表现为佝偻病，而成人则表现为骨质软化症；肺炎链球菌感染所致的肺炎感染，婴幼儿常表现为支气管肺炎，而年长儿和成人则表现为大叶性肺炎。

（三）免疫特点

儿童皮肤和黏膜较嫩，淋巴系统发育未成熟，体液免疫及细胞免疫功能均不健全，故防御机能差。新生儿可以从母体获得免疫球蛋白G（IgG），IgG产生的被动免疫在出生后3～5月龄逐渐消失，而产生自动免疫要到6～7岁才能达到成人水平。其他体液因子如补体、催化因子、调理素等活性及白细胞吞噬能力较低，所以在护理中应特别注意消毒隔离。另外，因

母体中免疫球蛋白M（IgM）不能通过胎盘细胞，故新生儿血清中的IgM浓度低，新生儿易患革兰氏阴性细菌感染；婴幼儿时期也缺乏分泌型免疫球蛋白A（SIgA），易患呼吸道和胃肠道感染。要注意给予相应的预防措施。

（四）疾病特点

儿童疾病种类及临床表现与成人有很大差异，患先天性、遗传性和感染性疾病较成人多见。儿童心血管疾病以先天性心脏病多见，而成人则以动脉粥样硬化最为常见。对于肿瘤疾病来说，儿童多见急性白血病、神经母细胞瘤等，而成人则以恶性肿瘤常见。在儿童患感染性疾病时，常表现为急性起病、来势凶、局限能力差，故易并发败血症，常伴有呼吸、循环衰竭，中毒性脑病和水电解质紊乱。病情变化多端，应密切观察才能及时发现问题并处理。

（五）诊治特点

不同年龄阶段的儿童患病种类、临床特点均有不同特点，故在诊断时应重视年龄因素。例如惊厥，在新生儿时应考虑是由产伤、窒息、缺血缺氧性脑病及颅内出血等引起；6月龄以内的婴儿应考虑有无患手足搐搦症和中枢神经系统感染；6个月～3岁的儿童要考虑是否高热性惊厥，发生在年长儿时则以维生素缺乏性手足搐搦症癫痫为多见。年幼儿童因不能主动反映或准确诉说病情，在治疗过程中应详细向家长询问病史，严密观察病情，早期发现问题，早期做出正确的诊断和处理。儿童患病在药物使用剂量与成人不同，应按年龄、体重和体表面积计算。

（六）预后特点

儿童患病后若得到明确的诊断、及时有效的治疗和恰当的护理会使身体好转恢复加快。由于儿童各脏器组织的修复和再生能力较强，恢复较快，故后遗症也较成人少见。反之，新生儿体弱，患儿的病情会迅速变化，若发现较晚，病情突然变化，处理不及时易造成突然死亡。

（七）预防特点

儿童有些疾病可以预防，如在开展计划免疫和加强传染病管理后，麻疹、脊髓灰质炎、白喉、破伤风、伤寒等儿童传染病的发病率和死亡率大大降低。在儿童时期应注意饮食营养供给均衡，让其积极参加体育锻炼，可防止儿童患肥胖症，同时对成年后的高血压、动脉粥样硬化引起的冠心病起到预防作用。总之，预防工作和计划免疫是儿童护理工作的重点。

（八）护理特点

临床儿童护理工作者有其特殊性，对待健康与患病儿童的护理内容和时间均较成人多。一方面要对患儿及家长进行评估，拟订护理目标找出护理诊断，制订计划并实施，最后进行护理评价；另一方面要满足患儿及家长生理、心理及社会需要。护理与教育两者不能分开，寓教育于护理之中，将对儿童心理发展与学习进步起到重要作用。

三、临床儿科护理的一般原则

（1）以儿童及其家庭为中心。重视不同年龄阶段儿童的特点，对待儿童及其家庭成员均要一视同仁，护理工作者要为儿童及其家庭提供预防保健、健康教育、疾病护理等服务。

（2）减少儿童身心的伤害。对于患病儿童特别是住院儿童，由于疾病本身带来的机体不适，离开父母和家庭造成的分离性焦虑，根据年龄的不同，从而会产生不同的心理反应。护理工作者有责任帮助他们适应住院环境，要主动与他们交谈，减轻患病带来的身体、心理压力造成的损害。

（3）实施身心整体护理。儿科护理工作者应重视不同年龄阶段儿童的生理、心理特征和个体差异，运用做游戏、讲故事、角色扮演、鼓励等方式，降低疾病对儿童身心发展带来的负面影响。

（4）遵守法规和伦理道德规范。儿科护理工作者应自觉遵守法律和伦理道德规范，尊重人格，保障儿童的权利，促进儿童在生理、心理、道德精神和社会等方面的健康成长。

（5）多学科协同护理。儿科护理学涉及多个学科，需要与多学科的协同来实现和保护，才能促进儿童健康的发展。

四、我国儿童护理的发展趋势

中华人民共和国成立以来，党和政府对儿童健康问题更加重视，制定并实施了《中华人民共和国母婴保健法》、《中国儿童发展纲要》（每十年修订），将保障儿童健康作为重大战略和任务。儿科护理工作不断发展，从推广计划免疫、建立各级医疗保健机构及提倡科学育儿，直至形成和发展儿科重症监护中心等专科护理，使儿科护理学服务范围、护理水平都有了很大的扩展和提高。儿童护理的医学模式已从原来的纯生物模式转变为生理—心理—社会—环境的模式，并从传统的纯治疗型模式转变为群体、保健、预防和主动参与的模式。儿童传染病的发病率大幅度下降，儿童常见病的发病率、死亡率亦迅速降低，儿童的体质普遍得到增强。

随着社会的不断发展，医学的进步和生活水平的提高，人们对健康的需求也逐渐增加，儿科护理学已逐渐发展成为专门学科，其研究的内容、范围、任务涉及影响儿童健康的生理、心理、社会等各个方面，儿科护士已成为儿童全面护理的主要力量。为此，儿科护理工作者要不断努力地学习先进的科学技术及最新的护理技术，关注儿童成长发展，重视儿童早期发展干预和康复，重视成人疾病的儿童期预防，关注儿童慢性病，提供延展性服务。关注儿童心理行为异常，推广儿科循证护理，做好健康信息服务，开展护理科研，发扬求实、拼搏奉献、团结协作精神。

2019年4月，教育部、国家发展改革委、财政部、市场监管总局联合印发了《关于在院校实施“学历证书+若干职业技能等级证书”制度试点方案》，部署启动“学历证书+若干职业技能等级证书”即“1+X证书”制度试点工作、并颁发与儿童护理相关的证书，如“1+X”母婴护理职业技能等级证书、幼儿照护职业技能等级证书。因此，通过对本课程的学习，护生未来既可以选择进入临床医院儿科病房或儿童健保科室从事临床护理工作，也可以进入月子中心、托育机构、从事婴幼儿照护工作。

总之，学生应努力学好本课程，以期将来为儿童健康水平的提升和中华民族整体健康素质的增强作出贡献。

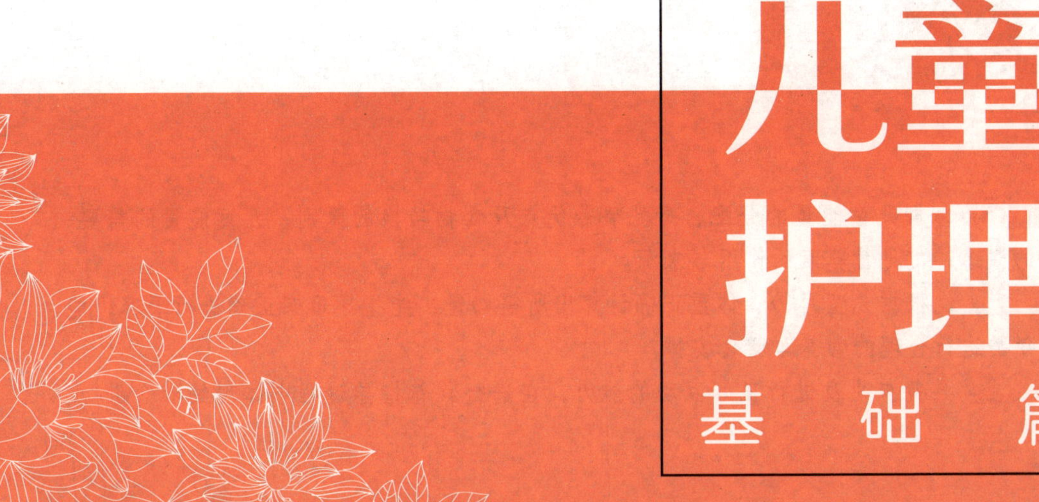

儿童护理

基础篇

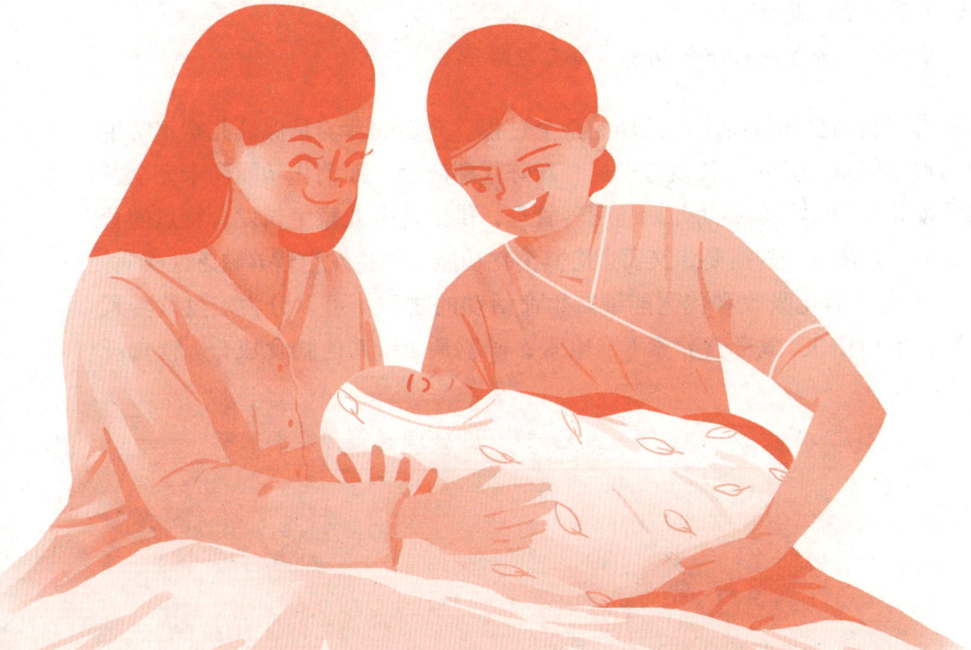

模块一 儿童营养

知识目标：掌握儿童能量的分配、母乳喂养优点及食物转换的原则；儿童能量的需要、人工喂养的概念；常见营养素的作用与来源。

能力目标：能根据儿童月龄、体重正确计算出所需奶量，能指导母亲正确进行喂养；能根据儿童年龄进行合理的营养与膳食安排。

素质目标：具备与儿童进行良好互动的能力，在进行营养指导过程中体现细心、耐心、爱心。

案例导入

女婴，足月儿，刚出生，3.5 kg，母亲为乙肝病毒携带者。

请思考：

1. 能否进行母乳喂养？
2. 如进行母乳喂养，应注意什么？
3. 如果完全不喂母乳，给予一般市售奶粉，每天应给予多少克？

营养是指人体获得和利用食物维持生命活动的整个过程。充足的营养是保证儿童正常生长发育、身心健康的重要因素。儿童生长发育迅速，新陈代谢旺盛，而消化功能尚未完全发育成熟。因此，需重视儿童期尤其是婴幼儿期的营养管理，供给适合儿童生长发育特点的营养类型及能量，既要满足儿童营养的需要，又要适应其消化功能，避免发生营养缺乏性疾病。

营养素是指食物中经过消化吸收和代谢能维持生命活动的物质。可以分为宏量营养素（碳水化合物、脂类、蛋白质）、微量营养素（维生素、矿物质）和其他膳食成分（膳食纤维、水）。

项目一 能量与营养素的需要

一、能量的需要

儿童所需要的能量主要来自食物中的三大宏量营养素。它们在体内的产能见表 1-1-1。

表1-1-1　三大宏量营养素产能情况

三大宏量营养素	蛋白质	脂类	碳水化合物
产能值	16.8 kJ/g	37.8 kJ/g	16.8 kJ/g
	4 kcal/g	9 kcal/g	4 kcal/g

注：能量以千卡（kcal）或千焦（kJ）为单位，1 kcal=4.18 kJ，1 kJ=0.239 kcal。

若供应不足，可引起消瘦、发育迟缓；过量则会引起肥胖。儿童的总能量消耗包括基础代谢率、生长发育、活动消耗、食物的热效应和排泄消耗五个方面。

（一）基础代谢率

基础代谢率（basal metabolism rate，BMR）是指人体在清醒而极端安静情况下，不受精神紧张、肌肉活动、食物和环境温度等因素影响时的能量代谢率。婴幼儿基础代谢率较成人高，占总能量的50%～60%，平均每日需要能量见表1-1-2。

表1-1-2　不同年龄段平均每日需要能量

年龄	平均每日需要能量
婴儿	55 kcal/kg（230 kJ/kg）
7岁	44 kcal/kg（184 kJ/kg）
12岁	30 kcal/kg（126 kJ/kg）
成人	25～30 kcal/kg（105～126 kJ/kg）

（二）生长发育

生长发育为儿童所特有，与儿童生长发育速度成正比，婴儿期生长最快，其生长发育所需占总能量的25%～30%。6月龄以内每天需40～50 kcal/kg（167～209 kJ/kg）；6月龄至1岁每日约需15～20 kcal/kg（63～84 kJ/kg）；1岁以后儿童生长速度逐渐减慢。需要量随之减少，到青春期生长发育再次加速后所需能量也会增加。

（三）活动消耗

活动消耗是用于肌肉活动的能量消耗，儿童活动所需能量与其身体大小、活动强度、类型和持续时间有关，约占总热量的15%。婴儿每天需15～20 kcal/kg（63～84 kJ/kg）。随着年龄的增长，活动强度及时间等不断增加，此项所需能量也会随之增加，12～13岁时每天约需30 kcal/kg（126 kJ/kg）。

（四）食物的热效应

食物的热效应（thermic effect of food，TEF）是指食物经消化、吸收及转化过程中所需的能量，包括两个部分：①进食后胃肠道消化、吸收，器官蠕动增加；②食物代谢过程所产生的热能。三大宏量营养素中蛋白质的热力作用最大，占到其本身产生能量的30%。婴儿因摄取的食物中蛋白质较多，所以此项能量消耗占总能量的7%～8%；年长儿约占总能量的5%。

（五）排泄消耗

排泄消耗是指正常情况下，人体每天摄入的食物中未经消化、吸收的部分排泄至体外所需的能量。此项消耗约占总能量的10%，儿童在腹泻时会增加。

上述5方面能量的总和即为儿童能量需要的总量。不同年龄阶段各部分能量消耗也不同。一般6月龄以内婴儿每天所需能量约为110 kcal/kg（460 kJ/kg），以后每增长3岁减去10 kcal/kg（42 kJ/kg），到15岁时每天约需60 kcal/kg（250 kJ/kg）。总能量的需求个体差异较大，如体重相同的健康儿童，瘦长者因其体内代谢更活跃每天所需能量较肥胖者多。

二、营养素的需要

（一）宏量营养素

1. 蛋白质 蛋白质是构成人体细胞和组织的基本物质，还能为人体的生命活动提供能量，占总能量的8%～15%。1岁以内的婴儿每天需1.5～3 g/kg，幼儿及学龄前儿每天需2.5～3g/kg。

构成人体蛋白质的氨基酸主要有20种。对婴儿来说，不能在体内合成的氨基酸有9种，必须由食物供给的必需氨基酸（赖氨酸、色氨酸、苯丙氨酸、蛋氨酸、苏氨酸、异亮氨酸、亮氨酸、缬氨酸、组氨酸）。食物中含有的氨基酸模式接近于人体蛋白质组成的称为优质蛋白质，其生物利用率高，主要来源于蛋、奶、鱼、肉中的动物蛋白质，以及大豆蛋白质。

儿童生长发育迅速，对蛋白质的需求也相对较多，应保证其蛋白质的供给。婴幼儿食物中应含有50%以上的优质蛋白质。食物的合理搭配可以提高营养价值，如米、小麦、玉米等赖氨酸含量低，蛋氨酸含量高；而豆类则相反，两者搭配进食可互相弥补不足。

2. 脂类 脂类包括脂肪和类脂，是机体能量的第二大来源。脂肪酸是构成脂肪的基本单位，可分为饱和脂肪酸和不饱和脂肪酸。维持机体功能不可缺少、但不能自身合成、必须由食物提供的脂肪酸称为必需脂肪酸（如亚油酸、亚麻酸），亚油酸主要来源于坚果类、植物油等，亚麻酸主要来源于绿色蔬菜、鱼类脂肪和坚果类。必需脂肪酸应占脂肪所提供能量的1%～3%，若膳食中缺乏必需脂肪酸，可表现为伤口愈合不良、生长停滞、皮肤角化、血小板凝集障碍等。

3. 碳水化合物 碳水化合物为人体主要的供能营养素，是儿童膳食的主要组成部分。2岁以上儿童膳食中，碳水化合物所产生的能量应占总能量的55%～65%。碳水化合物主要来源于谷类、水果等食物。若碳水化合物摄入不足可引起乏力、低血糖、营养不良等。

（二）微量营养素

1. 维生素 维生素是维持机体正常生长及生理功能所必需的一类有机物质，在体内含量极低，主要参与和调节代谢过程，可构成辅酶成分但并不产生能量。维生素可分为脂溶性维生素和水溶性维生素。脂溶性维生素（维生素A、维生素D、维生素E、维生素K）可储存于体内，排泄率不高，无须每日供给，缺乏时症状出现迟，过量易中毒；水溶性维生素（维生素B、维生素C）易溶于水，由尿排出，不易储存，需每日供给。目前维生素A、维生素D、维生素C、维生素B、维生素K是儿童常见的易缺乏的维生素。

常见维生素的来源和缺乏时的主要表现见表1-1-3。

表1-1-3　常见维生素的来源及缺乏时的主要表现

维生素		来源	缺乏时的主要表现
脂溶性	A	肝脏、乳制品、蛋黄、水果、绿色及含胡萝卜素的黄色蔬菜	在小肠吸收。缺乏时出现角膜软化、生长缓慢、干眼症、夜盲、骨骼、牙齿发育障碍等
	D	鱼肝油、肝脏、蛋黄、乳类，多接触日光或其他紫外线	缺乏时易发生婴儿营养性佝偻病、阻碍骨骼发育等
	K	肠内细菌可合成一部分维生素K，还可存在于肝脏、蛋、豆类、青菜	促进凝血酶原的合成，缺乏时可引起出血
	E	植物油、豆类、蔬菜	促进细胞成熟与分化，是一种有效的抗氧化剂
水溶性	B_1	肝脏、鱼、蛋、肉、乳类及豆类、米、面、谷类	是人体碳水化合物代谢的辅酶。缺乏时食欲差、乏力、激惹、便秘和发生周围神经炎
	B_2	肝脏、肉、蛋、鱼、乳制品、绿叶蔬菜、全麦及豆类	对维持皮肤、口腔和眼的健康有益。缺乏时表现口角炎、视觉模糊、眼痛和生长迟缓等
	B_6	肝、肉、鱼、蛋、乳、谷类、花生、豆类	为蛋白质合成所需。缺乏时出现激惹、惊厥、皮炎和低色素贫血、周围神经炎等
	B_{12}	肉、肝脏、鱼、乳、蛋	是DNA合成和叶酸代谢中的辅酶。缺乏时出现巨幼细胞贫血和青少年期恶性贫血
	C	水果、蔬菜如柑橘、猕猴桃、西红柿、青椒等	缺乏易致坏血症、发生出血倾向、易感染，伤口愈合差，生长迟缓等
	叶酸	肝脏、鱼、肉、乳类及绿色蔬菜、酵母中含量丰富	属于酶系统，有促进骨髓造血作用。缺乏时发生巨幼细胞贫血、胃肠道症状和唇炎

2. 矿物质　常量元素是指人体含量大于体重0.01%的矿物质，包括钙、磷、镁、钠等7种元素。其中钙和磷约占人体总重量的6%，二者构成人体的骨骼、牙齿等组织，婴儿期钙的沉积高于生命任何一个时期，应注意摄入足量钙元素。乳类是钙的最好来源。微量元素是指人体含量小于体重0.01%的矿物质，包括铁、铜、锰、锌、铬、氟、硒、碘等14种元素。微量元素在体内含量很低，需通过食物摄入，具有十分重要的生理功能。目前，全球最主要的微量营养素缺乏病是铁、碘、锌缺乏症。

常见矿物质的作用及来源见表1-1-4。

表1-1-4　常见矿物质的作用及来源

矿物质		来源	作用
常量元素	钙	乳制品和海产品（虾皮、海带等）、蛋、绿叶蔬菜、豆类	钙为凝血因子，能降低神经、肌肉的兴奋性，是构成骨骼、牙齿的主要成分
	磷	肝脏、鱼、蛋、乳及豆类、谷类、蔬菜	磷是骨骼、牙齿、细胞核蛋白、各种酶的主要成分，协助糖、脂肪及蛋白质的代谢，参与缓冲系统，维持酸碱平衡

续表

矿物质		来源	作用
常量元素	镁	谷类、豆类、肉、乳类、坚果	镁是骨骼、牙齿的主要成分，激活糖代谢酶，与神经肌肉兴奋性有关，为细胞内阳离子，参与细胞代谢过程。常与钙同时缺乏，导致手足搐搦症
微量元素	铁	肝脏、肉、蛋黄、鱼、绿叶蔬菜、豆类、海带、紫菜	铁是血红蛋白、肌红蛋白、细胞色素和其他酶系统的主要成分，帮助氧的运输
	锌	肉、鱼、乳酪、坚果	锌为多种酶的成分，包括与能量代谢有关的碳酸酐酶，以及与核酸代谢有关的酶；调节DNA的复制转录；促进蛋白质的合成；参与和免疫有关酶的作用
	碘	海产品、加碘食盐	碘为甲状腺素主要成分。缺乏时引起单纯性甲状腺肿及地方性甲状腺功能减低症

（三）其他膳食成分

1. 膳食纤维 膳食纤维包括纤维素、半纤维素、果胶和木质素等。一般从谷类、新鲜蔬菜、水果中获取，膳食纤维可以吸收大肠水分，软化大便，增加大便体积，促进肠蠕动加速。

2. 水 水是机体的重要成分，儿童水的需要量与能量摄入、食物种类、年龄段有关。婴儿新陈代谢旺盛，水的需要量相对较多，每日约需150 mL/kg，之后每3岁减少约25 mL/kg。

思政链接

生命早期1 000 d营养健康行动（节选）

开展孕前和孕产期营养评价与膳食指导。推进县级以上妇幼保健机构对孕妇进行营养指导，将营养评价和膳食指导纳入我国孕前和孕期检查。开展孕产妇的营养筛查和干预，降低低出生体重儿和巨大儿出生率。建立生命早期1 000 d营养咨询平台。

实施妇幼人群营养干预计划。继续推进农村妇女补充叶酸预防神经管畸形项目，积极引导围孕期妇女加强含叶酸、铁在内的多种微量营养素补充，降低孕妇贫血率，预防儿童营养缺乏。在合理膳食基础上，推动开展孕妇营养包干预项目。

提高母乳喂养率，培养科学喂养行为。进一步完善母乳喂养保障制度，改善母乳喂养环境，在公共场所和机关、企事业单位建立母婴室。研究制定婴幼儿科学喂养策略，宣传引导合理辅食喂养。加强对婴幼儿腹泻、营养不良病例的监测预警，研究制定并实施婴幼儿食源性疾病（腹泻等）的防控策略。

提高婴幼儿食品质量与安全水平，推动产业健康发展。加强婴幼儿配方食品及辅助食品营养成分和重点污染物监测及时修订完善婴幼儿配方食品及辅助食品标准。提高研发能力，持续提升婴幼儿配方食品和辅助食品质量。

资料来源：《国民营养计划（2017—2030）》，国务院办公厅官网。

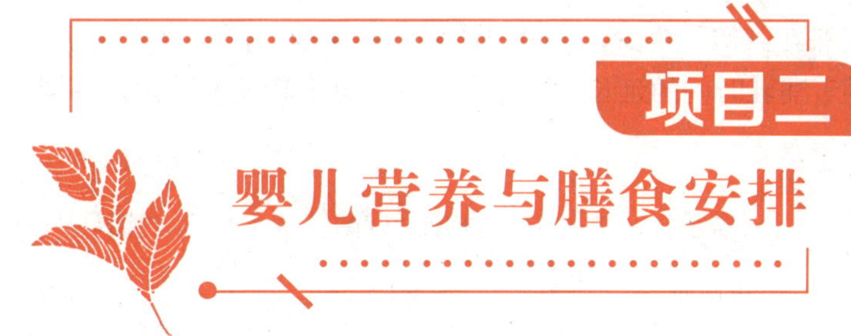

项目二 婴儿营养与膳食安排

婴儿喂养包括母乳喂养、部分母乳喂养及人工喂养3种方式。

一、母乳喂养

母乳是婴儿出生数月内最理想的天然食物，母乳喂养是全球范围内提倡的婴儿喂养方式。母乳不仅营养丰富，易被婴儿消化吸收，还能满足6月龄以内婴儿的全部能量、营养素和液体的需要。母乳中的营养素和生物活性物质可以为婴儿提供全方位的呵护，促进婴儿健康生长发育。

（一）母乳的特点

1. 营养丰富 生物效价高，易被婴儿利用，母乳含蛋白质、脂肪、碳水化合物的比例（1:3:6）适当，适宜婴儿需要。

母乳中蛋白质以乳清蛋白为主，遇胃酸形成的凝块小，有利于婴儿消化吸收。

母乳中含较多的不饱和脂肪酸如亚麻酸、亚油酸等，有利于大脑的发育，母乳中的脂肪酶也可以使脂肪颗粒易于消化吸收。

母乳中乙型乳糖含量丰富，有利于婴儿脑发育，还能促进乳酸杆菌、双歧杆菌生长，并把乳糖分解成乳酸，使大便呈酸性，从而抑制大肠杆菌的生长，可减少腹泻的发生。

母乳中电解质浓度较低，与婴儿不成熟的肾脏发育水平相适宜。其中钙、磷的比例适宜（2:1），有利于钙的吸收。母乳中的铁含量为0.05 mg/dL，与牛乳类似，但母乳中的铁吸收率（50%）高于牛乳（10%）。

母乳中还含有多种维生素和微量元素，有助于婴儿发育。但母乳中的维生素D、维生素K含量较低，母乳喂养的婴儿应补充维生素D，并鼓励家长让婴儿尽早进行户外活动，新生儿出生后常规肌注维生素K。

2. 生物作用 母乳的pH值为3.6（牛乳pH值为5.3），对酸碱的缓冲力小，不影响胃液的酸度，有利于酶发挥作用。

母乳中含有不可替代的免疫成分，尤其是初乳含丰富的SIgA，能抵抗病原微生物的侵袭。母乳还含有大量的免疫活性物质如巨噬细胞、双歧因子、乳铁蛋白、淋巴细胞、补体等，免疫活性物质可以调节机体免疫功能，促进新生儿免疫功能的发育。

3. 其他 母乳温度适宜、喂养经济、方便，通过哺喂过程中婴儿与母亲的皮肤接触，还可以促进婴儿的心理健康。哺乳引起的母亲催产素的分泌可促进子宫收缩复原，会减少再受孕的机会。乳汁的持续分泌也可以消耗储存的体脂，有利于母亲产后恢复体形。

（二）母乳成分的变化

1. 各期母乳成分 分娩后7 d以内的乳汁称为初乳，7～15 d为过渡乳，15 d后的乳汁为成熟乳。初乳量少，含蛋白质多，脂肪少，同时含有丰富的免疫活性物质和必需氨基酸等。随着哺乳时间的延长，乳汁中的成分也不断发生变化。各期母乳成分见表1-2-1。

表1-2-1　各期母乳成分

成分	初乳/（g/L）	过渡乳/（g/L）	成熟乳/（g/L）
蛋白质	22.5	15.6	11.5
脂肪	28.5	43.7	32.6
糖类	75.9	77.4	75.0
矿物质	3.08	2.41	2.06

2. 乳量的变化　正常乳母平均每日哺乳量随时间而逐渐增加。初乳每日15～45 mL，成熟乳每700～1 000 mL，总量达高峰。产后6个月以后泌乳量和乳汁营养成分会逐渐下降。可通过婴儿体重增长、大小便情况等来判断奶量是否充足。

（三）母乳喂养的护理

1. 产前准备　大多数孕妇都具有哺乳的能力，应帮助孕妇充分了解母乳喂养的优点，使其在产前做好身、心两方面的准备。孕母孕期应保证合理营养，使孕期体重适当增加（12～14 kg），储存足够的脂肪供给哺乳能量的消耗。

2. 乳头保健　孕妇从妊娠后期开始可以每天用清水清洗乳头；乳头内陷者可用两手拇指从不同角度按捺乳头两侧向外牵拉，每日一至数次。

3. 尽早开奶，按需哺乳　若分娩过程顺利，正常新生儿第一次哺乳应在产房开始，婴儿出生后应尽快与母亲皮肤接触，通过吸吮母亲乳头刺激乳汁分泌并获得初乳。尽早开奶有利于预防婴儿过敏，可减轻新生儿黄疸、生理性体重下降、低血糖的发生。

4. 促进乳汁分泌　哺乳前可先热敷乳房2～3 min，从外侧边缘向乳晕方向按摩或轻拍乳房，促进乳房感觉神经传导和泌乳。每次哺乳过程中，两侧乳房应先后交替进行哺乳，若一侧乳房奶量已满足婴儿需要，可将另一侧乳房的乳汁用吸奶器吸出。每次哺乳后都应将乳汁排空，排空乳汁可有效刺激泌乳素的分泌。与泌乳有关的多种激素都直接或间接与下丘脑有关，而下丘脑功能与情绪相关，母亲保持心情愉悦也可促进泌乳。

5. 正确的哺喂技巧　哺喂前用温开水清洁乳头。哺乳时母亲应采取舒适体位，使全身肌肉放松，有利于分泌乳汁，同时便于婴儿吸吮。哺喂时一般可采取坐位，一手环抱婴儿，使婴儿头、颈枕于母亲哺乳侧肘弯部。哺乳时应将乳头和大部分乳晕送入婴儿口中，母亲的手应将拇指和四指分别放在乳房上、下方，托起整个乳房进行喂哺。哺乳后应将婴儿竖直抱起，头部靠于母亲肩上，轻轻拍背使空气排出，防止婴儿出现溢乳的情况。

6. 把握断乳时机　断乳指由完全依赖乳类喂养逐渐过渡到多元化食物的过程。随着婴儿月龄的增长，纯乳类食物已经不能满足婴儿对于能量的需要，其消化功能也逐渐发育完善，同时已有乳牙萌出，婴儿可以开始向半固体和固体食物进行过渡转换。一般在婴儿6月龄时开始引入半固体食物，并逐渐减少哺乳次数，增加引入食物的量。世界卫生组织（WHO）建议母乳喂养可至24月龄及以上。

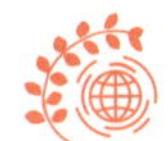

知识链接

母乳喂养的禁忌证

（1）母亲感染。HIV感染者，严重疾病患者（如活动性肺结核、癌症、精神类疾病及重症心、肾疾病等患者）不宜哺乳。

（2）母亲为乙肝病毒携带者。乙型肝炎的母婴传播主要发生在临产或分娩时，是通过胎盘或血液传递的，因此乙肝病毒携带者并非哺乳禁忌，但这类婴儿应在出生后24h内给予特异性高效乙肝免疫球蛋白，继之接受乙肝疫苗免疫接种。

（3）母亲感染结核病者。经治疗无临床症状时可继续哺乳。

二、部分母乳喂养

部分母乳喂养指同时采用母乳与配方奶或其他动物乳来喂养婴儿的方式，可分为补授法和代授法。

（一）补授法

补授法指母乳不足时，每次先哺母乳，将两侧乳房吸空，然后根据婴儿需要再补充其他的乳品的方法。此种方法使婴儿尽可能多地摄入母乳，且通过定时排空乳房，有利于刺激乳汁分泌。

（二）代授法

代授法指用配方奶或其他动物乳完全替代母乳喂养的方法。此种方法可用于断乳时，逐渐减少母乳量，增加配方奶或动物乳量，直至完全替代所有母乳。

三、人工喂养

在母亲因各种原因不能亲自喂哺时，采用配方奶或其他动物乳完全替代母乳喂养的方法，称人工喂养。

配方奶一般是以牛乳为基础，以人乳为参照的改造乳制品。通过改造使其宏量营养素尽量接近于人乳，符合婴儿的消化系统和肾功能发育水平。在不能进行母乳喂养时，配方奶可作为优先选择。

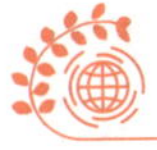

知识拓展

羊乳的成分特点

羊乳与牛乳的营养价值接近，但其中酪蛋白的含量低于牛乳，乳凝块较细、软。羊乳脂肪的颗粒大小与人乳相似。羊乳主要的不足之处是叶酸含量少，使用中要另外补充叶酸或维生素B_{12}，以防止出现营养性巨细胞性贫血的情况。

（一）配方奶乳量摄入的计算

一般可根据婴儿的体重、推荐摄入量及配方奶制品规格进行计算，按照配方奶说明进行配制。一般市场售卖的婴儿配方奶粉100 g供能约500 kcal的能量。

举例

6月龄以内婴儿所需能量为90 kcal/（kg · d）。

100 g × 90 kcal/（kg · d）÷ 500 kcal = 18 g/（kg · d）

故需婴儿配方奶粉约18 g/（kg · d）。

思政链接

全国母乳喂养宣传日

每年的5月20日是全国母乳喂养宣传日。1990年5月10日，卫生部在北京举行了母乳喂养新闻发布会，确定5月20日为“全国母乳喂养宣传日”，广泛开展宣传、咨询活动，以强化人们母乳喂养意识，从而更好地实行计划生育和优生优育。这是由卫生健康部门为保护、促进和支持母乳喂养而设立的一项重要活动，也是献给所有哺乳母亲与她们孩子的节日。呼吁全社会都来关注和支持“母乳喂养”的观念，让母亲和宝宝建立更紧密的关系！

（二）人工喂养的注意事项

1. 选择适宜的奶瓶和奶嘴 奶嘴的软硬度和奶嘴孔的大小应匹配，根据婴儿不同月龄选择不同形状的奶嘴孔（圆孔、十字形、Y形等）。奶嘴孔的大小以奶瓶盛水倒置时液体呈滴状连续滴出为宜。

2. 测试奶温 每次哺乳前先将乳汁滴于成人手腕掌侧处试温，一般奶液温度应与体温相似，以成人不觉过热为宜。

3. 保持正确的哺喂姿势 哺喂时将婴儿倾斜于怀中，奶瓶倾斜，使奶嘴充满乳汁，防止吸入空气，喂完后将婴儿竖直抱起轻拍背部，使空气排出。

4. 加强奶具卫生 奶具每次喂哺后应先洗净，然后消毒，保持清洁卫生。

5. 及时调整奶量 根据婴儿的食欲、体重、粪便性质随时增减奶量。正确喂养的标志是婴儿发育良好，大小便正常，喂奶后安静。

四、婴儿食物转换

6月龄以上婴儿，随着其生长发育的逐渐成熟，纯母乳喂养已经不能满足其生长发育的需要，此时为婴儿食物的过渡期，又称换乳期。婴儿的食物转换不仅可以满足其对于能量的需要，还可以培养其对食物的兴趣、自行进食的能力及良好的饮食习惯，最终顺利地由乳类为主的食物转换至以固体食物为主。

（一）不同喂养方式婴儿的食物转换

纯母乳喂养婴儿应逐渐用配方奶完全替代母乳，添加引入其他食物；部分母乳喂养和人工喂养婴儿的食物转换则是逐渐添加其他食物。

（二）换乳期食物（辅助食物）

换乳期食物是除母乳或配方奶外，为过渡至成人固体饮食所添加的富含能量和各种营养素的半固体食物和固体食物。换乳期食物的添加见表1-2-2。

表1-2-2　换乳期食物的添加

月龄	食物形状	引入的食物	餐数		
			主餐	辅餐	进食技能
6月龄	泥状食物	含铁配方米粉、配方奶、蛋黄、菜泥、水果泥等	6次奶（断夜奶）	逐渐加至1次	适应用勺喂
7～9月龄	末状食物	粥、烂面条、肉末、鱼泥、肝泥、菜末、全蛋、豆腐、水果等	4次奶	1餐饭 1次水果	学用杯
10～12月龄	碎食物	软饭、面条、馒头、碎肉、碎菜、蛋、鱼肉、豆制品、水果等	3次奶	2餐饭 1次水果	用手抓食 断奶瓶 自用勺

（三）辅助食物引入的原则

1. 由少到多　添加食物的量应随年龄增长逐渐增加，如蛋黄，由1/4开始，5～7 d后如果无不良反应可增加1/3～1/2个，以后逐渐增加到1个。

2. 由细到粗　食物形状可从泥状到碎末状再过渡到固体食物，如添加绿叶蔬菜时可从菜泥到菜末再到碎菜。

3. 由软到硬　随着年龄增长，婴儿乳牙的萌出，一定的硬度的食物有可以帮助其牙齿萌出和咀嚼功能的锻炼。

4. 由一种到多种　如蔬菜的添加，一种蔬菜尝试1～2次/d，待3～4 d婴儿习惯后再添加另一种，用来刺激味觉发育。不能同时添加几种食物，以免引起腹泻。单一食物添加的方式还可以了解孩子是否对该食物过敏。

5. 注意进食技能的培养　尽量让孩子主动参与进食，既可增添孩子对食物的兴趣，还可以培养孩子的手眼协调能力。添加食物的质与量时应根据儿童营养需要及消化能力循序渐进，天气炎热和婴儿患病时应暂停引入新食物。

（四）食物转换的步骤和方法

1. 6月龄　婴儿唾液中已有唾液淀粉酶，可消化淀粉类食物，与此同时体内储存铁已消耗殆尽。因此，首先可添加含铁配方的米粉。其次，可添加根茎类蔬菜泥、水果泥，以补充维生素和矿物质等，使婴儿从流质饮食过渡到半流质食物。添加辅食的同时还应注意培养婴儿的进食能力，此时期可用勺、杯辅助进食帮助口腔动作达到协调。

2. 7～9月龄　该月龄婴儿乳牙已萌出，可添加饼干、馒头片等有一定硬度的食物，以促进孩子乳牙萌出和咀嚼功能，亦可逐渐添加动物性食物，如蛋、鱼、肉类等。食物形状可变为末状，如烂粥、肉末、碎菜等。

3. 10～12月龄 通过增加食物的能量密度来满足婴儿的需求，此期还应注意婴儿神经心理发育对食物转换的作用，可允许其用手抓取食物，既可提升婴儿手眼协调能力，又增添了其进食的兴趣。

五、婴儿喂养常出现的问题

（一）溢乳

婴儿消化系统尚未发育完善，其胃呈水平位置，同时还具有韧带松弛、贲门括约肌松弛等解剖特点。过度喂养、进食过快或进食时吸入过多的空气等原因，会出现溢乳的现象。为婴儿哺喂时应掌握正确的喂养姿势，并在喂养婴儿后及时将婴儿竖直抱起轻拍背，将胃内空气排出后再采取右侧卧位并将头抬高30°，可有效减轻溢乳现象。

（二）能量及营养素摄入不足

8～9月龄婴儿可开始引入能量密度较高的固体食物，若此时仍喂养过多乳类或进食能量密度较低的食物，婴儿可表现为进食后哭闹，出现体重不增或体重下降。

（三）食物添加不当

过早或过晚添加辅助食物都不利于婴儿的健康生理发育。过早添加可影响婴儿对母乳铁的吸收，婴儿消化功能尚未发育完善，增加了肠道感染和食物过敏的可能性。过晚添加辅食会错过婴儿味觉发育的关键期，还会影响婴儿咀嚼能力的发育，造成婴儿进食困难，甚至出现营养不良的情况。

（四）母乳性黄疸

母乳性黄疸多在婴儿生后3～8 d出现，4～12周消退。暂停母乳喂养3～5 d后减轻或消退可有助于诊断，一般无须特殊治疗。

项目三 幼儿营养与膳食安排

一、幼儿营养特点

1岁以后幼儿的生长速度减慢，仍处于快速生长发育的时期，且活动范围增大，应供给足够的能量和优质蛋白质。幼儿的胃肠道消化功能尚未发育完善，若喂养不当易出现消化紊

乱。随着幼儿自我意识的增强，可鼓励其自我进食，同时培养幼儿的自主进食能力和良好的生活习惯。

二、幼儿膳食安排

幼儿膳食中营养素的配比和能量摄入应满足此年龄阶段儿童的生理需要。蛋白质供能占总能量的10%～15%，其中优质蛋白应占总蛋白的1/2；脂肪占总能量30%～35%；碳水化合物占50%～60%。幼儿膳食安排应采用粗细粮搭配，荤素适宜，如鱼、肉、蛋、豆制品、蔬菜、水果等。以早、中、晚三餐加上、下午点心各一次为宜，少吃油炸质硬的食物，避免吃花生、瓜子等，以防呛入气管而引起窒息。

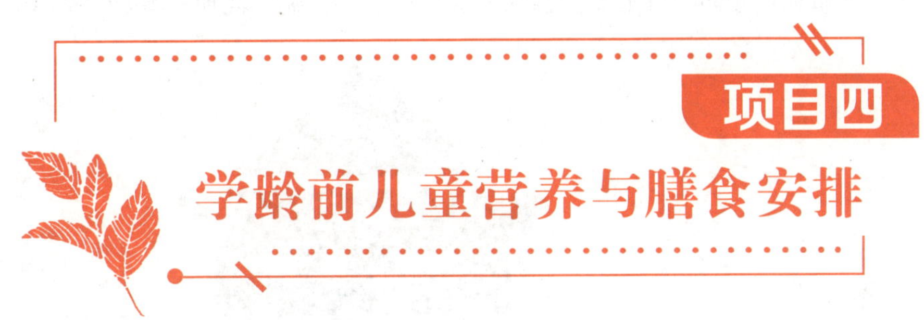

项目四 学龄前儿童营养与膳食安排

一、学龄前儿童营养特点

学龄前儿童生长发育平稳，仍需充足的营养素及能量。此时学龄前儿童的消化功能已接近成人水平，口腔功能也较成熟，可以进食成人食物。此时期儿童单纯性肥胖、功能性便秘发病率较高，应引起家长重视。

二、学龄前儿童膳食安排

谷类食物已成为学龄前期儿童的主食，膳食安排要重视营养素平衡，注意饮食多样化。蛋白质的摄入要达到每日30～35 g，动物蛋白应占摄入总蛋白的1/2，注意每天摄入适量的膳食纤维，少吃坚硬、油炸和刺激性食物。

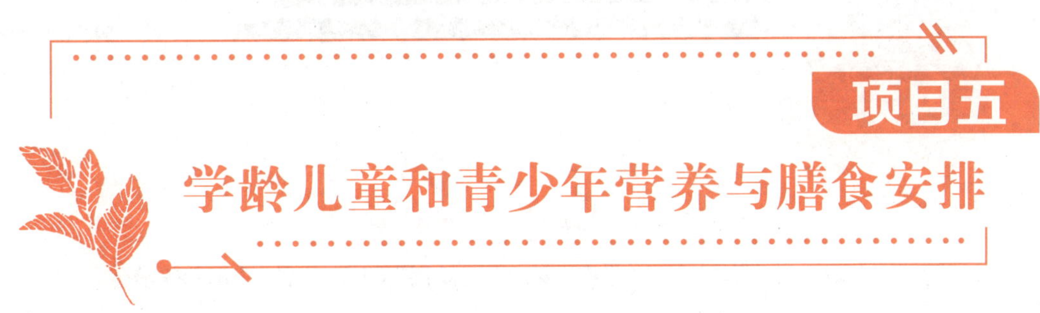

项目五 学龄儿童和青少年营养与膳食安排

一、学龄儿童与青少年营养特点

学龄期与青少年时期是儿童体格、智力发育的关键时期，也是生活和行为方式形成的重要时期。学龄期体育活动量大、学习任务重，能量摄入应满足其需要；青少年时期是生长发育的“第二高峰”，骨骼快速生长，骨量增加45%，对钙元素等矿物质和维生素需求量提高。此时期应注意营养性缺铁性贫血、神经性厌食和肥胖的早期预防。

二、学龄儿童与青少年膳食安排

学龄儿童、青少年膳食安排与成人一致，在保证足够量的能量的蛋白质摄入的同时，应注重食物种类多样化、搭配合理化。以富含B族维生素的粗加工谷类为主，多食用富含钙、铁元素的食物。

家长和儿童可参考“中国居民平衡膳食宝塔”（图1-5-1）来平衡膳食，养成良好饮食习惯，了解如何预防慢性非感染性疾病如肥胖、糖尿病、高血压等相关知识。

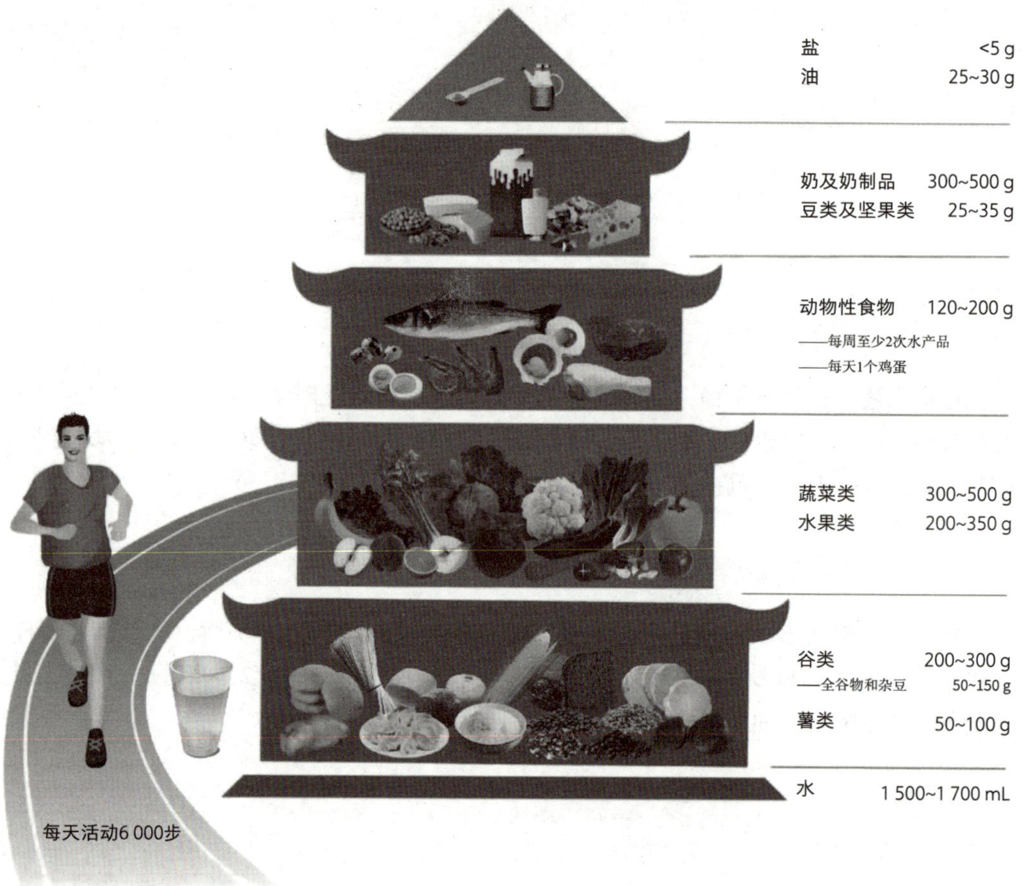

图1-5-1 中国居民平衡膳食宝塔（2022）

资料来源：《中国居民膳食指南（2022）》，国家卫生健康委、中国营养学会。

练习题

（一）选择题

1. 儿童能量最主要来源是（　　）。

A. 脂肪　　B. 蛋白质　　C. 维生素　　D. 矿物质

E. 碳水化合物

2. 儿童时期特有的能量需要是（　　）。

A. 基础代谢　　B. 生长发育　　C. 食物热效应　　D. 活动消耗

E. 排泄消耗

3. 关于母乳成分不正确的是（　　）。

A. 含丰富的维生素，尤其是维生素K　　B. 乳糖含量较高，以乙型乳糖为主

C. 含蛋白质较多，以乳清蛋白为主　　D. 不饱和脂肪酸较多

E. 含脂肪酶

4. 儿童羊奶喂养而不及时添加辅食，儿童易患（　　）。

A. 缺铁性贫血　　B. 再生障碍性贫血

C. 溶血性贫血　　D. 巨幼细胞性贫血

E. 地中海贫血

（二）填空题

1. 婴儿最佳的喂养方式是________。

2. 部分母乳喂养包括________和________。

3. 每次哺喂后应将婴儿保持________卧位。

（三）名词解释

1. 人工喂养　　2. 婴儿食物转换

（四）简答题

1. 简述儿童能量的需要。

2. 简述人工喂养的注意事项。

3. 简述婴儿食物转换的原则。

模块二 生长发育

知识目标：掌握儿童生长发育的规律，儿童生长发育的影响因素，儿童体格生长发育常用指标及正常值。

能力目标：能依据儿童年龄，采用适当的评价方法，正确评估儿童的生长发育情况。

素质目标：具备与儿童进行良好互动的能力，在进行儿童生长发育评估过程中体现细心、耐心、爱心。

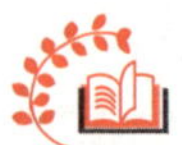

案例导入

女婴，体重8.6 kg，身长72 cm，头围45 cm，前囟0.8 cm×0.8 cm，出牙5颗，能独坐爬行和扶立，尚不能独站和扶走，能认识亲人和听懂简单的词意。

请思考：

该女婴的年龄是多大，依据是什么？

儿童生长发育状况是反映儿童健康水平及营养状况的关键指标之一。生长是指身体各器官、系统的长大，主要表现为形态变化，可以通过具体的测量值来表示，是“量”的改变；发育是指细胞、组织、器官的分化和功能成熟，是“质”的改变。儿童生长发育过程复杂且受许多因素影响。

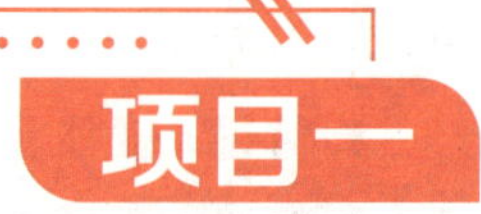

项目一 生长发育规律及其影响因素

一、生长发育规律

每个儿童生长发育的模式都有其自身的特点，但遵循共同的规律。认识、掌握儿童生长发育规律并合理应用，有助于正确评价及指导儿童生长发育状况。

（一）生长发育的连续性和阶段性

整个儿童时期的生长发育是不断进行的（图2-1-1），呈一连续的过程，但生长速度呈阶段式发展。例如，儿

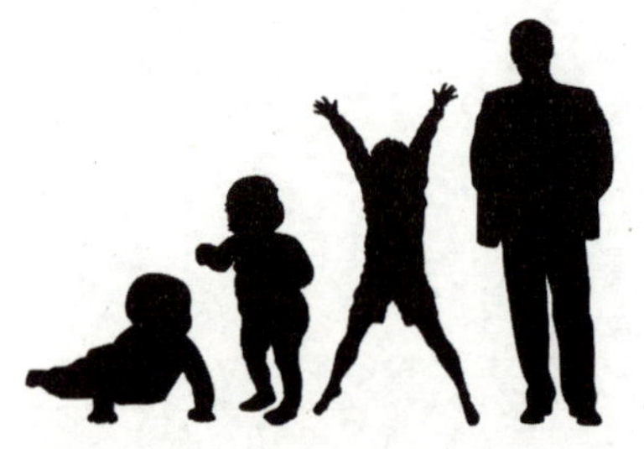

图2-1-1　生长发育不断进行

童体重和身长的增长在出生后第1年最快，为出生后的第一个生长高峰；第2年以后增长速度逐渐减慢，至青春期再次迅速加快，出现第二个生长高峰（图2-1-2）。

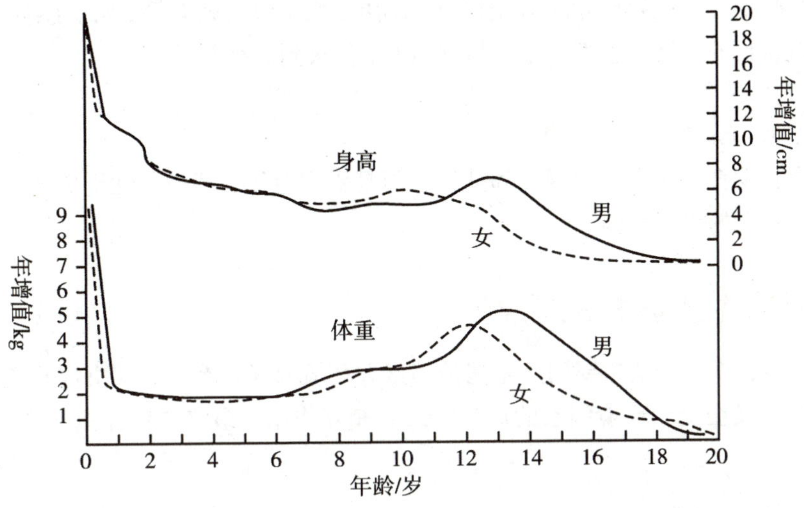

图2-1-2　儿童身高、体重生长速度曲线

（二）各系统器官发育的不平衡性

儿童各系统器官发育有一定的先后顺序，且快慢不一，与其在不同年龄的生理功能有关。如儿童的神经系统发育相对较早，在出生后2年内发育最快，6～7岁可达成人水平；淋巴系统发育先快后慢，在儿童期迅速生长，于青春期前达高峰，后逐渐降低至成人水平；生殖系统发育最晚，在青春期时迅速发育达到成熟；其他如消化、呼吸、循环、泌尿等系统的发育基本与体格生长平行（图2-1-3）。

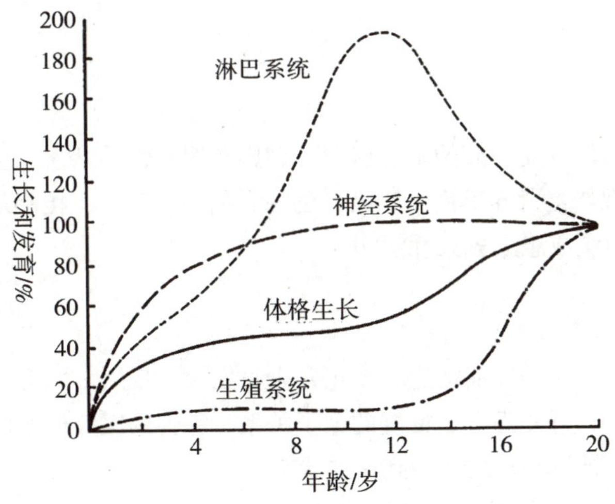

图2-1-3　各系统器官发育不平衡

（三）生长发育的顺序性

一般生长发育遵循由上到下、由近到远、由粗到细、由简单到复杂、由低级到高级的

规律。例如，出生后婴儿在运动发育方面是先会抬头，后会抬胸，再会坐、立、行（从上到下）。先会伸臂抬腿，再会控制手、脚（由近到远）。先会用手掌抓握，再会用手指取物（由粗到细）。先会画直线，后会画圈、画图形（由简单到复杂）。先会看、听、感觉、认识事物，再会发展到对事物的记忆、思维、分析与判断（由低级到高级）。

（四）生长发育的个体差异

儿童的生长发育虽然有一定规律和共性，但是受到遗传、环境、性别等多方面因素的影响，也会存在较大的个体差异。

二、影响生长发育的因素

影响儿童生长发育的最主要因素是遗传因素和环境因素。遗传能够决定儿童生长发育的潜力，此种潜力又会受到环境因素的调节，二者相互作用，最终决定儿童的生长发育水平。环境因素如下。

（一）营养

充足和合理的营养是儿童生长发育的物质基础，对儿童健康成长起着重要作用，年龄越小受营养的影响越大。胎儿期营养供给不良，会导致胎儿生长发育迟缓；出生后营养不良，尤其是出生后1～2年的营养不良，会影响儿童的正常生长发育，出现体格发育落后、系统器官功能低下，心理、社会适应能力及智力的发展均会受到影响。

（二）疾病

任何引起生理功能紊乱的急、慢性疾病均会直接影响儿童的体格生长，如急性肺炎、腹泻可使儿童体重减轻；内分泌疾病可使骨骼生长和神经系统发育迟缓；先天性疾病也常导致生长迟缓。

（三）孕妇情况

胎儿在宫内的生长发育受孕妇的营养状况、健康状况、情绪状态、生活环境等方面的影响。如妊娠期孕妇出现严重营养不良、感染、创伤、抽烟、酗酒、接触放射性物质等可致胎儿流产、畸形、发育迟缓或患上先天性疾病。

（四）生活环境

良好的居住环境、卫生条件能促进儿童正常生长发育，反之，则会带来不良影响。健康的家庭生活方式、科学的育儿理念、良好的亲子关系、完善的医疗保健服务和教育体制都能促使儿童的体格生长、神经心理发育达到最佳状态。

了解儿童生长发育规律及其影响因素，能够帮助医护人员掌握儿童生长发育的动态趋势，根据不同年龄阶段儿童的发育特点，采取有针对性的措施，预防不利因素，可以促进儿童的正常生长发育。

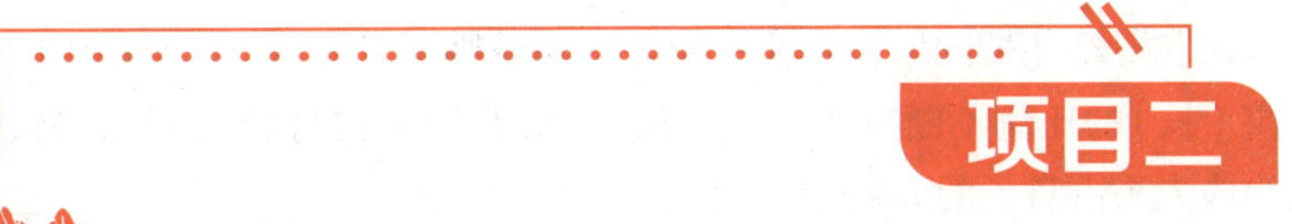

项目二

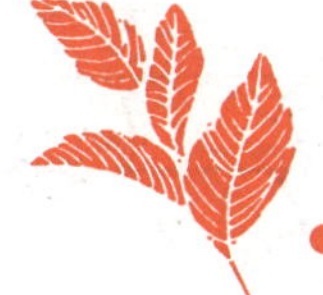

儿童体格生长发育及评价

一、体格生长常用指标及其生长规律

（一）体格生长常用指标

体格生长是衡量个体生长和发育情况的重要指标。目前常用的指标包括体重、身高（长）、头围、胸围、上臂围等。

（二）出生至青春前期体格生长规律

1. 体重　体重（weight）是身体各器官、组织和体液的总重量，是反映儿童体格生长及营养状况的最易获得的重要指标，也是儿科临床计算药量、输液量的依据。

新生儿出生体重与胎龄、胎次、性别及宫内营养状况有关。2015年九市城区调查结果显示平均男婴出生体重为3.3 kg ± 0.4 kg，女婴为3.2 kg ± 0.4 kg。

部分新生儿出生后第一周内因哺乳量不足、水分丧失及胎粪的排出，新生儿体重可暂时下降3%～9%，称为生理性体重下降，多在生后3～4 d达到最低，之后逐渐回升，生后7～10 d可恢复至出生体重。

儿童体重增长为非匀速增长，且存在个体差异，因此儿童体重增长规律所得的数据均仅作为参考（表2-2-1）。

表2-2-1　儿童体重增长规律

年龄	3月龄	1岁	2岁	2岁～青春期前
体重/kg	6	9	12	年龄（岁）× 2 + 8

注：1～6月龄体重＝出生时体重＋月龄×0.7；7～12月龄体重=6+月龄×0.25；正常足月儿出生后第一个月体重增长可达0.6～1 kg。一般3～4个月时体重是出生时的2倍，1岁时体重增至为出生时的3倍，即出生后前3个月体重的增长量约等于后9个月体重的增长量。2岁时增至为出生时的4倍。

2. 身高（长）　身高是指头顶至足底的垂直距离，是头、躯干（脊柱）与下肢长度的总长。3岁以下儿童立位测量不易准确，应采用测量仰卧位测量，称身长。身高（长）的增长规律见表2-2-2。

表2-2-2　儿童身高（长）增长规律

年龄	出生	1岁	2岁	2岁～青春期前
身高（长）/cm	50	75	86～87	年龄（岁）× 7 + 75

注：1岁内生后前3个月增长11～13 cm，约等于后9个月的增长。

身高（长）包括头部、躯干（脊柱）和下肢的长度，但增长速度并非一致，儿童头部在子宫内和婴幼儿期的增长最快；躯干、下肢则发育较晚。各年龄期儿童头、躯干和下肢占总身高（长）的比例不断发生变化，从胎龄2月时头占身长的1/2、婴幼儿时期头占身长的1/4变为成人头占身长的1/8（图2-2-1）。

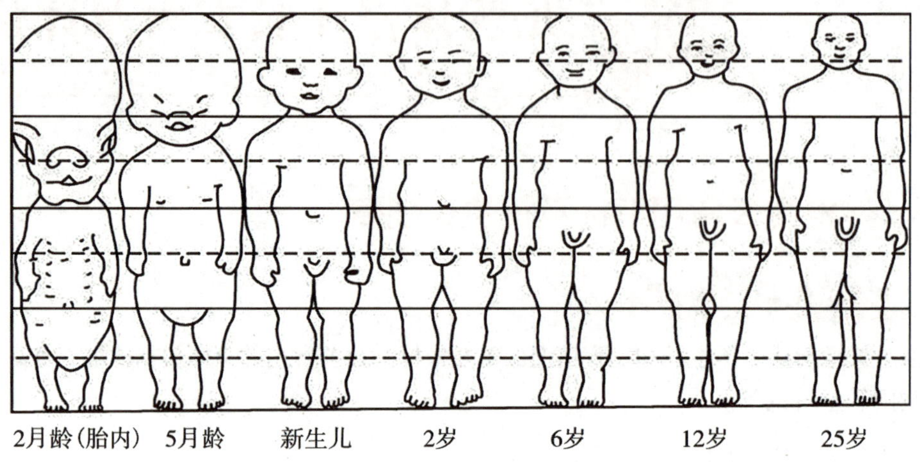

图2-2-1 头与身高（长）的比例

3. 头围 头围是指经眉弓上缘、枕后结节绕头一周的长度。可反映脑发育和颅骨的生长水平，3岁以内的测量最有价值。头围过小提示大脑发育不良；头围过大或增长过快提示脑积水、脑肿瘤的可能性。儿童头围增长规律见表2-2-3。

表2-2-3 儿童头围增长规律

年龄	出生	3月龄	1岁	2岁	5岁	15岁及以后
头围/cm	32～34	40	46	48	50	54～58

注：头围在1岁以内增长最快，前3个月和后9个月都增长约6 cm。

4. 胸围 胸围是指沿乳头下缘水平绕胸一周的长度。可反映胸廓、胸背肌肉、皮下脂肪及肺的发育程度。胸围增长规律见表2-2-4。

表2-2-4 胸围增长规律

年龄	出生	1岁	>1岁
胸围/cm	32	46	头围+年龄（岁）-1

注：1岁时约等于头围。

5. 上臂围 上臂围是指沿肩峰与尺骨鹰嘴连线中点绕上臂一周的长度，可代表上臂骨骼、肌肉、皮下脂肪和皮肤的发育水平。常用以评估儿童的营养状况。上臂围第一年内增长最迅速，1岁时平均长度为13.6～14.7 cm。在测量体重、身高不方便的地区可用上臂围进行营养状况筛查，见表2-2-5。

表2-2-5 儿童营养状况评估

上臂围/cm	1～5岁
>13.5	营养良好

续表

上臂围/cm	1～5岁
12.5～13.5	营养中等
小于12.5	营养不良

（三）青春期体格生长特点

青春期时出现体格生长的第二个高峰。尤其是身高，会出现迅速增长，称为身高增长高峰。该阶段存在较大的性别差异。青春期体格生长规律见表2-2-6。

表2-2-6 青春期体格生长规律

性别	青春期开始		身高增长速度/（cm/a）	体重增长速度/（kg/a）
	年龄	标志		
女	9～11岁	乳房发育	8～9	平均25～30
男	11～13岁	睾丸增大	9～11	

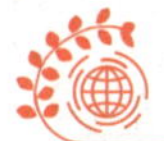

知识拓展

儿童体格生长评价

生长曲线评价法（图2-2-2）。

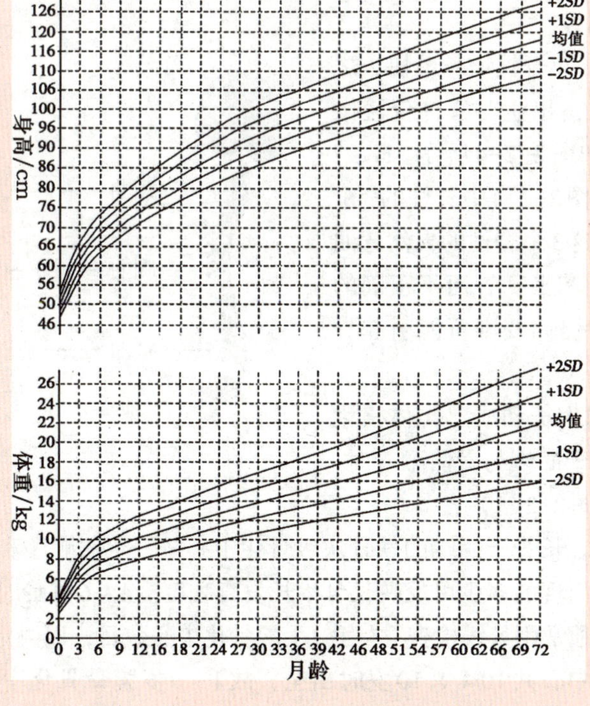

图2-2-2 生长曲线

二、与体格生长有关的其他系统发育

（一）骨骼

1. 颅骨 可通过头围大小，囟门及骨缝闭合情况来评价颅骨的发育情况。颅骨骨缝、前囟、后囟如图2-2-3所示。

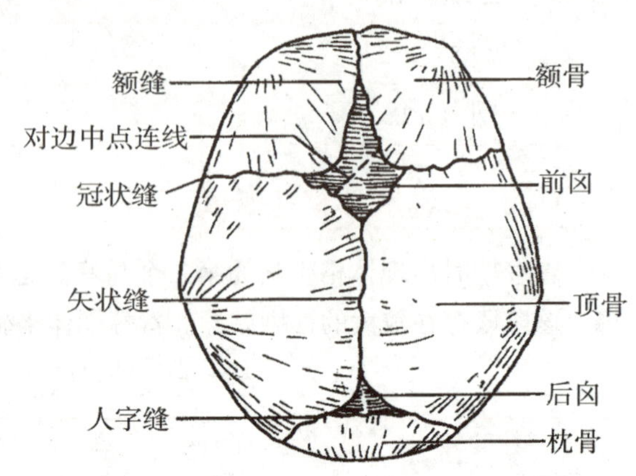

图2-2-3 颅骨骨缝、前囟、后囟

（1）骨缝：颅骨伴随脑部的发育而增长，颅骨间小的缝隙为骨缝。

（2）前囟：为顶骨和额骨边缘形成的菱形间隙，出生时1.5～2.0 cm（对边中点连线长度），后随颅骨发育而增大，多在1～1.5岁闭合。前囟测量的临床意义，见表2-2-7。

表2-2-7 前囟测量的临床意义

前囟	临床意义
早闭	多见于小头畸形、脑发育不良
晚闭或过大	见于佝偻病、先天性甲状腺功能减低症等
饱满	见于各种颅内压增高、脑积水、脑肿瘤等疾病
凹陷	见于脱水或极度消瘦者

（3）后囟：为顶骨与枕骨边缘形成的三角形间隙，出生时已闭合或很小（约0.5 cm），最迟于出生后6～8周闭合。

2. 脊柱 出生后1年脊柱增长最快，之后四肢增长快于脊柱。出生时脊柱仅轻微后凸，脊柱的发育如图2-2-4所示。6～7岁韧带发育完善后，图2-2-4中脊柱的3个弯曲为韧带所固定。这3个脊柱的自然弯曲有利于身体保持韧性和平衡，而不正确的坐、立、行姿势或骨骼病变则可能引起脊柱发育异常。

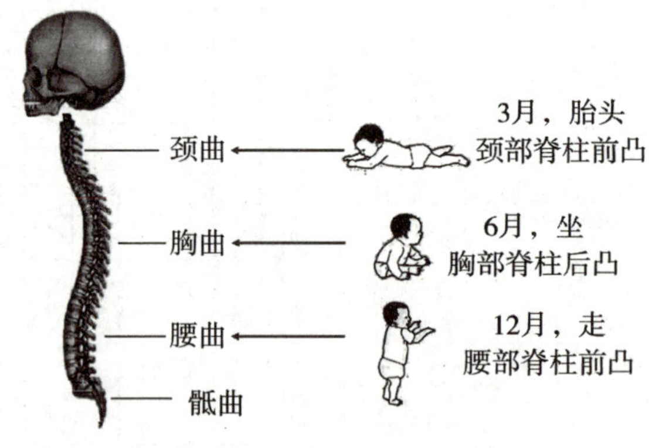

图2-2-4 脊柱的发育

3. 长骨 长骨的生长和成熟与体格生长有密切关系，长骨干骺端与骨骼融合时，标志长骨生长结束（图2-2-5）。

随着年龄的增长，长骨干骺端的软骨次级骨化中心按一定的顺序和骨解剖部位有规律地出现。次级骨化中心出现的多少可反映长骨生长发育程度。4～6月龄时腕部出现次级骨化中心，且相对最集中。通常用X线检查（左手）手腕骨化中心数目，以测定骨骼的发育年龄（骨龄）。腕部次级骨化中心共10个，10岁时出全，故1～9岁腕骨骨化中心的数目约为其年龄加1（图2-2-6）。

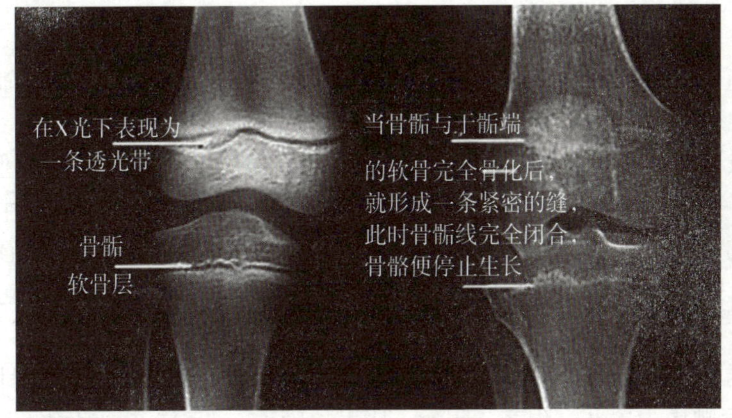

图2-2-5 长骨发育

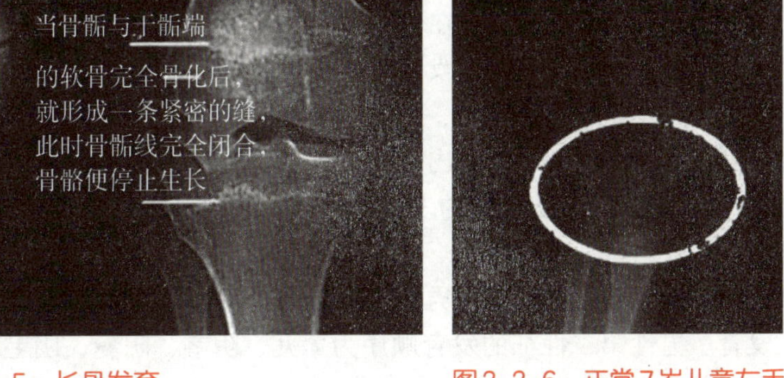

图2-2-6 正常7岁儿童左手手腕X射线

（二）牙齿

人的一生有乳牙（共20颗）和恒牙（共28～32颗）两副牙齿，出生后4～10个月乳牙开始萌出，乳牙萌出顺序一般下颌先于上颌、自前向后进行（图2-2-7）。2岁内的乳牙数目=月龄－(4～6)，13个月后尚未萌牙者可视为异常。乳牙一般在2岁到2.5岁出齐，受到遗传、内分泌、食物性状影响，存在较大的个体差异。

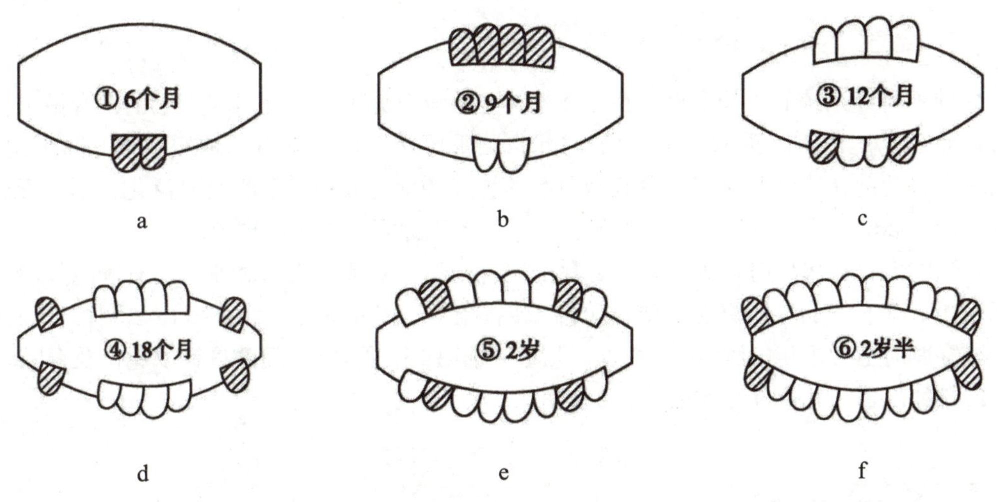

图2-2-7 乳牙萌出顺序

a—下中切牙；b—上中切牙及上侧切牙；c—下侧切牙；d—上、下第一乳磨牙；
e—上、下单尖牙；f—上、下第二乳磨牙

儿童一般在6岁左右萌出第一颗恒牙（第一磨牙长于第二乳磨牙之后）；6～12岁后乳牙按长出的先后次序逐个被恒牙替代；12岁左右出现第二磨牙；18岁以后出现第三磨牙（智齿），但也有终生不出第三磨牙者。

出牙为生理现象，可能会有个别儿童出现低热、唾液增多、流涎、烦躁及睡眠不安等症状。食物的咀嚼有利于牙齿生长。牙齿的发育异常包括萌牙延迟、排列紊乱、牙釉质异常等。

（三）生殖系统发育

生殖系统在青春期前才开始加速发育。青春期开始的年龄取决于下丘脑－垂体－性腺轴功能的启动时间。通常女孩在9～11岁时开始，男孩在11～13岁时开始。

1. 女性生殖系统发育 女性生殖系统发育包括女性生殖器官的形态、功能发育和第二性征的发育。发育顺序为乳房、阴毛、腋毛，继而发生外生殖器的改变和出现月经来潮。其中乳房发育是第二性征中最早出现的。月经初次来潮标志着女性生殖功能发育成熟。如果女孩在7.5岁以前出现第二性征的发育，则可能为性早熟；在14岁后仍无第二性征的发育，则可能为性发育延迟。

2. 男性生殖系统发育 男性生殖系统发育包括男性生殖器官的形态、功能发育和第二性征发育。男性第二性征的发育顺序为睾丸、阴茎、阴囊、阴毛、腋毛、变声、胡须及喉结。其中睾丸增大是男孩进入青春期的第一征象。首次遗精标志着男性生殖系统功能发育成熟。如果男孩在9岁以前出现第二性征的发育，则可能为性早熟；在16岁后仍无第二性征的发育，则可能为性发育延迟。

三、儿童神经心理发育

在整个成长过程儿童神经心理发育与体格生长中具有同等重要意义。儿童神经心理发育包括感知、运动、语言的发育，以及记忆、思维、情感和性格等心理活动的发展。儿童神经心理发育的基础是神经系统的发育，特别是大脑的发育。

（一）神经系统的发育

1. 中枢神经系统的生长发育 在胎儿期神经系统首先形成，尤其是大脑的发育最早。新生儿脑重就已达成人脑重的25%，8岁时儿童脑重可接近成人脑重。神经纤维的髓鞘化在4岁时完成，此前在婴幼儿时期各种刺激引起的神经冲动传导速度缓慢且易泛化，不易形成明显兴奋灶。婴幼儿容易疲劳而进入睡眠状态，易出现惊厥、昏迷等现象。

脊髓的发育在出生时较为成熟，脊髓的发育与运动功能的发育相平行。脊髓随年龄的增长而增重、变长。胎儿时脊髓下端位于第2腰椎下缘，到4岁时上移至第1～2腰椎。为儿童做腰椎穿刺时应考虑年龄因素，4岁以下儿童应选第4和第5腰椎间隙进针以免伤及脊髓。

2. 神经反射 儿童神经反射见表2-2-8。

表2-2-8 儿童神经反射

年龄（月龄）	神经反射
出生时出现，3～4月龄消失	原始反射：吸吮反射、握持反射、拥抱反射、觅食反射等
出生时即存在且终身不消失	角膜反射、瞳孔反射、吞咽反射等
出生时不稳定后逐渐稳定并保持终身	腹壁反射、腱反射、提睾反射等
无临床意义的病理反射	3～4月龄Kernig征（+）；2岁以内Babinski征（+），若单侧（+）或2岁以后（+）则考虑有临床意义

（二）感知觉的发育

感觉是通过各种感觉器官从环境中选择性地获取信息的能力；知觉是直接作用于感觉器

官的客观物体在人脑中的反映。感知觉对儿童神经心理发育有重要的意义。感知觉发育见表2-2-9。

表2-2-9　感知觉发育

感知觉发育	新生儿	婴儿期	2岁	3岁及以上
视感知	可看清15～20 cm内颜色鲜艳（如黑、红）的事物	3～4月龄头眼协调较好；6～7月龄出现手眼协调动作	手眼协调好，可区分横线和垂直线	4～5岁时视力可达5.0，并能区分颜色
听感知	刚出生因鼓室内无空气听力不太灵敏，出生后3～7 d听力已良好	3～4月龄头可转向声源，10～12月龄能听懂自己的名字	能听懂简单的吩咐	能精细地区分不同声音，4岁听觉发育完善
味觉和嗅觉	出生时已发育相当完善	4～5月龄味觉非常灵敏，应合理添加各类辅食；3～4月龄能区别不同的气味	—	—
皮肤的感觉	触觉已很敏感，故通过抚触可促进神经系统发育；痛觉较迟钝，2月龄后逐渐改善；温度感觉很灵敏，尤其是对寒冷的反应，应做好保暖措施	—	—	—
知觉	—	5～6月龄婴儿已有眼手协调动作，通过看、咬、摸、闻、敲击等动作逐渐了解物体各方面的属性；1岁时开始出现空间和时间知觉的萌芽	能辨上下	4岁能辨前后；5岁能辨别自身左右，并逐渐清晰早晚、今天、明天、一周、四季等时间概念

（三）运动功能的发育

运动的发育可分为大运动和精细运动两大类。

1. 大运动　大运动是指身体对大动作的控制，包括颈肌和腰肌的平衡能力，以及爬、站、走、跳等动作，一般发育过程如下：

（1）抬头：新生儿俯卧时能抬头1～2 s；3月龄时抬头较为稳定；4月龄时抬头很稳定还能自由转动。

（2）翻身：4月龄时可以由仰卧位翻转至侧卧位。

（3）坐：6月龄时能双手前撑独坐；8～9月龄时能坐稳。

（4）爬：可从3～4月龄时开始训练，8～9月龄时可用双上肢向前爬；12月龄时能上下肢并用爬行。

（5）站、走、跳：9～10月龄时可扶站；11月龄时可独站片刻；15月龄时走路较为稳定；24月龄时可双足并跳；3岁时能单组跳，上下楼梯。

2. 精细运动 精细运动是指手指的精细动作，如抓握物品、涂画、搭积木等。一般发育过程如下：

（1）3～4月龄时握持反射消失后开始用手指活动。

（2）6～7月龄时可做换手及捏、敲等动作。

（3）9～10月龄时可用拇、示指取物。

（4）12～15月龄时能拿笔涂画，多页翻书。

（5）18月龄时能搭2～3块积木。

（6）2岁时能搭6～7块积木，学会一页一页翻书。

（7）4～5岁时会穿鞋带、剪纸。

（四）语言的发育

语言的发育与儿童听觉、大脑功能和发音器官有关，需经过发音、理解和表达3个阶段。一般发育过程如下：

（1）3～4月龄时咿呀发音。

（2）6月龄时能听懂自己的名字。

（3）7～8月龄时可以发出“妈妈”“爸爸”等复音。

（4）12月龄时能说出简单的词语。

（5）18月龄时可说出15～20个汉字。

（6）3岁时能指认常见的物品。

（7）4岁时能讲述简单的故事情节。

（五）心理活动的发展

心理活动的发展包括注意的发展、记忆的发展、思维的发展、想象的发展、情绪的发展、情感的发展、意志的发展、个性与性格的发展等。

儿童神经心理发育进程见表2-2-10。

表2-2-10 儿童神经心理发育进程

年龄	动作	语言	适应周围人物的能力与行为
新生儿	无规律、不协调动作，紧握手掌	能哭叫	听见铃声会使全身活动减少，或哭渐止，有握持反射
2月龄	在直立位及俯卧位时能抬头	发出和谐的喉音	能微笑，有面部表情；眼睛随物转动
3月龄	仰卧位变为侧卧位，用手摸东西	咿呀发音	头可随看到的物品或听到的声音转动180°，能注意自己的手

续表

年龄	动作	语言	适应周围人物的能力与行为
4月龄	扶着髋部时能坐，在俯卧位时用两手支持抬起胸部，手能握持玩具	笑出声	抓面前物体；自己弄手玩，看见食物表示喜悦；较有意识地哭和笑
5月龄	扶腋下能站得直，两手能各握一玩具	能喃喃地发出单调音节	能伸手取物，能辨别人声，望见镜子中的人会笑
6月龄	能独坐一会，能用手摇玩具	尖叫、咿呀学语	能认识熟人和陌生人，能自拉衣服，能握住玩具自己玩
7月龄	会翻身，自己能独坐很久，会将玩具从一手换入另一手	能发“爸爸、妈妈”等复音，但无意识	能听懂自己的名字，能自握饼干吃
8月龄	会爬，自己能坐起来、躺下去，会扶着栏杆站起来，会拍手	重复大人所发简单音节	会注意观察大人的行动，会开始认识物体，两手会传递玩具
9月龄	尝试独站，会从抽屉中取出玩具	能懂几个复杂的词句，如“再见”	看见熟人会手伸出来要抱，与人合作游戏
10～11月龄	能独站片刻，能扶椅或推车走几步，能用拇、示指对着拿东西	开始用单词，一个单词表示很多意义	能模仿成人的动作，招手“再见”，能抱奶瓶自食
12月龄	能独走，能弯腰拾东西，会将圆圈套在木棍上	能叫出物品名字，如灯、碗；指出自己的手、眼	对人和事物有喜憎之分，穿衣能合作，会用杯子喝水
15月龄	走路走得好，能蹲着玩，能搭一块积木	能说出自己的名字和简单词组，如“不要”	能表示同意、不同意
18月龄	能爬台阶，会有目标地扔皮球	能认识和指出身体各部分	会表示大小便，能听懂命令，会自己进食
2岁	能双脚跳，手的动作更准确，会用勺子吃饭	会说2～3字构成的句子	能完成简单的动作，如拾起地上的物品；能表达喜、怒、怕、懂
3岁	能跑，会骑三轮车，会洗手、洗脸，脱、穿简单衣服	能说短歌谣，数几个数	能认识画上的东西，认识男、女；自称“我”；表现出自尊心、同情心、怕羞
4岁	能爬梯子，会穿鞋	能唱歌，能讲述简单故事情节	能画人像，能初步思考问题，记忆力强，好发问
5岁	能单腿跳，会系鞋带	开始识字	能分辨颜色，能数10个数，知道物品用途及性能

续表

年龄	动作	语言	适应周围人物的能力与行为
6～7岁	能参加简单劳动，如扫地、擦桌子、剪纸、泥塑、结绳等	能讲故事，开始写字	能数几十个数；可简单加减；喜独立自主，形成性格

四、儿童神经心理发育的评价

儿童神经心理发育的水平表现包括感知、运动、语言和心理过程等各种能力及性格特征。对评价神经心理发育的水平常采用心理测验方法，根据其作用和目的分为筛查性测验和诊断性测验两大类。

（一）筛查性测验

筛查性测验的方法简便，可用于短时间内筛查出正常或异常指标，异常者需作进一步的诊断性测验。筛查性测试的方法有丹佛发育筛查测验（DDST）、绘人试验、图片词汇测验等。

（二）诊断性测验

测试范围广，内容详细，所需时间较长，评定较复杂但精确。通常用以下几种发育量表进行测量：贝莉婴儿发育量表、盖瑟尔发育量表、韦氏学龄前儿童智力量表、韦氏儿童智力量表中国修订版、斯坦福—比奈智能量表。

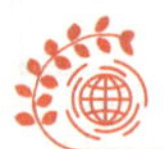

知识拓展

丹佛发育筛查测验（DDST）

检查对象：一般为正常的6岁以下小儿，此法属筛查性，并非发育诊断方法，不能测智商，无法对小儿将来的发育起预测作用，也不能诊断和评价发育障碍名称和程度。检查者须接受严格训练，并按照标准规定方法及物品进行检查。

测验工具：①红色绒线团1个（直径10 cm）；②小糖丸若干粒；③细柄摇浪鼓1个；④10块每边2.5 cm长的积木（红色7块，蓝、黄、绿色各1块）；⑤透明玻璃小瓶1个，口径1.5 cm；⑥小铃铛1只；⑦网球1个；⑧铅笔1支、白纸1张。

测验步骤：测验的成功需要小儿的配合，因此必须使小儿接受，测试前应向家长解释清楚，DDST是发育筛查性试验，并不是测智商，希望家长能配合，不要因为情绪而影响检测结果。

检测项目：DDST测验表共有105个项目，分布于4个能区（个人－社交、精细动作－适应性、语言、大运动）。表的顶边线及底边线有年龄。105个项目各以横条代表，至于年龄线之内能区内，每一横条上标有4个点，分别代表25%、50%、75%及90%的正常儿童能完成该项目的年龄刻度。某些项目系由家长报道，完成者则于横条上注“R”。每次测试前首先按小儿年龄（根据生日查明岁、月、天确切年龄，早产儿应减去早产周数）

在检验表上从顶线至底线，经各能区画一条正确的年龄线，并在顶线上写明检查日期。

测验程序：一般按测验表排列前后进行，或选小儿容易成功的项目先做，以树立小儿的信心。应选年龄左侧项目先进行，再测右侧项目，因后者难度渐高。每一项可测试3次，再决定是否失败，提问时切忌暗示答话。各项目评分记在该项目横条50%处，评分标记“P”作及格，“F”为失败，“R”为小儿不肯表演，“NO”为小儿无机会或无条件表演，“NO”在计算总分时不考虑进去。凡在年龄左侧项目失败者为迟长，接触年龄线失败者不算迟长。测验时检查者应同时观察小儿的行为、表情、注意力、自信心、异常活动、与家长关系等。

按表中横条右端上号码对照下列各项，进行检查并记录：

（1）检查者试逗引小儿，检查者自己向小儿微笑或交谈或挥手。但不要接触小儿，小儿作出微笑应答。

（2）当小儿正在高兴地玩着玩具时，检查者硬把他拉开，他若表示抗拒算及格。

（3）自己穿鞋时不要求系鞋带，穿衣服时不要求自己扣背部纽扣。

（4）测试物离小儿头部15 cm，测试物向左右交替移动，小儿视线以中线为中央移动90°（过中央线180°）。

（5）把摇浪鼓接触到小儿指端，他能握住它。

（6）小球从桌边滚下时，小儿视线会跟随它，好像在追逐它，直到小球不见或想看它究竟滚向哪里。检查者掷出球时，应敏捷使球滚出，几乎不令小儿见到检查者手，掷球时勿挥臂。

（7）小儿用拇指和另一指摘小丸（平剪摘）。

（8）用示指、拇指指端摘小丸，摘时腕部离桌面（垂直摘）。

（9）照样学画圈，不示范，不说出式样。要求线头尾连接成圈即可。

（10）先给小儿看长短二线，后问哪条长一些（不要问哪条大一些）。

（11）能画十字便及格，不要求指定角度。

（12）先嘱小儿照样画，倘若不能做，检查者便示范。（要求图案具有4个方角便及格）。

（13）评分时对称部分每侧算作一个单元（两臂、两腿、两眼等仅算作一个单元）。

（14）点画片嘱小儿说出名称（仅作声而未叫出物名，不记分）。

（15）检查者嘱小儿：“把积木给妈妈”“把积木放在桌上”“把积木放在地上”（3试2成）。（注意：检查者不要指点，用头或眼示意）

（16）检查者问小儿：①冷了怎么办？②饿了怎么办？③累了怎么办？（3问2答对）。

（17）检查者嘱小儿：①把木块放在桌面上；②放在桌下；③放在椅子前；④放在椅子后。注意：检查者不要指点，用头或眼示意。

（18）检查者嘱小儿填空：①火是热的，冰是____；②妈妈是女的，爸爸是____；③马是大的，鼠是____。（3题2对）

（19）嘱小儿解释下列9个字的意义：球；湖或河流；桌；房屋；香蕉（或其他水果）；窗帘；天花板；篱笆；人行道。能说出用途、结构、成分或分类都算及格（如香蕉是水果，不只说颜色是黄的）。

（20）检查者问小儿“匙是什么做的”“鞋是什么做的”“门是什么做的”。不准用其他事物作代替（3试3成）。

（21）小儿俯卧用双侧前臂及（或）用双手撑住，举起胸部离开桌面。

（22）检查者握住小儿双手轻轻拉他从仰卧到坐位，这时小儿头不后倾，视为及格。

（23）小儿上楼时允许手扶墙壁或栏杆，但不准成人搀扶或爬行。

（24）小儿举手过肩掷球给1 m外的检查者。

（25）能并足平地跳远约21 cm。

（26）嘱小儿向前行步，前后两脚间距离不超过2.5 cm。检查者可表演，要求小儿连续走4步（3试2成）。

（27）检查者在90 cm外，把小球拍给小儿，要求小儿能用手接球，不准用臂抱球（3试2成）。

（28）嘱小儿后退行步，前后两足距离不超过2.5 cm。检查者可表演，要求小儿连续退4步（3试2成）。

注明日期及行为观察结果（评定时小儿的反应情况，与检查者的配合情况，注意力持续时间长短，语言表达情况，自信心，等等）。

测验结果评定：DDST最后评定结果可分为正常、可疑、异常、无法测定。

异常：2个或更多能区具有2项或更多项目迟滞。

异常：1个能区具有2项或更多项迟滞，加上1个或更多能区具有1个项目迟滞和同区通过年龄线的项目都失败。

可疑：1个能区具有2项或更多迟滞。

可疑：1个或更多能区具有1项迟滞和同区通过年龄线的项目都失败。

无法测定：由于小儿不合作无法进行测定，注意不能将不合作误评为失败。

正常：无上述情况。

第一次测验结果为异常，可疑或无法测定者，应于2～3周后予以复试，复试时应更为慎重，选择更为合适的时间和环境。如复试结果仍为异常，可疑或无法测定者，应采用智能诊断方法更深入地进行检查，或转至有关专业人员（心理学、神经病学、视听觉学、发育儿科学等）处做进一步检查和评价。

思政链接

提高妇幼健康水平（节选）

实施母婴安全计划，倡导优生优育，继续实施住院分娩补助制度，向孕产妇免费提供生育全过程的基本医疗保健服务。加强出生缺陷综合防治，构建覆盖城乡居民，涵盖孕前、孕期、新生儿各阶段的出生缺陷防治体系。实施健康儿童计划，加强儿童早期发展，加强儿科建设，加大儿童重点疾病防治力度，扩大新生儿疾病筛查，继续开展重点地区儿童营养改善等项目。提高妇女常见病筛查率和早诊早治率。实施妇幼健康和计划生育服务保障工程，提升孕产妇和新生儿危急重症救治能力。

资料来源：《"健康中国2030"规划纲要》，国务院公报网。

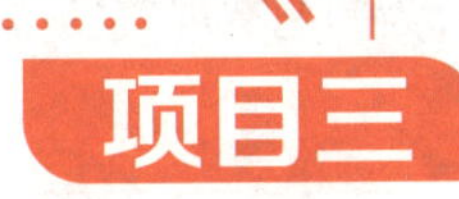

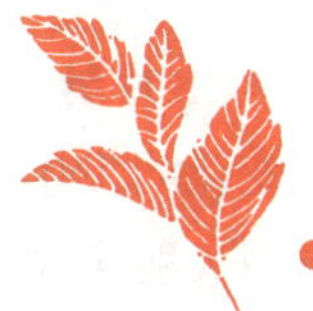

生长发育偏离与心理行为问题

大多数儿童在良好适宜的环境下，会遵循一定的规律正常生长发育，但儿童在发展过程中可能出现非遗传因素偏离现象。因此，必须定期监测及早发现问题寻找原因并加以干预。

一、体格生长偏离

体格生长偏离是指儿童体格生长偏离正常轨迹的现象，是生长发育过程中最常见的问题。体格生长偏离的原因复杂，但多数与后天营养和疾病有关，少数受神经心理因素的影响。

（一）低体重

低体重儿童体重低于同年龄、同性别儿童体重正常参照值的均值减2个标准差（或位于第3百分位数以下，$<P_3$）。凡是在生长监测过程中发现其体重生长曲线上升幅度不如前阶段，即体重增长速度减慢时，就应引起重视，追查原因。引起儿童低体重的常见原因有喂养不当、挑食偏食、神经心理压抑等；也有由急慢性疾病所致的消化吸收障碍和代谢消耗增加。干预原则为补充营养物质，改善喂养方法，治疗原发病，去除相关心理因素。

（二）身材矮小

身材矮小儿童身高（长）低于同年龄、同性别儿童身高（长）正常参照值的均值减2个标准差（或位于第3百分位数以下，$<P_3$）。身材矮小的原因较复杂：宫内营养不良；某些内分泌疾病如生长激素缺乏症；甲状腺功能减低症；遗传性疾病如21-三体综合征；Turner综合征及精神、心理等因素都可导致身材矮小。但常见原因仍是长期喂养不当、慢性疾病及严重畸形所致的重症营养不良。若在纵向生长监测中发现身材矮小，应分析原因并早期干预。

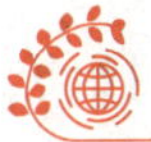

知识拓展

21-三体综合征

21-三体综合征即唐氏综合征，又称先天愚型或Down综合征，是由染色体异常（多了一条21号染色体）而导致的疾病。60%患儿在胎内早期即流产，存活者有明显的智能落后、特殊面容、生长发育障碍和多发畸形。高龄孕妇、卵子老化是发病的重要原因。产前诊断是防止唐氏综合征患儿出生的有效措施。

二、儿童期常见发育及行为问题

儿童心理行为问题在生长发育过程中较为常见，对儿童身心健康影响较大。常见的心理行为问题有屏气发作、吸吮拇指、遗尿症、注意力缺陷多动症、儿童学习困难等。

（一）屏气发作

屏气发作是呼吸运动暂停的一种异常性格行为。一般发生在6～18月龄的婴幼儿，6岁后基本消失，多在婴幼儿哭闹、恐惧、悲伤、剧烈喊叫等情绪急剧变化时发生。表现为哭喊时屏气，脑血管扩张，如有缺氧则可出现昏厥、意识丧失、口唇发绀、躯干及四肢挺直，甚至四肢抽动，持续0.5～1 min后呼吸恢复，症状缓解，口唇恢复正常颜色，全身肌肉松弛而清醒。一般发作于性格倔强、任性、好发脾气的儿童。为纠正此种行为，应创造良好的家庭环境，家长要采取正确的教育方法，不溺爱、不打骂儿童，以减少儿童屏气的发作。

（二）吮拇指、咬指甲

3～4月龄的婴儿生理上有吸吮需求，随着年龄增长而消失。但婴儿有时因心理需要无法得到满足而出现紧张、恐惧、焦虑等反应，或因缺乏父母的关心，缺少足够的玩具和伙伴，便以吮指或咬指甲自娱、自我安慰。若此种行为长期无法矫正，可影响儿童的牙齿、牙龈及下颌发育，导致下颌前突、齿列不齐，影响咀嚼功能，甚至影响儿童心理健康。为纠正此类不良行为，家长应给予充分的关心和爱护，消除其不良情绪，当小儿吸吮拇指或咬指甲时应分散其注意力。多数小儿入学后会自然放弃此不良习惯。

（三）遗尿症

2～3岁儿童一般已经能控制膀胱排尿，如果儿童在5岁后仍出现不能自主控制的排尿即为遗尿症，常发生在夜间熟睡时。遗尿症可分为原发性和继发性两类：原发性遗尿症多因控制排尿的能力迟滞所致，无器质性病变，70%～80%有阳性家族史，一般男性多于女性（2∶1或3∶1）。劳累、过度兴奋、紧张等可使症状加重。有时症状可自动减轻或消失，部分患儿可持续至青春期。继发性遗尿症大多由全身性疾病或泌尿系统疾病如糖尿病、尿崩症等引起。其他有智力低下、神经精神创伤、感染等均可引起遗尿现象。对有遗尿症的儿童应首先排除疾病原因，详细询问其健康史和家族史，了解遗尿的程度和特点，了解其家庭、学校、周围环境等情况。分析遗尿的原因，找出可能导致遗尿的因素，并加以解决。指导家长合理安排儿童的生活和坚持排尿训练，帮助其建立信心，如睡熟后父母定时唤醒其排尿，避免过度疲劳；晚餐后适当控制饮水量。避免兴奋活动，促进患儿逐步延长排尿间隔时间，必要时给予药物治疗。

（四）儿童擦腿综合征

儿童擦腿综合征是儿童通过摩擦引起兴奋的一种运动行为障碍。多发生于入睡前、睡醒后或独自玩耍时。发作时，儿童双腿伸直交叉夹紧，手握拳或抓住东西使劲，来回摩擦。女孩可能会有外阴充血，男孩可能会出现阴茎勃起的反应。若制止则会引起不满和反抗哭闹。对导致该行为的原因有多种看法，有研究认为与尿道感染等炎症有关，也有认为发作时儿童性激素水平紊乱。因原因尚未明确，治疗意见也不统一。发现儿童出现该行为时，父母及老师应当积极引导使儿童生活保持轻松愉快，消除儿童心理压力，鼓励其参与各种游戏活动等心理行为治疗。还应注意会阴部清洁卫生，避免感染。在发作时应分散或转移其注意力，多

随年龄增长而逐渐自行缓解。

（五）注意力缺陷多动障碍

注意力缺陷多动症也称多动症，是儿童青少年最多见的发育行为问题之一。注意力缺陷多动障碍的发病率约为5%，男孩的发病率明显高于女孩，男女比例为2∶1。患儿往往表现读写困难、发展性协调困难甚至自闭等症状，严重者还伴有睡眠障碍、忧郁症、抽搐等问题。病因和发病机制尚未明确，诊断主要依据病史和对特殊行为表现的观察与评定，临床常用评定量表有Conners父母问卷及教师评定表、Vanderbilt 注意力缺陷多动障碍儿童行为量表等。治疗主要包括药物治疗和行为治疗两方面。行为治疗需要医院—学校—家庭三方协作，必须按照慢病管理方案进行治疗和随访。患者如果得不到及时的诊断和治疗，病情逐渐加重，不仅会影响自身学习生活，而且还会给家庭、学校和社会带来沉重负担。

（六）孤独症谱系障碍

孤独症谱系障碍是一组以社会交往障碍、交流障碍、兴趣狭窄和重复刻板行为为主要特征的神经发育性障碍。病因至今尚不十分清楚，也没有特殊的药物治疗，但通过早期筛查、早期干预训练，绝大部分患儿会有不同程度改善，以非药物治疗为主，促进家庭的参与，采用综合性教育和行为训练，一部分孩子可能基本痊愈或基本具备自主生活、学习和工作能力。

（七）学习困难

学习困难是一种特殊发育障碍，是指在发育的早期阶段儿童获得学习技能的正常方式受损，表现出在听、说、读、写、思考或数学运算方面显示出能力不足的现象，使学习成绩明显落后。小学2～3年级是发病高峰，男孩发病多于女孩。学习困难可表现为学习能力的偏离，听觉辨别能力差、分不清近似音，理解和语言表达能力缺乏、交流困难，知觉转换性障碍，视觉—空间知觉障碍，辨别形状能力差。对学习困难儿童应仔细了解情况，分析其原因，针对每个孩子的具体情况采取综合治疗方法，如家庭治疗、特殊教育治疗、心理治疗及药物治疗相结合的治疗方法。同时应取得家长、学校的理解与配合。

练习题

（一）选择题

1. 关于儿童生长发育顺序的规律，错误的是（　　）。

A. 先上后下　　B. 由近到远　　C. 由细到粗
D. 由简单到复杂　　E. 由低级到高级

2. 一名健康儿童体重14 kg，其年龄约为（　　）。

A. 2岁　　B. 3岁　　C. 4岁　　D. 5岁
E. 6岁

3. 人体发育成熟最早的是（　　）。

A. 神经系统　　B. 淋巴系统　　C. 呼吸系统
D. 消化系统　　E. 生殖系统

4. 小儿前囟早闭见于（　　）。

A. 脑积水　　B. 脑出血　　C. 小头畸形

D. 硬膜下出血　　E. 脑穿通畸形儿

5. 下列关于头围的说法正确的是（　　）。

A. 出生时平均32 cm　　B. 3月龄时34 cm　　C. 1岁时46 cm

D. 2岁时50 cm　　E. 5岁时54 cm

（二）填空题

1. 长久记忆分为_____、_____。

2. 乳牙共_____颗，恒牙共_____颗。

3.1岁健康儿童体重约为_____，身高约为_____。

4. 语言发育必须经过_____、_____和_____三个阶段。

（三）名词解释

1. 生理性体重下降　　2. 身高（长）　　3. 大运动

（四）简答题

1. 简述儿童生长发育规律。

2. 简述儿童生长发育影响因素。

3. 简述儿童头围的测量意义。

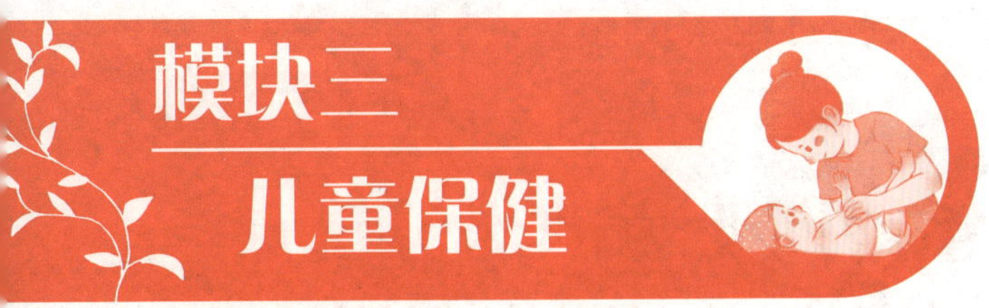

模块三 儿童保健

知识目标： 熟悉儿童保健的意义；掌握各年龄阶段的保健重点；掌握一类疫苗预防的疾病、给药方式和疫苗反应及处理。

能力目标： 能针对不同年龄段、不同身体状况的儿童给予相应的保健措施。

素质目标： 指导家长有耐心，具备与患儿进行良好互动的能力，实施保健措施的过程中体现细心、耐心、爱心。

儿童保健是研究儿童各年龄期生长发育的规律及其影响因素，旨在通过有效的措施，促进有利因素的发展，防止不利因素的发生，保障儿童健康成长。保健涉及的方面包括儿童营养、体格生长、社会心理发育、儿童健康发展和儿科疾病的预防及管理。

思政链接

2025年儿童保健具体目标（节选）

到2025年，覆盖城乡的儿童健康服务体系更加完善，基层儿童健康服务网络进一步加强，儿童医疗保健服务能力明显增强，儿童健康水平进一步提高。具体目标如下：

——新生儿死亡率、婴儿死亡率和5岁以下儿童死亡率分别控制在3.1‰、5.2‰和6.6‰以下。

——6个月内婴儿纯母乳喂养率达到50%以上；5岁以下儿童生长迟缓率控制在5%以下。

——适龄儿童免疫规划疫苗接种率以乡（镇、街道）为单位保持在90%以上。

——儿童肥胖、贫血、视力不良、心理行为发育异常等健康问题得到积极干预。

——儿童常见疾病和恶性肿瘤等严重危害儿童健康的疾病得到有效防治。

——儿童健康生活方式进一步普及，儿童及其照护人健康素养提升。

资料来源：《健康儿童行动提升计划（2021—2025）》，国家卫生健康委官网。

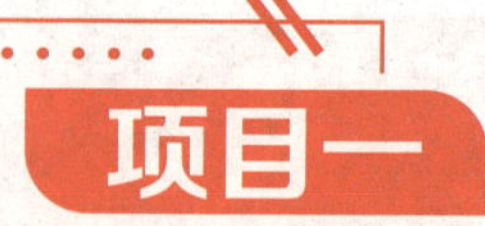

项目一 各年龄期儿童的保健重点

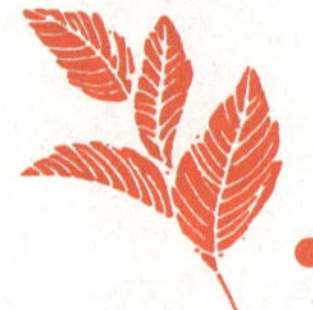

案例导入

男婴，足月儿，出生后5 d，今将随母亲一起出院回家。

请思考：

1. 请对家长进行居家护理指导。
2. 该男婴何时再接种疫苗，接种何种疫苗？

儿童不同年龄的发育特点不同，保健重点也不一样。本模块将从各年龄段的护理、营养、体格检查、计划免疫（详细内容见本模块项目二）、神经心理发育、健康教育和事故及其预防（事故处理详见实践操作篇模块七）等方面进行介绍。

一、新生儿期保健重点

新生儿期，即脐带结扎至出生后28 d。此时期新生儿刚脱离母体，各器官系统未发育完善，适应和调节能力差，抵抗力弱，出生后1周内发病率和死亡率极高，故应加强保健。

（一）新生儿期保健

1. 出生时护理

（1）产房室温为26～28℃。

（2）新生儿娩出后应快速清理口腔、鼻腔内黏液，保持呼吸道通畅。

（3）迅速擦干身体并注意保暖。

（4）严格消毒、结扎脐带。

（5）评估体温、呼吸、心率、身长与体重及Apgar评分。

（6）接种乙肝疫苗预防乙型病毒性肝炎，接种卡介苗预防结核病，肌注维生素K_1预防新生儿出血。

2. 居家保健

（1）保持适宜的居室环境：新生儿房间应空气清新，阳光充足，通风良好；有条件的家庭室温为22～24℃，相对湿度为55%～65%。

（2）日常观察：指导家长观察新生儿的精神状态、面色、黄疸情况、呼吸、体温、哭声及大小便等；同时还要注意观察新生儿的生长速度，如体重、身高和头围等。

（3）皮肤、臀部护理：新生儿皮肤娇嫩且新陈代谢旺盛，应每日沐浴保持皮肤清洁；衣服宜用柔软的棉布制作，衣着应宽松且易于穿脱，不妨碍肢体活动；应选择透气性好、对皮肤刺激小的尿布或纸尿裤并且勤更换，以防尿布性皮炎。

（4）预防感染：保持居室空气新鲜，减少亲友探视，保持新生儿用具及居住环境的清洁卫生。接触新生儿前应洗手，避免交叉感染。新生儿沐浴时，如脐带未结痂脱落，腹部应高于水面，可使用脐带贴，注意保护脐部不浸水，沐浴后应用75%乙醇或碘伏进行消毒，以免造成感染。

（二）营养

母乳是婴儿出生数月内最好的食物，不仅能满足婴儿生长发育的需要，还可以完美地适应其尚未成熟的消化能力，同时促进其器官发育和功能成熟。新生儿出生后若无异常，半小时后就能开始吸吮母乳。新生儿纯母乳喂养是按需喂奶；若母乳不够或是母亲因患有严重疾病不能喂母乳，则需新生儿配方奶喂养，每隔2～3 h喂养一次，奶量按配方奶说明结合新生儿具体情况而定。

（三）体格检查

1. 新生儿出生后医院内 在产科病房进行体格检查，包括测量身长、体重、头围、有无身体畸形及新生儿疾病筛查等。

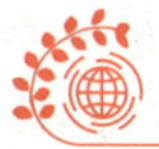

知识拓展

新生儿疾病筛查

新生儿筛查一般是在婴儿出生72 h后采取足跟血的纸片法进行，用快速、敏感的实验室方法对新生儿的遗传代谢病、先天性内分泌异常及某些危害严重的遗传性疾病进行筛查，其目的是对患病的新生儿在临床症状尚未表现之前或表现轻微时给予筛查，得以早期诊断、早期治疗，防止机体组织器官发生不可逆的损伤。包括苯酮尿症、先天性甲状腺功能低下、葡萄糖-6-磷酸脱氢酶缺乏症（G6PD）、先天性肾上腺皮质增生症（CAH）等筛查。随着串联质谱技术的发展，遗传性代谢疾病筛查的病种在逐渐扩展。同时，也要进行新生儿听力筛查，以期在早期发现听力障碍及时干预避免语言能力受到损害。目前也逐渐推荐进行发育性髋关节发育不良及先天性心脏病的早期筛查。

2. 出生后10～14 d 社区卫生服务中心的妇幼保健人员要上门进行家庭访视，高危儿或检查发现有异常者应适当增加访视的次数。家访的目的在于早期发现问题及早干预，从而降低新生儿疾病发生率或减轻疾病的严重程度。访视内容有：

（1）询问新生儿出生情况及出生后生活状态（喂养、睡眠、排泄等）、预防接种、听力及遗传代谢病筛查等情况。

（2）观察居住环境：室内温湿度、通风、卫生条件等。

（3）体格检查：体重、身长、头围、囟门、面色、大小便、黄疸情况、心肺听诊有无异常、有无身体畸形。

（4）指导及咨询，如喂养、日常护理。

在访视中，发现问题严重者应立即就诊。另外，建立新生儿健康管理卡和预防接种卡。

3. 生后28 d 满月后应带婴儿至对应的社区卫生服务中心体检，同家访内容一致。

（四）神经心理发育

提倡母婴同室，鼓励家长拥抱和抚摸新生儿（抚触方式见实践操作篇），给予各种良性刺激，如用黑白卡、红球等引导新生儿追视，播放音乐或与新生儿交流进行听觉刺激等，建立情感连接，培养亲子感情。

（五）意外事故及预防

新生儿期的意外情况多见于以下情况。

（1）呛奶窒息。喂奶时应稍抬高头部，喂完奶后要拍背，在新生儿打嗝后将其右侧卧位放置于床面。

（2）夜间与照护者一起入睡时，被压或被被子盖住头。建议分床睡，注意保暖，随时观察。

二、婴儿期保健重点

婴儿期即出生至满1岁，是生长发育最迅速的阶段。由于婴儿对营养的需要多，但消化系统未发育完善，容易出现消化功能紊乱和营养缺乏性疾病；随着月龄的增加，婴儿从母体获得的免疫力逐渐减少，且自身的免疫功能尚未成熟，故容易出现消化、呼吸等系统的感染性疾病及传染病。

（一）日常护理

1. 衣着 简单、宽松，便于穿脱及四肢活动，厚度同其母亲，最好穿背带裤或连衣裤，以利于胸廓的发育。

2. 睡眠 充足的睡眠是保证婴儿健康的先决条件之一，因此必须在出生后就培养良好的睡眠习惯。一般0～3月龄的婴儿尚未建立昼夜生活节律，胃容量小，可夜间哺乳2～3次；4～6月龄后逐渐停止夜间哺乳，任其熟睡。婴儿的睡眠环境不需要过分安静，但要保持白天光线柔和。要避免婴儿睡前过度兴奋。婴儿应有固定的睡眠场所和睡眠时间，培养其独自睡觉的习惯，可利用固定的乐曲催眠，且不拍、不摇、不抱。

3. 牙齿 一般婴儿4～10月龄开始萌牙，部分婴儿表现为烦躁不安、哭闹、拒食等，可使用磨牙棒或饼干，使其感到舒适。乳牙萌出后，应每天早晚用指套牙刷或软布清洁乳牙。不宜含着奶嘴入睡，以免发生“奶瓶龋病”。不良的吸吮习惯可对口腔产生异常压力，影响面部的发育和美观、口腔功能、咬合关系等。

4. 其他 家长应带婴儿按时接种疫苗预防传染病；每日带婴儿进行户外活动晒太阳。婴儿出生2周后开始补充维生素D_3以促进钙吸收，预防佝偻病。坚持做婴儿被动操，进行阳光浴、空气浴和水浴增强体质。

（二）营养

目前WTO推荐纯母乳喂养至6月龄，母乳喂养可持续至2岁。一般4～6月龄以后开始添加辅食，推荐以富含铁的米粉作为首次添加的食品。辅食的添加遵循由少到多、由细到粗、

由稀到稠、由一种到多种循序渐进，逐渐过渡到固体食物。

（三）体格检查

出生0～6月龄，每月做1次体检；6月龄～1岁，2～3月龄做1次体检，以及早发现佝偻病、营养不良、肥胖症和营养性缺铁性贫血等疾病并及时干预。

（四）神经心理发育

父母与婴儿面对面的交流及皮肤与皮肤的接触，是最好的早期感知觉和情感发育的促进因素。利用色彩鲜艳的、有声的玩具促进婴儿的视听觉发育和各种运动能力的发展。根据不同阶段运动发育的特点，可以针对性地进行一些身体活动训练，粗动作训练如抬头（2月龄）、翻身和俯卧支撑（3月龄）、独坐（5月龄）、爬行（7月龄）和独站（10月龄）等；精细动作即手指抓物的准确性和协调性。在保证安全的前提下，尽可能多地让孩子自己活动，发展各项技能，而不要长期在怀中抱着。多进行语言交流促进语言发育；培养良好的进餐和睡眠习惯有助于婴儿的生长发育。

（五）游戏特点

婴儿期多为单独性游戏。婴儿自己的身体往往就是他们游戏的主要内容，他们喜欢用眼、口、手来探索陌生事物，对一些颜色鲜艳、能发出声响的玩具感兴趣。

（六）事故的预防

随着婴儿运动能力的增强，要注意预防以下事故。

1. 坠床　在给婴儿进行各项护理时，如换衣服或纸尿裤等都要提前做好准备工作，不应中途离开，床边最好放置围栏。

2. 异物吸入　婴儿发育到5月龄，开始有意识地抓物，并能放入口腔。因此婴儿的床面应干净整洁，不应出现衣扣、硬币、药片等小型物品；不让婴儿玩小零件玩具；不给婴儿进食果冻、坚硬食物，防止被吸入气道；婴儿进食时要保持安静，不要在进食时嬉戏喊叫。

3. 触电　婴儿具备爬行能力后，应防止婴儿用手指去抠排插孔。

三、幼儿期保健重点

幼儿期从满1周岁至3周岁。随着幼儿自主性和独立性的不断发展，行走和语言能力增强，活动范围增加，与外界环境接触机会增多，对周围环境产生好奇，乐于模仿，使其社会心理发育迅速。但因其免疫功能不健全，故感染性和传染性疾病发病率较高，且对危险事物的识别能力差，意外伤害发生率增加。

（一）日常护理

1. 衣着　颜色鲜艳便于识别；衣服样式简单，鞋子不用系带式，便于自理。

2. 睡眠　白天小睡1～2 h，夜晚睡眠10～12 h；幼儿入睡前应上厕所，不应使幼儿兴奋，房间光线要暗，可使用小夜灯，睡前幼儿多需有人陪伴或给予一个喜爱的玩具以增加安全感；可以讲儿童故事或是播放入睡儿歌。

3. 口腔保健 家长协助幼儿刷牙早晚各一次，并且饭后漱口；告诉幼儿应少吃糖果、甜点等易致龋齿的甜食；让幼儿喝牛奶或果汁后，不能直接入睡；定期对幼儿进行口腔检查。

（二）营养

幼儿生长发育仍然较快，营养要全面且比例要均衡。食物质地要细、软、烂，食物的种类和制作方法要经常变换，来增进幼儿食欲；另外要培养幼儿好的进食习惯，就餐前15 min使幼儿做好心理和生理上的就餐准备，避免过度兴奋或疲劳影响食欲。让幼儿进餐时不玩耍，培养和鼓励自主进食，养成不偏食、不挑食的好习惯。

（三）早期教育

1. 自主能力的锻炼 培养幼儿自主进食，自主穿脱简单的衣服，训练幼儿脱离纸尿裤，自主大小便。

2. 动作的发展 根据幼儿不同的年龄选择合适的玩具或游戏来促进运动的发育。比如通过皮球来引导幼儿做出走、跑等粗动作的发展；通过涂鸦来锻炼手的精细动作。

3. 语言的发育 家长应经常与幼儿交谈，鼓励幼儿多说话。通过做游戏、讲故事、唱儿歌等促进幼儿语言发育。

4. 培养卫生习惯 引导幼儿注意用手的卫生，勤剪指甲，饭前便后洗手，不喝生水，不吃未洗净的瓜果，不食用掉在地上的食物，不随地吐痰和大小便，不乱扔垃圾等习惯。每日洗澡，勤换衣裤，幼儿的床单被套也应定期清洗暴晒。

5. 品德教育 应培养幼儿学习与他人分享、互助友爱、尊敬长辈、使用礼貌用语等习惯。成人对幼儿教育的态度和要求应一致，以免引起幼儿心理紊乱和造成幼儿缺乏信心或顽固任性。

（四）游戏特点

幼儿期多为平行性游戏，即幼儿与其他小朋友一起玩耍，但没有联合或合作性行动，主要是独自玩耍，如看书、搭积木、奔跑等。

（五）预防疾病和事故

幼儿期还有基础免疫疫苗要继续按时接种，每3～6个月为幼儿做体格检查一次，每年至少2次。预防营养不良、单纯性肥胖、缺铁性贫血、龋病、视力异常、寄生虫感染等疾病。指导家长防止事故发生，如异物吸入、电击伤、烫伤、跌伤、溺水、中毒等。

四、学龄前期儿童保健重点

学龄前期指从3周岁至6～7岁入小学之前。学龄前期儿童体格发育较前减慢，但神经、精神、语言、思维、动作发育仍较快。学龄前期是儿童性格形成的关键时期，此时期儿童具有较大的可塑性。学龄前期儿童防病能力有所增强，但因为活动能力增强，爱模仿容易发生各种事故。

（一）日常护理

学龄前期儿童已有部分自理能力，但其动作缓慢、不协调，常需他人帮助。此时仍应鼓励儿童自理，大人从旁协助，但不能包办。睡眠时学龄前期儿童想象力极其丰富，容易产生怕黑、做噩梦等情况，儿童不敢一个人在卧室睡觉，家长应在儿童身边陪伴。

（二）营养

学龄前期儿童饮食接近成人，食品制作要多样化，并做到粗细、荤素搭配，能保证能量和蛋白质的摄入足量。注意培养儿童健康的饮食习惯和良好的进餐礼仪。

（三）早期教育

1. 品德教育　培养儿童关心集体、遵守纪律、团结协作、热爱劳动等好品质。

2. 智力发展　学龄前期儿童绘画、搭积木、剪贴和做模型的复杂性和技巧性明显增加。

（四）预防疾病和意外

每年健康检查和体格测量1～2次，筛查与矫治近视、龋齿、缺铁性贫血、寄生虫病等常见病；继续监测生长发育，按时预防接种；开展安全教育，预防外伤、溺水、中毒、交通事故等意外发生。

（五）游戏特点

学龄前期多为联合或合作性游戏。许多儿童共同参加一个游戏，彼此能够交换意见并相互影响，但游戏团体没有严谨的组织、明确的领袖和共同的目标，每个儿童可以按照自己的意愿去表现。

（六）心理卫生

学龄前期常见的心理行为问题，包括吮吸拇指、咬指甲、遗尿、手淫、攻击性或破坏性行为等，家长应针对原因采取有效措施。

五、学龄期儿童保健重点

学龄期是指从小学开始至青春期。学龄期儿童大脑皮质功能发育逐渐成熟，已经对事物具有一定的分析、理解能力，认知和社会心理发展非常迅速。学龄期是儿童接受科学文化教育的重要时期，也是儿童心理发展上的一个重大转折时期，同伴、学校和社会环境对其影响较大。学龄期儿童机体抵抗力增强，发病率较低，但要注意用眼卫生和口腔卫生，端正坐、立、行姿势，防止精神、情绪和行为等方面问题的发生。

（一）营养

重视早餐和课间加餐，注意保证早餐的质和量，上午课间补充牛奶。学校应进行营养卫生宣教，纠正挑食、偏食、吃零食、暴饮暴食等不良习惯。学龄期膳食应营养充分且均衡，以满足儿童体格生长、心理和智力发展、学习和体力活动等需求。

（二）预防疾病和意外事故

学龄期儿童应坚持进行户外活动和体格锻炼，增强体质，预防疾病；保证学龄期儿童的睡眠，每年体格检查1次，继续按时预防接种疫苗。学校和家庭还应注意培养儿童正确的坐、立、行走和读书的姿势，预防近视及脊柱异常弯曲的发生。

学龄期儿童常发生的事故伤害包括车祸、溺水及在活动时发生擦伤、割伤、挫伤、扭伤或骨折等。必须让儿童学习交通规则和事故的防范知识，学习灾难发生时的紧急应对和自救措施，以减少伤残的发生。

（三）游戏特点

学龄期儿童多选择竞赛性游戏。他们在游戏中制定一些规则，彼此遵守规则并进行角色分工，以完成某个目标。游戏的竞争性和合作性高度发展，并出现游戏的中心人物。在此时期，他们希望有更多的时间与同伴一起玩耍。

（四）心理卫生的建设与预防

1. 培养良好的学习习惯 学习是此时期儿童生活的重要组成部分。家长应帮助儿童提高学习兴趣，增进求知欲，帮助他们养成热爱学习、快乐学习、独立学习的良好习惯。

2. 促进社会性发展 帮助儿童建立良好的师生关系和同伴关系，使他们尽快适应学校生活，获得安全感和归属感。此外，要充分利用各种机会和宣传工具，有计划、有目的地帮助儿童抵制社会上的各种不良风气。

3. 保护自尊心 父母应尊重儿童，遇事多听他们的想法，多与他们商量，帮助他们分析问题，判断对错，促进他们自信心、自尊心的发展。

4. 防止常见的心理行为问题 学龄期儿童对学校不适应是比较常见的问题，表现为焦虑、恐惧或拒绝上学。他们对学校不适应的原因很多，家长需查明原因，采取相应措施。同时，需要学校和家长的相互配合，帮助他们适应学校生活。学习困难的儿童应排除注意缺陷多动障碍、情绪行为问题及特殊发育障碍等。

六、青少年保健重点

青春期年龄范围一般指10～20岁，是儿童生长发育的最后阶段。这一阶段青少年体格及性器官发育迅速，但心理与社会适应能力发展相对缓慢，神经内分泌调节不稳定。

（一）营养

青春期是儿童生长发育的第二个高峰期，体格生长迅速，男孩平均每年增长9～10 cm，女孩平均每年增长8～9 cm。儿童进入青春期后脑力劳动和体力运动消耗大，必须增加热能、蛋白质、维生素及矿物质等营养素的摄入。

（二）健康教育

1. 培养青少年良好的卫生习惯 尤其加强青春期女生的经期卫生指导，即应保持会阴区卫生，避免坐浴；避免受凉、剧烈运动及重体力劳动等。

2. 保证充足的睡眠 青少年应养成早睡早起的睡眠习惯。青春期需要充足的睡眠和休息以满足此时期迅速生长的需求。

3. 养成健康的生活方式 在社会不良因素的影响下，青少年可能会染上吸烟、饮酒等不

良习惯，甚至有的青少年染上酗酒、吸毒及滥用药物的恶习，学校和家长应加强正面教育，利用多种方法大力宣传吸烟、酗酒、吸毒及滥用药物的危害，帮助其养成健康的生活习惯。

4. 正确进行性教育 性教育是青春期健康教育的一个重要内容。家长、学校和保健人员可通过交谈、宣传手册、上卫生课等方式对青少年进行性教育。提倡男女学生之间正常的交往，自觉抵制黄色书刊、录像等。

5. 法治与品德教育 青少年思想尚未稳定，易受外界一些错误的和不健康的因素影响。因此，青少年需要接受系统的法治教育来培养其助人为乐、勇于上进的道德风尚，让其自觉抵制腐化堕落思想的影响。

（三）预防疾病与事故

（1）青春期应重点防治结核病、风湿病、沙眼、屈光不正、龋病、肥胖、缺铁性贫血、营养不良、神经性厌食和脊柱弯曲等疾病，可通过定期健康检查早期发现、早期治疗。

（2）由于青少年神经内分泌调节不够稳定，可能会出现良性甲状腺肿、痤疮、高血压、自主神经功能紊乱等，女孩易出现月经不规则、痛经等。

（3）创伤和事故是青少年常见的安全问题，尤其是男性青少年之中常见的问题，包括运动创伤、车祸、溺水、打架斗殴所致损伤等，应继续对其进行安全教育。自杀在女性青少年中多见，必要时可对其进行心理治疗。

（四）游戏特点

青春期青少年的游戏内容因性别而有很大的差异。女孩一般对社交活动类游戏感兴趣；男孩则喜欢参与竞争及挑战类型的游戏。青少年对父母的依赖进一步减少，主要从朋友处获得认同感。

（五）常见心理行为问题的预防

青少年常见心理行为问题，即多种原因引起的出走及对自我形象不满而出现的心理问题。家庭、社会应给予重视，并采取积极措施解决此类行为及心理问题。

知识拓展

游戏的功能

游戏是儿童生活中的一个重要组成部分，是儿童与他人进行沟通的一种重要方式。通过游戏，儿童能够识别自我及外界环境、发展智力及动作的协调性、初步建立社会交往模式、学会解决简单的人际关系问题等。游戏的功能如下。

（1）促进儿童感觉运动功能的发展。通过捉迷藏、骑车、踢足球等活动，儿童的感觉功能及运动能力得到大力发展，提高动作的协调性和精细度。

（2）促进儿童智力发展。通过做游戏，儿童可以学习识别物品形状及用途，理解数字的含义，了解时间和空间等抽象概念，增进语言表达能力及技巧，获得解决简单问题的能力。

（3）促进儿童的社会化及自我认同。婴幼儿可通过游戏探索自己的身体，并把自己与外界环境区分开。通过一些集体游戏，儿童学会与他人分享，关心集体，认识自己在集体中所处的地位，并能适应自己的社会角色；同时，儿童在游戏中能够测试自己的能力，逐渐调整自己的行为举止，遵守社会所接受的各种行为准则，建立一定的社会关系，并学习解决相应的人际关系问题。

（4）促进儿童的创造力。在游戏中，儿童可以充分发挥自己的想象。家长、老师和其他照护者对他们的想法或试验经常给予鼓励，将有助于其创造力的发展。

（5）治疗性价值。对于住院患儿来说，游戏还有一定的辅助治疗作用。患儿可通过做游戏来宣泄不良情绪、缓解其紧张或压力；护理人员可观察患儿病情变化，了解患儿对疾病的认识程度，对住院、治疗及护理等经历的感受；同时，它还为护理人员向患儿解释治疗和护理过程、进行健康教育等提供机会。

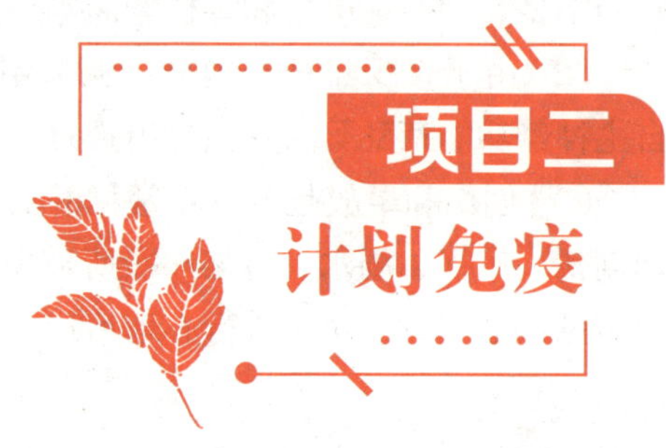

项目二 计划免疫

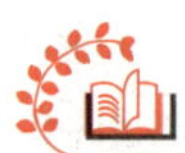

案例导入

患儿，男，2岁。平素体健，接种疫苗30 min后，面色苍白，四肢湿冷，脉细速，呼吸困难。

请思考：

1. 按正常接种流程，该幼儿接种的可能是哪种疫苗，应接种几针？
2. 此幼儿最有可能发生了什么情况？
3. 应如何处理？

一、计划免疫规划

计划免疫是根据小儿的免疫特点和传染病发生的情况而制定的免疫程序，通过有计划地使用生物制品进行预防接种，提高人群的免疫水平、达到控制和消灭传染病的目的。免疫方式按接种内容不同分为主动免疫和被动免疫。

（一）主动免疫

主动免疫是指给易感者接种特异性抗原，刺激机体主动产生特异性抗体或致敏淋巴细胞，从而获得相应的免疫力。这是预防接种的主要免疫方式。特异性抗原进入机体后，经过一定时限才能产生抗体，但抗体持续时间久，一般为1～5年。

常用制剂有疫苗、菌苗、类毒素（表3-2-1）。其中，菌苗和疫苗均有减毒和灭活两种制剂（表3-2-2）；类毒素，包括破伤风类毒素和白喉类毒素等。

表3-2-1　主动免疫常用制剂

主动免疫常用制剂	来源
菌苗	用细菌菌体或多糖体制成
疫苗	用病毒或立克次体接种于动物、鸡胚或组织培养，经处理后制成
类毒素	用细菌产生的外毒素制成无毒性但仍有抗原性的制剂

表3-2-2　减毒和灭活制剂

分类	菌苗	疫苗	特点	接种情况	
				接种量	接种次数
减毒	如卡介苗	如脊髓灰质炎疫苗、麻疹疫苗	接种到人体后，可生长繁殖而不引起疾病，产生免疫力持久且效果好	小	少
灭活	如百日咳、伤寒菌苗	如乙型脑炎疫苗、狂犬病疫苗	性质稳定、安全，但进入人体后不能生长繁殖，产生免疫力低，持续时间短	大	多

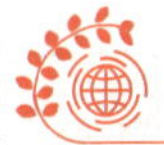

知识链接

疫苗分类

疫苗分为一类疫苗和二类疫苗。

一类疫苗是指政府免费向公民提供，公民应当依照政府的规定而接种的疫苗，包括国家免疫规划疫苗、地方人民政府根据辖区传染病流行情况和人群免疫状况提供的免费疫苗、应急接种或群体性预防接种的疫苗。如表3-2-2中提及的疫苗。

二类疫苗是指由公民自费并且自愿接种的其他疫苗，如水痘疫苗、轮状病毒疫苗、流感疫苗、HPV疫苗、肺炎链球菌疫苗等。

（二）被动免疫

被动免疫是指给人体注射含特异性抗体的免疫血清或细胞因子等制剂，使机体立即被动获得免疫力，主要用于应急预防或治疗。其特点是免疫效果产生快，维持时间短暂（一般约3周）。常用的制剂有特异性免疫性血清、丙种球蛋白及胎盘球蛋白等。

按照我国相关规定，婴儿必须在1岁内完成卡介苗、脊髓灰质炎三型混合疫苗、百日咳、白喉、破伤风类毒素混合制剂、麻疹减毒疫苗及乙肝疫苗的基础免疫。国家免疫规划疫苗儿童免疫程序表（2021年版）表见3-2-3。

表 3-2-3　国家免疫规划疫苗儿童免疫程序表（2021 年版）

可预防疾病	疫苗种类	接种途径	剂量	英文缩写	接种年龄														
					出生时	1 月	2 月	3 月	4 月	5 月	6 月	8 月	9 月	18 月	2 岁	3 岁	4 岁	5 岁	6 岁
乙型病毒性肝炎	乙肝疫苗	肌内注射	10 或 20μg	HepB	1	2					3								
结核病 1	卡介苗	皮内注射	0.1ml	BCG	1														
脊髓灰质炎	脊灰灭活疫苗	肌内注射	0.5ml	IPV			1	2											
	脊灰减毒活疫苗	口服	1 粒或 2 滴	bOPV					3								4		
百日咳、白喉、破伤风	百白破疫苗	肌内注射	0.5ml	DTaP				1	2	3				4					
	白破疫苗	肌内注射	0.5ml	DT															5
麻疹、风疹、流行性腮腺炎	麻腮风疫苗	皮下注射	0.5ml	MMR								1		2					
流行性乙型脑炎 2	乙脑减毒活疫苗	皮下注射	0.5ml	JE-L								1			2				
	乙脑灭活疫苗	肌内注射	0.5ml	JE-I								1、2			3				4
流行性脑脊髓膜炎	A 群流脑多糖疫苗	皮下注射	0.5ml	MPSV-A							1		2						
	A 群 C 群流脑多糖疫苗	皮下注射	0.5ml	MPSV-AC												3			4
甲型病毒性肝炎 3	甲肝减毒活疫苗	皮下注射	0.5 或 1.0ml	HepA-L										1					
	甲肝灭活疫苗	肌内注射	0.5ml	HepA-I										1	2				

注：1. 主要指结核性脑膜炎、粟粒性肺结核等。

2. 选择乙脑减毒活疫苗接种时，采用两剂次接种程序。选择乙脑灭活疫苗接种时，采用四剂次接种程序；乙脑灭活疫苗第 1、2 剂间隔 7 ~ 10 d。

3. 选择甲肝减毒活疫苗接种时，采用一剂次接种程序。选择甲肝灭活疫苗接种时，采用两剂次接种程序。

资料来源：国家卫生健康委

二、预防接种的准备

（一）接种前

1. 环境准备 预防接种室应光线明亮，空气流通，温度适宜。疫苗和急救物品准备齐全，按要求摆放，注意疫苗要冷藏保存。

2. 家长和婴儿准备 婴儿不应空腹接种疫苗；接种时家长应转移婴儿注意力，避免婴儿过于紧张和恐惧。

3. 护士准备 着装整洁，修剪指甲，洗手，戴口罩。按免疫程序和接种禁忌证确定婴儿能否接种。

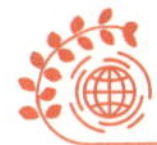

知识拓展

疫苗接种禁忌证

（1）一般禁忌证：急性传染病及恢复期患者、有传染病接触史、未过检疫期者、严重慢性病、消耗性疾病、活动性肺结核、化脓性皮肤病、有明确过敏史者禁接种麻疹疫苗（特别是鸡蛋过敏者）、脊髓灰质炎糖丸疫苗（牛乳及乳制品过敏）、乙肝疫苗（酵母过敏或疫苗中任何成分过敏）。

（2）特殊禁忌证：发热或一周内每日腹泻4次以上的儿童严禁服用脊髓灰质炎糖丸，正在接受免疫抑制剂治疗的患者应尽量推迟常规的预防接种；近1个月内注射过丙种球蛋白者不能接种活疫苗。

（二）接种时

严格执行查对制度及遵守无菌操作原则；注意接种活疫苗时，只用75%乙醇进行消毒。

（三）接种后

及时记录接种情况，并交代家长下次接种时间及本次接种后需留在现场观察30 min后才能离开。

三、预防接种的不良反应和处理

预防接种不良反应（AEFI）是指发生在免疫接种后接种对象在获得免疫保护的同时也会发生一些不利于机体的反应。本项目中学习临床常见的疫苗反应，疫苗反应分为一般反应和异常反应。

（一）一般反应

接种后发生由疫苗本身所固有的特性引起的对机体只会造成一过性生理功能障碍的反应。

1. 局部反应 接种部位局部红肿直径＜1.5 cm为弱反应、直径1.5～3 cm为中反应、直径＞3 cm为强反应（图3-2-2）。

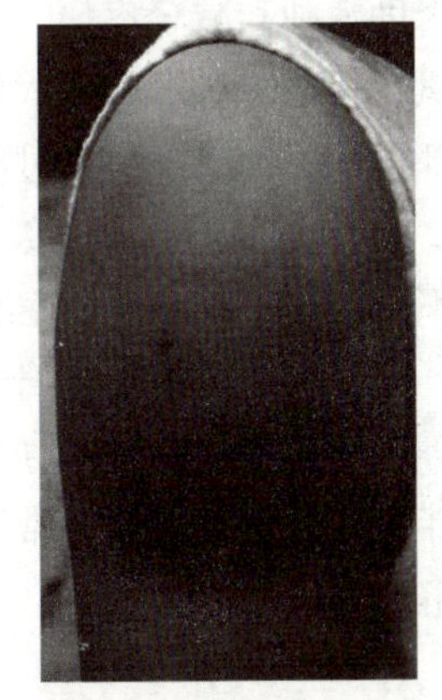

图3-2-2　接种后局部反应：红肿

（1）皮内注射：接种卡介苗2周后，局部先出现红肿，以后会化脓并伴有腋下淋巴结肿大，2个月后形成瘢痕。卡介苗的局部反应禁用热敷消肿。

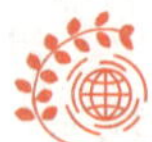

知识拓展

卡介苗

结核病是由结核杆菌引起的传染病。易感人群吸入带有结核菌的飞沫可感染结核，儿童易感染结核，结核菌可经血液循环播散至全身，其中结核性脑膜炎、粟粒性结核是儿童结核中常见的类型，是儿童致死或残留明显后遗症的严重疾病。

接种卡介苗可预防结核病。

[常见不良反应]

接种后2周左右，局部可出现红肿浸润，若随后化脓，形成小溃疡，一般8～12周后结痂，一般不需处理，但要注意局部清洁。脓疱或浅表溃疡可涂1%甲紫（龙胆紫），使其干燥结痂。局部脓肿和溃疡直径超过10 mm或长期不愈（大于12周），应及时就诊。

少数患者接种后会出现淋巴结轻微肿大，1～2个月后消退。如遇局部淋巴结肿大软化形成脓疱，应及时就医。

接种后可出现一过性轻度发热反应，一般不需处理，持续1～2 d后可自行缓解；对重度发热或发热时间超过2 d者，可对症处理。

[禁忌]

已知对该疫苗任何成分过敏者。

患急性疾病、严重慢性疾病或急性发作期和发热者。

免疫缺陷、免疫功能低下或正在接受免疫抑制治疗者。

患脑病、未控制的癫痫和其他进行性神经系统疾病者。

湿疹患者或其他皮肤病患者。

（2）皮下注射：接种疫苗12～24 h内，接种部位会出现轻度红肿，不需处理，一般在接种后48～72 h内消退。较严重的局部反应可用毛巾热敷，每日数次，每次10～15 min，可以帮助消肿和减轻疼痛。人体常见局部反应多由接种百白破疫苗所致，由于百白破疫苗中古氢氧化铝是一种颗粒较大的吸附剂，吸收比较缓慢，因此，注射前须震荡摇匀。另外，因注射部位不正确或因注射过浅等原因引起注射局部组织增生，会形成硬结导致无菌性化脓。

（3）肌内注射：接种含吸附剂的生物制品后，少数儿童局部可出现硬结，这种情况一般不需处理，3～4 d会逐渐消退，严重时也可用热敷的方法。

2. 全身反应 全身反应表现为发热、头痛、头晕、乏力、全身不适、恶心、呕吐、腹泻等。发热≤37.5℃，要加强观察，一般不需要特殊处理，受种者多饮水、适当休息即可恢复。伴其他全身症状、异常哭闹、较重的反应等，应及时到医院诊治并采取对症治疗，适当给予解热镇痛药。

（二）异常反应

异常反应是指合格的疫苗在实施规范接种过程中或者实施规范接种后造成受种者机体组

织器官、功能损害，相关各方均无过错的药品不良反应。

1. 晕厥（晕针） 儿童在空腹、疲劳、室内闷热、紧张或恐惧等情况下，在接种时或几分钟内，出现头晕、心慌、面色苍白、出冷汗、手足冰凉、心跳加快等症状，重者心跳、呼吸减慢，血压下降，知觉丧失。此时应立即使患儿平卧，头稍低，保持安静，饮少量热开水或糖水，一般可恢复正常。数分钟后不恢复正常者，肌注1 : 1 000肾上腺素0.5 ~ 1.0 mL。

2. 无菌性脓肿 表现为注射局部产生红晕，形成硬结、局部肿胀、疼痛；轻者针眼处流脓，重者形成溃疡。未破溃前有波动感，轻者自行吸收，重者破溃排脓，有时深部溃烂形成脓腔，长期不愈。处理方法：不同程度的脓肿应给予不同的措施，避免一刀切。干热敷可以促进脓肿吸收；脓肿未破溃者应抽脓，不宜切开排脓；脓肿破溃或形成空腔者，应切开排脓，扩创剔除坏死组织。为预防和控制继发感染应冲洗伤口，引流通畅，如有继发感染需用抗生素配合治疗。

3. 过敏反应 由于接受疫苗注射而引起的一类变态反应，包括过敏性皮疹、过敏性休克等。

（1）过敏性皮疹：荨麻疹最多见，一般于接种后几小时至几天内出现，多数服用抗组胺药物后即可痊愈。

（2）过敏性休克：于注射免疫制剂后数秒或数分钟内发生。表现为烦躁不安、面色苍白、口周发绀、四肢湿冷呼吸困难、脉细速、恶心呕吐、惊厥、大小便失禁以致昏迷。此时应使患儿平卧，头稍低，注意保暖，给予氧气吸入，并立即肌注1 : 1 000肾上腺素0.5 ~ 1.0 mL，必要时可重复注射。呼吸衰竭时可使用呼吸兴奋药物，有喉头水肿者行气管切开术。

4. 全身感染 有严重原发性免疫缺陷或继发性免疫功能遭受破坏者，接种活菌/疫苗后可扩散为全身感染。

练习题

（一）选择题

1. 女婴，出生5 d。即将出院，家长询问小儿室内应保持的温度和湿度，护士告知正确的是（　　）。

A. 16 ~ 18℃；30% ~ 40%　　B. 20 ~ 22℃；40% ~ 50%
C. 22 ~ 24℃；55% ~ 65%　　D. 24 ~ 26℃；65% ~ 70%
E. 28℃；70%以上

2. 男婴，8月龄，接种麻疹疫苗10 h后，体温38.5℃，并伴有哭闹。此时应采取的措施是（　　）。

A. 用冷毛巾湿敷　　B. 让婴儿多休息，多饮水
C. 服用退热药物　　D. 服用抗组胺药物
E. 服用抗菌药物

3. 男婴，生后7 d，已按时完成疫苗接种，体格检查正常，准备出院。家长询问第二次乙肝疫苗接种的时间，护士回答正确的是（　　）。

A. 1月龄　　B. 2月龄　　C. 3月龄　　D. 4月龄
E. 5月龄

4. 预防接种的全身反应不包括（ ）。

A. 发热　　B. 头痛　　C. 全身不适　　D. 晕针

E. 腹泻

5. 小儿4月龄时应接种的疫苗为（ ）。

A. 卡介苗、百白破疫苗　　B. 乙肝疫苗、卡介苗

C. 脊髓灰质炎疫苗、百白破疫苗　　D. 乙肝疫苗、麻风疫苗

E. 脊髓质炎疫苗、A群流脑疫苗

（二）填空题

1. 婴儿期是指从_____到_____时期。

2.1岁以内百白破疫苗接种月龄分别是_____、_____、_____。

3. 乙肝疫苗接种月龄分别是_____、_____、_____。

4.1岁以内脊髓灰质炎疫苗接种月龄分别是_____、_____、_____。

（三）名称解释

1. 计划免疫　　2. 主动免疫　　3. 被动免疫

（四）简答题

1. 简述新生儿筛查的内容。

2. 简述正常新生儿如何预防感染。

3. 简述预防接种的禁忌证。

4. 简述游戏对于儿童生长发育的意义。

5. 简述流脑疫苗预防疾病及接种时间。

儿童护理

临 床 篇

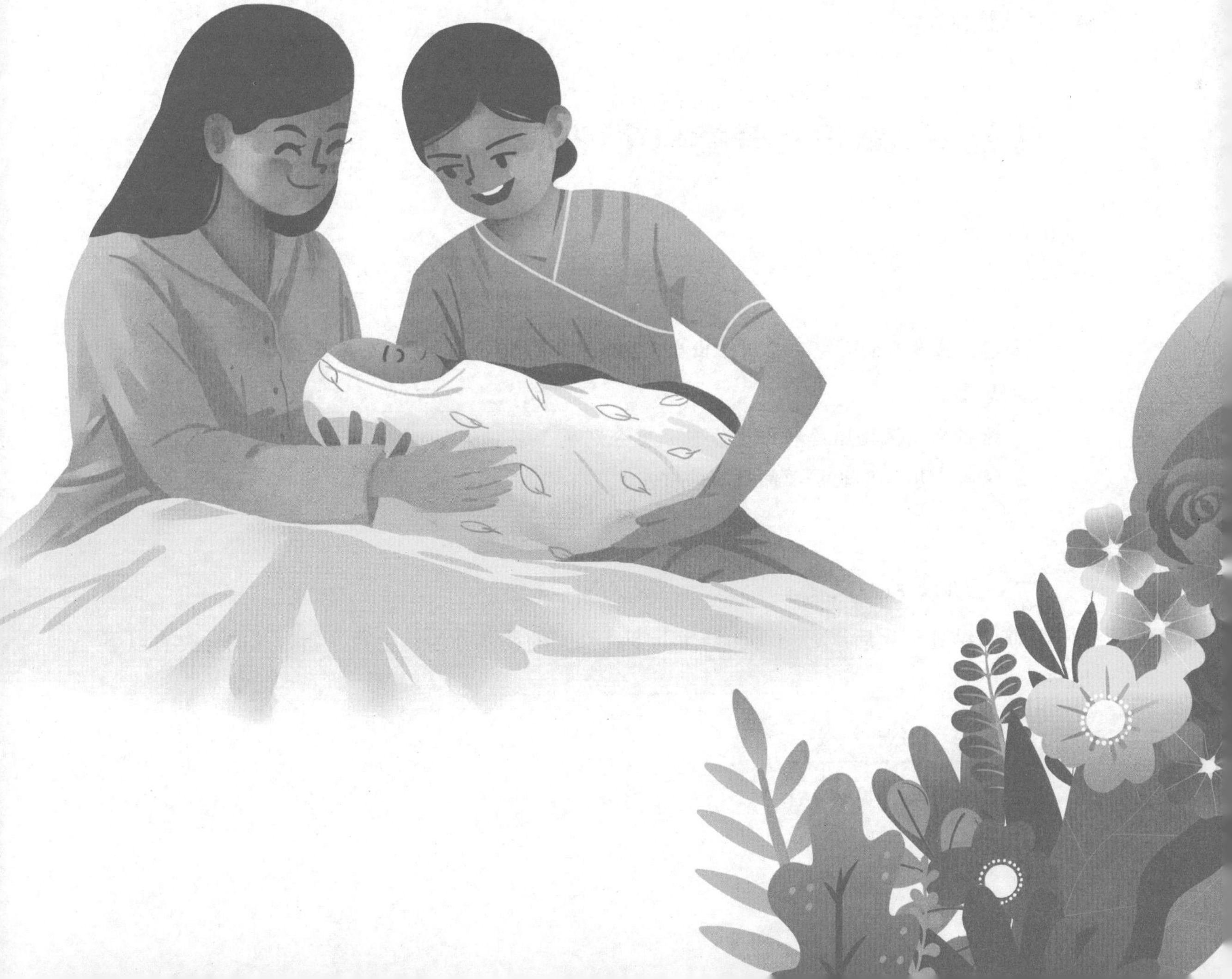

模块四 儿科常见疾病患儿的护理

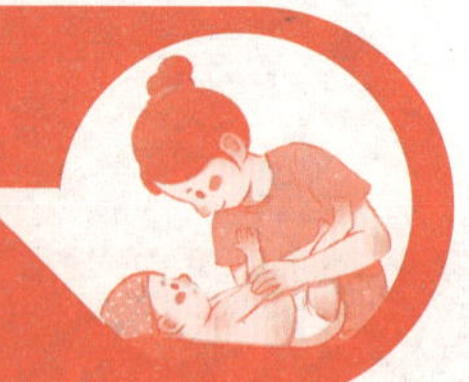

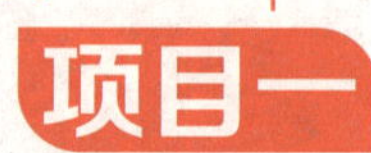

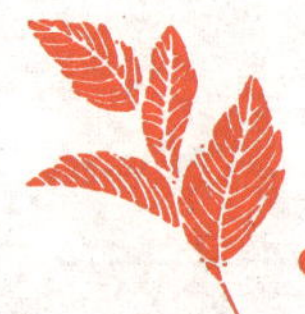

项目一 新生儿与新生儿疾病患儿的护理

知识目标： 掌握新生儿的分类，正常新生儿及早产儿的特点，常见护理问题及其护理措施、新生儿Apgar评分法、新生儿复苏方案；各类新生儿疾病的定义、临床表现和护理措施。

能力目标： 能通过护理评估，结合新生儿的生理特点，做出全面的护理诊断并给予相应的护理措施。

素质目标： 具备人文关怀素质及与患儿家长进行有效沟通的能力，在护理患儿的过程中体现慎独精神。

任务一　新生儿分类与生理特点

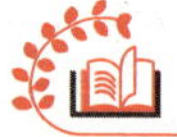

案例导入

女婴，出生1 d，孕37+2周，出生3.2 kg，身高50 cm，查体无异常。

请思考：

1. 该新生儿根据胎龄和出生体重分类分别属于哪一类型？
2. 该新生儿常见的护理问题有哪些？

一、新生儿分类

从脐带结扎至生后满28 d称为新生儿期，其间的婴儿称为新生儿。新生儿的分类有以下几种。

（一）根据胎龄分类

根据胎龄分类，见表4-1-1。

表4-1-1 根据胎龄分类

分类	早产儿	足月儿	过期产儿
胎龄	＜37周	37周≤胎龄<42周	≥42周

（二）根据出生体重分类

根据出生体重分类，见表4-1-2。

表4-1-2 根据出生体重分类

体重	分类
巨大儿	出生体重＞4 000 g的新生儿
正常体重儿	出生体重为2 500 ~ 4 000 g的新生儿
低出生体重儿	出生体重＜2 500 g的新生儿
极低出生体重儿	出生体重＜1 500 g的新生儿
超低出生体重儿	出生体重＜1 000 g的新生儿

（三）根据出生体重和胎龄的关系分类

与同胎龄儿平均体重进行比较，见表4-1-3。

表4-1-3 根据出生体重和胎龄的关系分类

胎龄	小于胎龄儿	适于胎龄儿	过期产儿
平均体重百分位	＜第10百分位	10 ~ 90百分位	＞90百分位

注：胎龄已足月而体重在2.5 kg以下的新生儿称足月小婴儿，多因宫内发育迟缓引起。

（四）高危儿

高危新生儿指已发生或有可能发生危重情况而需要特殊监护的新生儿（表4-1-4）。

表4-1-4 高危儿常见诱因

母亲异常妊娠史	异常分娩	新生儿出生时异常
1. 母亲有糖尿病、妊高征、先兆子痫、阴道流血、各种感染、吸烟、酗酒史及母亲为Rh阴性血型等 2. 母亲过去有死胎、死产史等	1. 各种难产如高位产钳、臀位娩出 2. 分娩过程中使用镇静和止痛药物等	1. 新生儿出生时Apgar评分低于7分、脐带绕颈、各种先天性畸形等 2. 早产儿、小于胎龄儿、巨大儿、多胎儿等

二、正常足月儿生理特点及护理

【正常足月儿生理特点】

正常新生儿指胎龄满37 ~ 42周出生，出生体重在2 500 ~ 4 000 g，身长在47 cm以上（平均50 cm），无疾病或畸形的活产的婴儿。

（一）体征特点

足月儿与早产儿体征特点比较见表4-1-5。

表4-1-5 足月儿与早产儿体征特点比较

新生儿体征	足月儿	早产儿
哭声	响亮	微弱
皮肤颜色	红润	绛红
皮下脂肪	丰满	少
胎毛	少	多
耳廓	清楚	软，不成形
指/趾甲	达到或超过指、趾端	未达指、趾端
乳晕	清晰	不清
外生殖器	男婴睾丸降至阴囊，女婴大阴唇遮盖小阴唇	男婴睾丸未降或未完全下降，女婴大阴唇不能遮盖小阴唇
足底纹	较多	少
肌张力	四肢屈曲	颈肌软弱，四肢肌张力低下

（二）解剖生理特点

1. 呼吸系统 新生儿呼吸以腹式呼吸为主，呼吸较浅，频率较快，安静状态下约为40次/分。

2. 循环系统 新生儿心率较快，波动较大，范围在100～150次/分都属正常，一般平均为120～140次/分。

3. 消化系统 新生儿的胃呈水平位，并且容量较小。当胃内有空气时，乳汁容易溢出。出生后10～12 h开始排出墨绿色胎粪，3～4 d排完。如超过24 h还未排出胎粪，应检查有无肛门闭锁或消化道畸形。

4. 血液系统 新生儿出生时血液中红细胞数和血红蛋白量较高，以后逐渐下降。血红蛋白中胎儿血红蛋白约占70%，缺氧时症状不明显。

5. 神经系统 新生儿一出生就具有许多原始的神经反射，如觅食、吸吮、吞咽、握持、惊吓等。

6. 泌尿系统 新生儿肾小球滤过率低，浓缩功能差，易出现水肿或脱水症状。一般新生儿出生后24 h内排尿，如48 h内仍无尿，需查明原因。

7. 免疫系统 新生儿的特异性和非特异性免疫功能均不成熟，分泌型IgA缺乏，易发生呼吸道和消化道的感染。

8. 体温调节 新生儿体温调节中枢发育尚不完善，皮下脂肪薄，体表面积相对较大，易散热，故体温不稳定。新生儿通过皮肤蒸发和出汗散热，室温过高时可引起体内水分丢失过多，出现发热称“脱水热”；室温过低时可引起硬肿症。

9. 新生儿的几种特殊生理状态

（1）生理性体重下降：出生后最初数日内因排出胎粪和尿液、皮肤水分蒸发、食物补充不足而导致出生后2～5 d体重较出生时有所减轻，多与新生儿脱水热同时发生。体重下降一般不应超过出生时体重的10%，10 d左右恢复至出生时体重。

（2）生理性黄疸：大部分新生儿在出生后2～3 d会出现黄疸，4～5 d达到高峰，足月儿7～14 d消退，早产儿3～4周消退。在此期间小儿除黄疸外一般情况良好，食欲佳，无其他异常情况，不需特殊治疗。

（3）“上皮珠”和“脂肪垫”：有些新生儿牙床的黏膜上有米粒大小或绿豆大小的白色突起物，它是胎儿的一部分牙板角化形成“上皮珠”，俗称“马牙”（图4-1-1）。出马牙是一种正常生理代谢过程，会自行消失，禁忌挑马牙。脂肪垫俗称“螳螂嘴”（图4-1-2）即新生儿口腔两侧颊黏膜的隆起，它是口腔黏膜下的脂肪组织，可以帮助婴儿有力地吸吮，无须特殊处理。

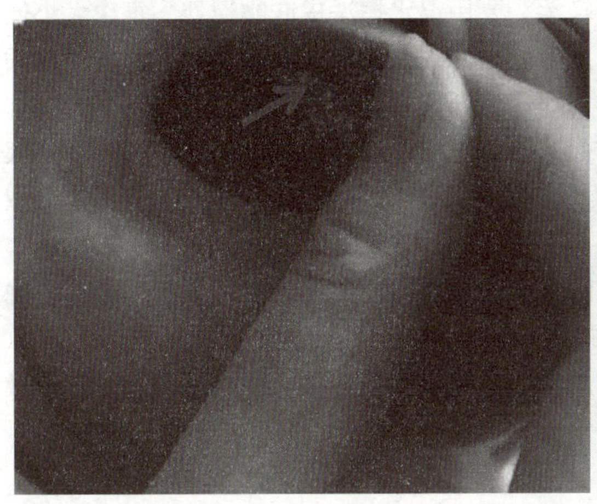

图4-1-1　上皮珠（马牙）

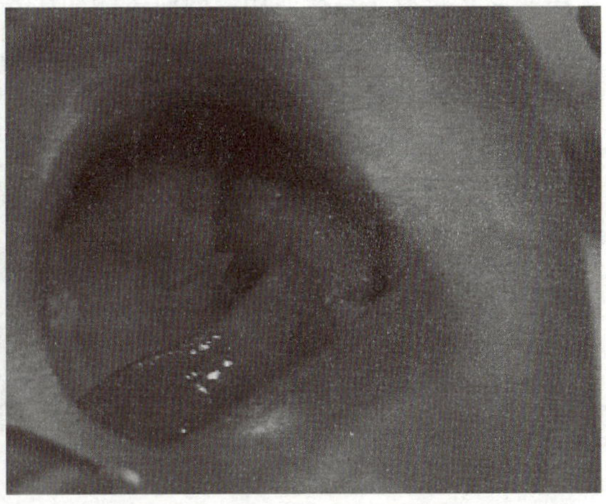

图4-1-2　脂肪垫（螳螂嘴）

（4）假月经和乳腺肿大：受母体内雌激素水平影响，部分女婴于出生后5～7 d阴道有少量出血，可持续1周，无须特殊处理。部分男、女婴出生后3～5 d乳腺肿大如黄豆至鸽蛋大小，于2～3周消退，切忌挤压乳房，以防继发感染。

【护理评估】

1. 病史　新生儿各器官功能不完善，保暖、喂养和护理不当常常成为新生儿的致病因素。

2. 身体状况　评估新生儿出生时外观特征和一般情况包括心率、呼吸，皮肤颜色，对刺激的反应等。

3. 心理－社会状况　家长对新生儿特点和护理知识的缺乏，如新生儿的喂养、尿片更换、洗澡、穿衣等照顾不知所措，紧张焦虑。

【护理诊断】

1. 有窒息的危险　与呛奶、呕吐有关。

2. 有体温失调的危险　与体温调节中枢发育不完善，不能适应外界温度变化，或出生后保暖、喂养和护理不当有关。

3. 有感染的危险 与新生儿免疫功能不足，皮肤黏膜屏障功能差有关。

【护理措施】

1. 保持呼吸道通畅 保持舒适体位，新生儿出生后取右侧卧位或仰卧位，头偏向一侧，防止分泌物和溢乳阻塞气道。出生24 h内应注意观察呼吸节律及皮肤颜色变化，以早期发现病情。仰卧位时避免其颈部过度后仰或前屈，可于肩下垫一软枕，避免物品遮挡新生儿的口腔、鼻腔，避免按压新生儿胸部。

2. 保持体温恒定 因为新生儿体温调节机能差，所以冬天时应注意保暖，夏天时注意防暑降温，平时要根据气温的变化及时增减衣服。

3. 预防感染

（1）新生儿免疫力低，新生儿的居住环境要保持卫生。新生儿的房间采用湿式打扫法，避免灰尘，有条件可给予空气净化。指导家长在接触新生儿前严格按照六步洗手法执行手卫生消毒。

（2）加强个人卫生，保持皮肤清洁。新生儿出生后每日需沐浴一次，同时观察全身情况。新生儿皮肤娇嫩，容易损伤，因而接触动作要轻柔。要用温水擦洗皮肤皱褶处，每次大小便后清洗，并用毛巾擦干，擦护臀霜并按摩片刻，做好臀部皮肤护理。衣着要宽松，质地要柔软，不用纽扣或别针。

（3）保持脐部清洁干燥，脐带脱落前观察有无分泌物或出血，如有出现及时通知医护人员处理。脐带脱落后可涂75%的乙醇保持干燥，有脓性分泌物时可先用3%的过氧化氢溶液清洗，再涂0.5%的活力碘。

4. 合理喂养 正常足月儿提倡尽早开奶，防止出现低血糖。婴儿出生后半小时即可吸吮母亲的乳汁，促进母亲乳汁分泌。按需哺乳。提倡母乳喂养，无法母乳者给予配方奶。

5. 休息指导 保持新生儿室安静，避免强光直射，提供新生儿优质睡眠环境。经常变换新生儿的睡姿，防止头颅变形。

6. 新生儿安全指导

（1）防止呛奶：母亲每次喂完奶后，轻轻竖起婴儿拍至打嗝，取右侧卧位，以免挤压婴儿的胃部。

（2）坠床：确认婴儿床栏板安全后，方可将新生儿放置于婴儿床。勿将新生儿放置于高台，指导家属加强看护，进行重点宣传教育。

（3）烫伤：指导家属使用开水时远离新生儿，为新生儿沐浴时需要调节好水温，避免发生意外。

【健康教育】

1. 提倡母婴同室和母乳喂养 鼓励婴儿早吸吮。通过抚摸婴儿皮肤、哺乳、眼神交流、说话等，增进母子感情，婴儿得到良好的身心照顾。护理新生儿前后要洗手，用品专用，避免交叉感染。

2. 宣传有关育儿保健知识 与家长沟通时，介绍喂养、保暖、皮肤护理、预防接种、添加辅食的原则等知识。

3. 了解新生儿疾病筛查

（1）听力筛查：出生3 d的新生儿应做听力测试。

（2）遗传疾病筛查：出生72 h后的新生儿应做足跟采血检查，筛查代谢性疾病项目（先天性甲状腺功能减低症、苯丙酮尿症、先天性肾上腺皮质增生症、葡萄糖-6-磷酸脱氢酶缺

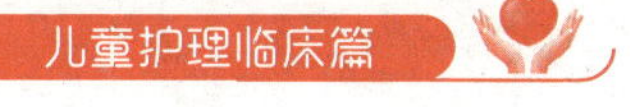

乏症），得以早期诊断、早期治疗。

【护理评价】

（1）新生儿体温是否能维持在正常范围。

（2）新生儿能否保持呼吸道通畅。

（3）新生儿有无感染发生。

（4）家长是否掌握正确的育儿知识。

三、早产儿生理特点及护理

【早产儿生理特点】

1. 呼吸系统　早产儿呼吸中枢发育不成熟，易发生呼吸暂停。呼吸暂停是指呼吸停止达20 s，或不到15 s且伴心率减慢（<100次/分），出现发绀及四肢肌张力下降。因肺表面活性物质少，易发生肺透明膜病。咳嗽反应差，呼吸道分泌物不易排出而易发生吸入性肺炎或肺不张。

2. 循环系统　早产儿心率快，血压较足月儿低，部分可伴有动脉导管未闭。

3. 消化系统　吸吮能力差，吞咽反射弱，胃贲门括约肌松弛、容量小，易发生胃食管反流，喂养不耐受。肝脏不成熟，生理性黄疸较重，持续时间长，易引起胆红素脑病。肝内维生素K依赖凝血因子的合成少，易发生出血症。

4. 血液系统　早产儿血小板数量较足月儿低，贫血常见；维生素 K、铁及维生素D储存较足月儿低，更易发生出血、贫血和佝偻病。

5. 泌尿系统　早产儿肾脏浓缩功能更差，肾小管对醛固酮反应低下，排钠分数高，易产生低钠血症。葡萄糖阈值低，易发生尿糖。碳酸氢根阈值低、肾小管排酸能力差，在用普通牛奶人工喂养时，因为酪蛋白含量较高，可发生晚期代谢性酸中毒。

6. 神经系统　早产儿神经系统发育成熟度低，胎龄越小，反射越差，拥抱、握持、吸吮、觅食反射难引出或引出不完全。易缺氧，导致缺氧缺血性脑病。因脑室管膜下存在发达的胚胎生发层组织，易发生颅内出血。

7. 免疫系统　早产儿皮肤黏膜非常薄，血脑屏障功能不成熟，体液及细胞免疫功能均不完善，IgG和补体水平较足月儿更低，极易发生各种感染。

8. 体温调节　早产儿体温调节中枢不完善，体表面积相对较大，皮下脂肪少，且棕色脂肪少，常因寒冷而导致体温不升或硬肿症的发生。

【护理评估】

1. 病史　了解出生胎龄，早产儿各器官发育不成熟，对外界环境的适应能力差，胎龄越小，体重越低，患病率及死亡率亦越高。

2. 身体状况　评估早产儿的一般情况，面色、心率、呼吸、肌张力及反应等。

3. 心理-社会状况　早产儿需特殊监护及治疗，家属会十分焦虑恐惧，应及时评估早产儿家属的心理状况及了解其家庭经济状况。

【护理诊断】

1. 体温过低　与体温调节中枢发育不完善，产热少，散热多有关。

2. 营养失调：低于机体需要量　与吸吮、吞咽、消化功能差有关。

3. 自主呼吸受损 与呼吸中枢不成熟、肺发育不良、呼吸肌无力有关。

4. 有感染的危险 与免疫功能不足及皮肤黏膜屏障功能差有关。

5. 焦虑（家长） 与家长担心早产儿预后有关。

【护理措施】

1. 维持体温稳定 根据早产儿的体重、成熟度及病情，给予不同的保暖措施，加强体温监测。一般体重小于2 000 g者，应尽早安置婴儿暖箱保暖。体重大于2 000 g在箱外保暖者，应给予戴帽保暖，以降低氧耗量和散热量。暴露操作应在远离红外线，并在保暖床辐射环境下进行；没有条件的情况下应因地制宜，加强保暖，尽量缩短操作时间。

2. 合理喂养 早产儿尽早喂养，以防发生低血糖。提倡母乳喂养。喂养的最好方式是经口喂养，速度不宜过快，且宜采取斜坡位和右侧卧位，以免发生误吸和胃食管反流。当出现发绀，氧饱和度下降等情况时，暂停喂养，待患儿充分呼吸，面色转红，氧饱和度恢复正常后再继续喂养，如无法恢复及时通知医护人员处理。吸吮能力差及吞咽不协调的早产儿可采用鼻饲喂养，每次鼻饲前应回抽胃内容物，无异常方可继续喂养。

3. 维持有效呼吸 早产儿及时清理呼吸道分泌物，必要时吸痰，保持呼吸道通畅。早产儿仰卧时可在肩下放置小的软枕，头偏向一侧。呼吸暂停者给予拍打足底、托背、刺激皮肤等处理。反复发作者可遵医嘱给予氨茶碱静脉滴注，必要时予以机械通气。合理给氧，根据医嘱给予合适的吸氧方式。

4. 密切观察病情变化 除使用监护仪监测生命体征外，还应注意观察患儿的进食情况、精神反应、哭声、反射、面色、皮肤颜色、肢体末梢的温度等。

5. 预防感染 实行保护性隔离，严格执行消毒隔离制度，加强皮肤脐部护理。

知识链接

新生儿重症监护室监护对象

（1）需要进行呼吸管理的新生儿。

（2）病情不稳定、需要急救的新生儿。

（3）胎龄过小（胎龄＜30 周）和/或体重过低（胎龄＜28 周、出生体重＜1 500 g）的新生儿。

（4）大手术后，尤其是术后24 h内的患儿。

（5）严重器官功能衰竭及需要全胃肠外营养、换血的新生儿。

思政链接

像“蜂鸟”一样时刻守护生的希望

北京儿童医院新生儿中心重症监护病房，育婴床摆放着的各种运转的仪器，“嘀、嘀、嘀”的仪器声持续而有节奏地响着，一条条细小的管路，连接着病床上那些幼小而脆弱的生命体。他们或因早产生命体征微弱，或器官发育畸形，或不明原因的感染……新生儿的病情瞬息万变，在这里，每天都在上演生死竞速。有情怀的白衣天使，凭借着高超

的技艺与紧密的团队合作，倾力守护着“生命岛”里的小可爱，给了他们生的希望。

“我们就像是‘蜂鸟’，必须时刻扇动着翅膀，没有落脚的时候。在病房里，一天走上两万步很正常。”北京儿童医院新生儿内科病房主任杨子馨表示，每天，医生的常规工作一环接一环，能预见的工作要抓紧完成，这样能为随时可能发生的危重症抢救腾出更多时间，否则容易手忙脚乱。

中心主任黑明燕介绍，北京儿童医院新生儿重症监护病房，共有42名医生，护士团队则有88人，重症监护病房的床护比例要求至少为1:1或1:1.5，即不低于一个床位一名护士的配比；医护比则为1:2，即一名医生配两名护士。在黑明燕看来，护士在整个新生儿治疗中起到了一半的作用。

“我们是医生的眼睛。一定要有危重症识别的意识，关注与之相关的一些苗头，我们也在跟着医生们一起慢慢成长。”北京儿童医院新生儿内科护士长窦明艳说，在护理的过程中发现患儿有变化，护士都会向医生汇报。对于危重症、插管多的患儿，往往需要资历深的护士“镇守”，以免错过细小的病情变化，延误救治。即便是下班在家，只要关注到群里发布了抢救的信息，不管多远，护士们都会往医院赶。

“医生和护士之间是亲密的战友关系，有默契和有效的沟通，才能缩短抢救时间。”杨子馨强调，默契的团队是抢救的关键。

资料来源：新京报

【健康教育】

（1）鼓励父母进入早产儿室，探视和参与照顾患儿的活动。向患儿家属讲解早产儿相关的知识及注意事项。

（2）早产儿出院后，应尽量避免带去公众场合，减少人员探视。

（3）给予家庭支持和教育，示范正确的喂养方法和技巧，给予早产儿家属练习喂奶的机会，告知家属早产儿的喂养需求及喂养方法。

（4）定期复查：①出院后需进行新生儿疾病筛查和听力筛查，听力筛查未过关者，需进行脑干诱发定位检查。②早产儿在院期间筛查发现视网膜病变者，需定期复查。③早产儿应定期在医院或社区医院监测身高、体重和发育情况，如有异常及早干预。

【护理评价】

（1）评估患儿体温是否维持在正常范围。

（2）评估患儿是否可建立自主呼吸。

（3）评估患儿是否获得足够的营养，体重是否合理增长。

（4）评估患儿住院期间有无感染发生。

（5）评估家长心理是否稳定，积极配合治疗，学习并了解早产儿喂养及护理的方法。

任务二　新生儿窒息

案例导入

男婴，孕39周出生，出生时羊水浑浊，且不能自主呼吸，考虑新生儿窒息。

请思考：

1. 如何判断新生儿窒息程度？

2. 如何保持呼吸道通畅？

【概述】

新生儿窒息是胎儿因缺氧发生宫内窘迫或娩出过程中引起的呼吸、循环障碍，以致出生后1 min内无自主呼吸或未能建立规律性呼吸，而导致低氧血症和混合性酸中毒及多脏器功能障碍。严重窒息是新生儿伤残和死亡的重要原因之一。

窒息的本质是缺氧，凡是能造成胎儿或新生儿缺氧的因素均可引起窒息，见表4-1-6。

表4-1-6　新生儿窒息因素

母体原因	胎盘和脐带因素	产时因素	胎儿因素	新生儿因素
1. 患有全身性疾病如糖尿病、心脏病、严重贫血及肺部疾病等 2. 妊娠期有妊高征 3. 年龄大于35岁或小于16岁 4. 吸毒、吸烟等	1. 胎盘老化、前置胎盘、胎盘早剥等 2. 脐带打结、绕颈、受压等	1. 头盆不称，宫缩乏力，臀位，手术产如高位产钳 2. 产程中药物（镇静剂、麻醉剂、催产药）使用不当等	1. 早产儿、巨大儿、小于胎龄儿 2. 先天性畸形：如食管闭锁，先天性肺发育不良，先天性心脏病 3. 宫内感染 4. 呼吸道阻塞：羊水或胎粪吸入气道等	1. 颅内出血 2. 肺炎 3. 肺透明膜病 4. 严重的中枢神经系统疾病等

【临床表现】

1. 胎儿缺氧（宫内窒息） 早期胎动增加，胎儿心率增快，≥160次/分；晚期胎动减少甚至消失，胎心率变慢或不规则，＜100次/分，羊水被胎粪污染呈黄绿色或墨绿色。

2. Apgar评分 又称阿氏评分，新生儿从产道分娩出来时立即进行，是一种简易的临床上评价新生儿窒息程度的方法。内容包括皮肤颜色、呼吸、心率、肌张力和对刺激的反应5项，见表4-1-7。

表4-1-7　新生儿Apgar评分

体征	出生后1 min内评定			5 min评定	10 min评定
	0分	1分	2分		
皮肤颜色	紫绀或苍白	躯干红，四肢紫绀（周围性发绀）	全身红润		
呼吸	无	慢，不规则	正常，哭声响		
心率	无	＜100次/分	＞100次/分		
肌张力	松弛	四肢略屈曲	四肢能活动		
弹足底或导管插管反应	无	有些动作，如皱眉，低声哭	哭，打喷嚏		

注：每项0～2分，总共10分，出生后1 min评分可判断窒息程度，0～3分为重度窒息，4～7分为轻度窒息，8～10分为正常。5 min及10 min Apgar评分有助于判断复苏效果和预后。

3. 各器官受损的表现 窒息、缺氧缺血造成多器官损伤，但发生的频率和程度则有差异，见表4–1–8。

表4–1–8 新生儿窒息致各器官功能损害

心血管系统	呼吸系统	中枢神经系统	泌尿系统	消化系统	代谢方面
轻度：传导系统和心肌受损； 重度：心源性休克和心力衰竭	胎粪吸入综合征； 肺透明膜病； 肺出血； 呼吸暂停等	缺氧缺血性脑病； 颅内出血	急性肾衰时有尿少、蛋白尿、血尿素氮及肌酐增高； 肾静脉血栓形成； 肾衰竭	应激性溃疡； 坏死性小肠结肠炎	高碳酸血症； 代谢性酸中毒； 低血糖； 低钠血症； 低钙血症； 加重黄疸

【诊断性检查】

1. 实验室检查 做经皮血气分析可实时监测动脉血气情况；做血生化检查了解肝肾功能、血糖、电解质如血清钠、钙、镁等。

2. 器械检查 做心电图、心脏B超明确心脏有无损伤；进行头颅B超、头部CT明确有无颅内出血；排胸片明确有无肺不张、肺气肿和肺炎。必要时可行磁共振成像、脑电图等检查。

【治疗原则】

（1）预防及积极治疗孕母疾病。

（2）早期预测。估计胎儿娩出后有窒息危险时，应充分做好准备工作，包括人员、仪器、物品等。

（3）及时复苏。按照ABCDE步骤进行复苏，具体见表4–1–9。

表4–1–9 新生儿窒息复苏方案

复苏方案	具体内容
A（air way）	清理呼吸道
B（breathing）	建立呼吸，增加通气
C（circulation）	维持正常循环，保证足够心搏出量
D（drug）	药物治疗
E（evaluation and environment）	评价和环境（保温）

注：ABC三步最为重要，A是根本，B是关键，评价和保温贯穿于整个复苏过程。

（4）复苏后处理。评估和监测呼吸、心率、血压、尿量、肤色、经皮氧饱和度及窒息所致的神经系统症状等，注意维持患儿身体内环境稳定，控制惊厥，治疗脑水肿。

【护理评估】

1. 健康史 判断是否存在胎儿窘迫的诱因，了解母亲孕期健康史，了解新生儿出生时的Apgar评分。

2. 身体状况 评估新生儿窒息程度，了解患儿家属的心理状况，家庭经济情况等。

3. 心理-社会状况 了解患儿家属对此病的认识程度，是否清楚新生儿窒息的预后及可能引起的并发症，是否掌握复苏后病情观察的要点。

【护理诊断】

1. 自主呼吸障碍 与缺氧引起的呼吸中枢抑制有关。

2. 气体交换受损 与羊水、气道分泌物吸入阻碍通气/换气有关。

3. 体温过低 与缺氧、环境温度过低有关。

4. 焦虑 与病情危重、预后不良及家庭经济困难有关。

【护理措施】

1. 复苏 严格按照A→B→C→D步骤进行，顺序不能颠倒。复苏过程中严密心电监护。

（1）清理呼吸道，如图4-1-3所示。

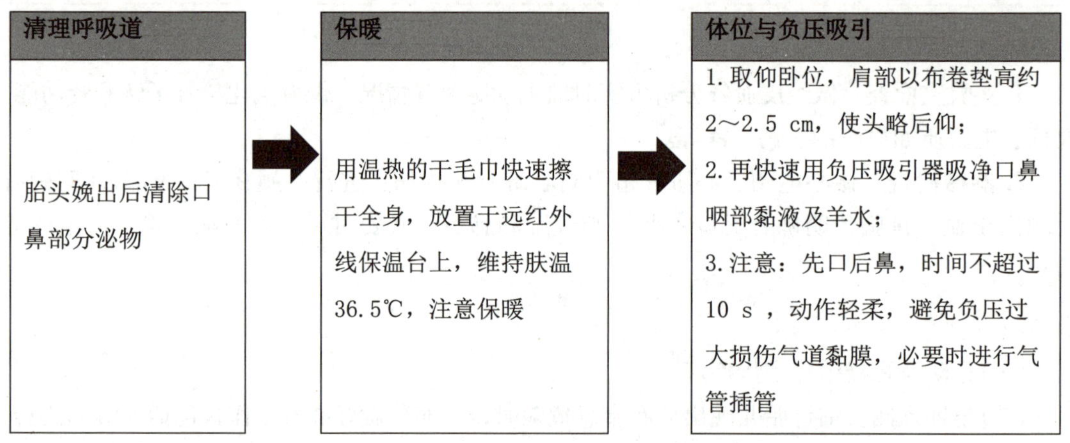

图4-1-3 清理呼吸道的步骤和主要内容

（2）建立呼吸。新生儿复苏成功的关键是建立有效通气，如图4-1-4所示。

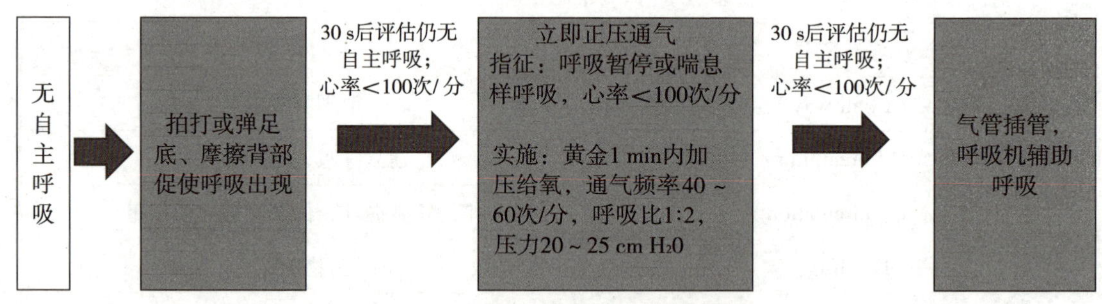

图4-1-4 建立呼吸的步骤和主要内容

（3）胸外按压。气管插管正压通气30 s后，心率持续<60次/分，应同时进行心脏按压，临床有两种手法即双拇指法和中示指法，如图4-1-5，图4-1-6所示：按压部位为胸骨体下1/3处，即双乳头连线中点的下方，按压深度为前后胸直径的1/3（1.5～2 cm），按压频率120次/分，按压过程中手指保持垂直按压胸骨，抬起时不离开胸壁；双人配合时，按压与通气比为3:1（一人实施按压3次后，另一人正压通气1次），时长约2 s。

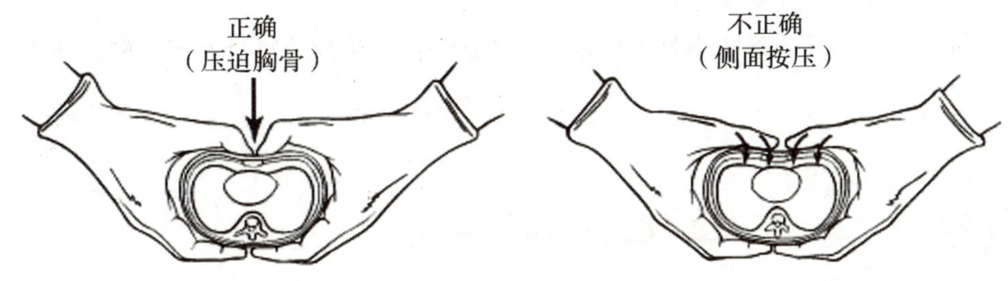

图4-1-5　双拇指法

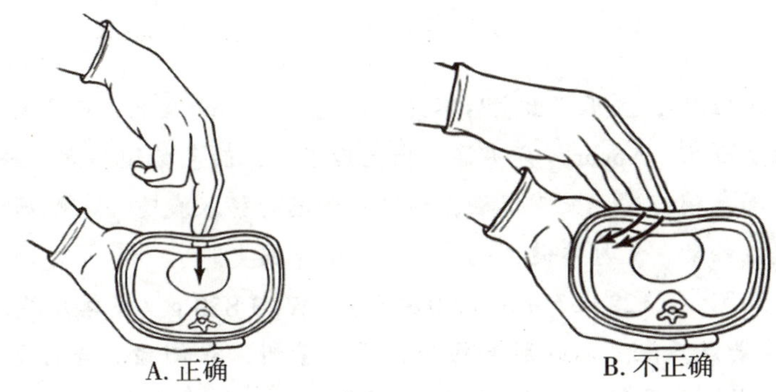

图4-1-6　中示指法

（4）药物治疗。建立有效静脉通道，保证药物的应用。遵医嘱给予 1/10 000 肾上腺素 0.1～0.3 mg/kg静脉推注或0.5～1 mL/kg气管内注入。

评估复苏过程，复苏过程中每操作一步的同时，均要评估患儿情况，直到患儿呼吸心率恢复正常。对于窒息严重、新生儿情况较差者，每5～10 min按照上述标准再评，直到总分＞7分为止。

2. 保暖　整个治疗过程中必须注意保暖，将患儿置于远红外线保暖床上，辐射温度设定32～36℃，病情稳定后放入暖箱，维持正常体温。

3. 保持安静　减少刺激，暂不沐浴，各种护理操作要轻柔，尽量集中进行。尽量给予患儿母乳喂养，少量多餐，病情严重者宜鼻饲。必要时给予静脉营养。

4. 预防感染　加强环境管理，护理操作过程中要严格消毒和隔离。

5. 心理护理　向家长介绍有关疾病相关基础知识，耐心解答病情，减轻家长的焦虑恐惧心理。

【健康教育】

告知家长有关疾病的医学知识，取得家长理解、配合。教会家长对患儿进行感知、视听、语言和动作的训练，如视听刺激、做婴儿被动操、抚触等。

【护理评价】

（1）评估患儿是否恢复自主呼吸。

（2）评估患儿气道能否保持通畅，呼吸功能良好。

（3）评估患儿体温是否稳定在36～37℃。

（4）评估患儿住院期间是否发生心力衰竭、呼吸衰竭等并发症。

（5）评估患儿有无继发性感染发生。

（6）评估患儿家长心理状态是否稳定，对该病病因、治疗及预后有所了解，能积极配合治疗。

任务三　新生儿缺血缺氧性脑病

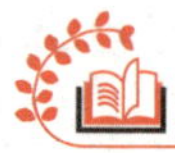

案例导入

患儿，男，出生后2 h，主诉“出生后不哭，面色紫绀2 h”入院。患儿系足月阴道产，胎膜早破13 h。胎盘情况，Apgar评分不详。出生后不哭，面色紫绀，立即给予清理呼吸道，吸氧等抢救，面色稍好转，哭声低微，为进一步治疗转入我院。入院后5 h，出现左上肢，右下肢阵发性抽动。父母体健，无遗传性疾病家族史。

体格检查：T 36℃，P 122次/分，R 60次/分，Wt 3 850 g。成熟儿貌，神志不清，反应差，重刺激时哭声低微。皮肤胎粪污染，面色紫绀，双侧瞳孔等圆等大，直径约3 mm，对光反射较迟钝，唇周紫绀明显，可见吸气性三凹征，双肺呼吸音粗，未闻及干湿啰音，心律齐，心音稍低钝，无杂音，四肢肌张力增高，握持反射、拥抱反射、吸吮反射及觅食反射均减弱。

请思考：

1. 患儿最可能的临床诊断是什么？
2. 该患儿的主要护理问题有哪些？
3. 该患儿的主要护理措施有哪些？

【概述】

新生儿缺氧缺血性脑病是指由于各种围生期窒息引起的脑组织部分或完全缺氧、脑血流减少或暂停而导致胎儿或新生儿脑损伤，是新生儿窒息后的严重并发症。部分患儿可留下不同程度的神经系统后遗症。

缺氧是发病的核心，围生期窒息是最主要的病因。其次可见呼吸暂停，严重呼吸系统疾病，右向左分流型先天性心脏病等。

缺血因素有心搏骤停、严重的心动过缓、重度心力衰竭和周围循环衰竭等。

缺氧缺血性脑病引起脑损伤的部位与胎龄有关，足月儿主要累及脑皮质矢状窦旁区，早产儿则易发生脑室周围白质软化。

【临床表现】

主要表现为意识改变及肌张力变化，严重者可伴有脑干功能障碍。根据病情不同可分为轻、中、重度，见表4-1-10。

表4-1-10　新生儿缺血缺氧性脑病病情分度

分度	轻度	中度	重度
精神状态	兴奋、激惹	嗜睡、反应迟钝	昏迷
前囟张力	平	正常或稍高	高
瞳孔对光反射	无明显异常	瞳孔缩小，对光反应迟钝	瞳孔不等大或瞳孔放大，对光反应差，心率减慢
中枢性呼吸衰竭	无	有	严重，反复呼吸暂停
惊厥	一般不出现	可出现惊厥	惊厥频繁
原始反射（吸吮反射、拥抱反射等）	吸吮反射正常，拥抱反射活跃	减弱	消失
肌张力	正常，肢体及下颏可出现颤动	减低，肢体自发动作减少	肌张力低下，肢体自发动作消失
进展与预后	症状一般在出生后24 h内明显，3 d内逐渐消失。预后良好	症状在出生后72 h内明显，病情恶化者嗜睡程度加深甚至昏迷，反复抽搐，可留有后遗症	重度患儿死亡率高，存活者多数留有后遗症

【诊断性检查】

1. 血液生化检查　脑组织受损时血清肌酸磷酸激酶同工酶（CPK-BB）升高。

2. 头颅CT/MRI检查　判断脑组织受损部位、有无水肿等。

3. 脑电图　可客观地反映脑功能障碍程度，判断预后及惊厥的诊断鉴别。

【治疗原则】

在保证基础护理的前提下，结合对症的药物治疗及其他的早期康复干预。

1. 支持疗法　对新生儿合理用氧，改善通气，纠正酸中毒，维持生命体征稳定，营养支持。

2. 对症疗法　新生儿控制惊厥首选苯巴比妥，顽固性抽搐者加用地西泮或水合氯醛；新生儿治疗脑水肿，首选呋塞米（速尿），若出现瞳孔不等大、呼吸节律不整、叹息样呼吸或双吸气等，可使用甘露醇；亚低温治疗。其中亚低温治疗考虑新生儿硬肿症的风险，临床用于足月儿，采取选择性头部降温更安全。预防感染。

【护理评估】

1. 健康史　评估胎儿在母体内有无胎儿窘迫，生产时有无产程过长、羊水污染，出生后复苏过程有无严重心脑、肺疾病等。

2. 身体状况　评估患儿的状况及反应，包括生命体征、瞳孔、精神状态、前囟、神经系统症状体征等。

3. 心理-社会状况　了解家属对该病的认识程度，家长是否有悲观、焦虑情绪。

【护理诊断】

1. 低效性呼吸型态　与缺氧缺血致呼吸中枢损害有关。

2. 潜在并发症　颅内压增高、呼吸衰竭。

3. 有失用性综合征的危险 与缺氧缺血导致的后遗症有关。

4. 焦虑、恐惧（家长） 与陌生的环境、复杂的治疗、家庭困难及不能预知患儿的病情有关。

【护理措施】

1. 纠正缺氧 保持患儿的呼吸道通畅，头偏向一侧及时清理呼吸道分泌物，防止患儿窒息。根据缺氧和呼吸困难程度采取合适的给氧方式。

2. 病情观察，防止并发症 患儿头颈部稍抬高，安静休息利于降颅压，密切监护患儿的生命体征，观察神志、前囟张力、瞳孔大小、肌张力、有无惊厥发生等。发现异常情况及时通知医生。一旦发现患儿发生呼吸暂停及时处理，可采用托背刺激等。

3. 亚低温治疗的护理

（1）降温阶段护理：采用循环水冷却法进行选择性头部降温至34℃，时间应控制在30～90 min。

（2）维持阶段护理：亚低温治疗的同时必须注意保暖，给予患儿持续的肛温测试，以了解患儿体温波动情况，维持肤温在35.5℃左右。

（3）复温阶段护理：亚低温治疗结束后，必须给予复温。复温宜缓慢，时间＞5 h，保证体温上升速度不高于0.5℃/h，避免快速复温引起的低血压，因此复温的过程中仍须肛温监测。体温恢复正常后，须每4 h测体温1次。

（4）监测阶段护理：在进行亚低温治疗的过程中，给予持续的动态心电监测、肛温监测、SpO_2监测、呼吸监测及每小时测量血压，同时观察患儿的面色、反应、末梢循环情况，总结24 h出入液量，并做好详细记录。在护理过程中应注意患儿心率的变化，如出现心率过缓或心律失常及时与医生联系是否停止亚低温治疗。

4. 合理喂养 注意观察患儿的吸吮力。保证患儿充足的热量和液体量，急性期暂缓喂奶，静脉补充营养，病情稳定后开始喂奶，吸吮力差的患儿可给予鼻饲喂养。

5. 早期康复干预 对怀疑患有功能障碍者，将其肢体固定于功能位。早期给予患儿动作训练和感知刺激的干预措施，促进大脑功能的恢复。

【健康教育】

（1）向患儿家长耐心细致地讲解病情，说明该病可能造成的后果；恢复期指导家长掌握早期康复治疗的目的及早期干预的重要性；坚持定期随访。

（2）保持环境安静舒适，以利于患儿恢复，尽量避免去公众场合，减少人员探视以免发生感染。

【护理评价】

（1）评估患儿是否有效控制惊厥，恢复颅内压。

（2）评估患儿生命体征是否稳定，是否发生并发症。

（3）评估患儿营养补充是否充分，水电解质是否保持平衡。

（4）评估患儿是否发生神经系统后遗症。

（5）评估家长心理状态是否稳定，是否能积极学习康复训练方法。

任务四　新生儿颅内出血

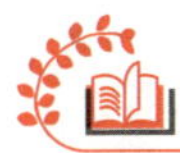

案例导入

患儿，女，胎龄31+4周，其母系G_2P_1，因“中度贫血，胎膜早破”故行剖宫产娩出，出生时体重1 880 g，羊水Ⅰ度污染，脐带绕颈1周，Apgar评分6-7-8分。出生后呼吸急促，伴呻吟、吐沫，产科予以吸痰、给氧后转入我科治疗。

体格检查：T 36.5℃，P 156次/分，R 62次/分，有呻吟、吐沫，呼吸急促，三凹征弱阳性，双肺呼吸音减低，未闻及干湿啰音，心腹无异常，四肢肌张力低。入院后12 h患儿出现嗜睡，四肢抖动明显，肌张力高，前囟隆起。

请思考：

1. 此时患儿最可能的诊断是什么？
2. 该患儿的表现可能是什么原因？
3. 该患儿的主要护理措施有哪些？

【概述】

新生儿颅内出血是指由于胎儿或新生儿缺氧、产伤、出血性疾病、医源性因素等引起的颅内出血性疾病。病死率高，存活者常留有神经系统后遗症，如脑性瘫痪，智力低下、视听觉障碍、癫痫等。

1. 缺氧　颅内出血多见于早产儿，尤其是极低出生体重儿。多为脑室周围出血、脑室内出血、脑实质出血、小脑出血。缺氧可使脑血管的自主调节功能受损，血管呈被动扩张状态，导致毛细血管破裂或使脑血流量减少而致缺血性改变。缺氧还可引起脑室管膜下组织坏死、崩解引起出血。

2. 产伤　多见于足月儿，头部受挤压是产伤性颅内出血的重要原因。胎头过大，胎位不正，产程过短或过长，臀位产钳或吸引器助产等导致头部受挤压变形引起出血。

3. 其他　新生儿肝功能不成熟，凝血因子不足；患出血性疾病；不恰当地输入高渗液体，机械通气不当等。

【临床表现】

根据病情表现为一般症状和各类型颅内出血特点，与出血部位及出血量有关。

（1）意识改变：激惹、过度兴奋或表情淡漠、嗜睡、昏迷等，通常是先兴奋后抑制。

（2）眼部症状：双眼凝视、斜视、眼球上转困难、眼震颤等。

（3）呼吸改变：呼吸增快或减慢，呼吸不规则或暂停等。

（4）颅内压增高：前囟隆起（图4-1-7）、脑性尖叫、

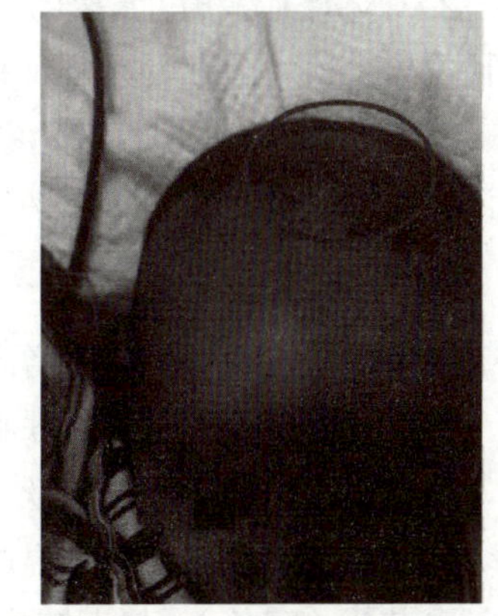

图4-1-7　前囟隆起

惊厥等。

（5）肌张力改变：早期增高，随后减低。

（6）瞳孔：不对称，对光反射差。

（7）其他：黄疸及贫血。

【诊断性检查】

（1）头颅B超和CT扫描可提示出血范围和部位，头颅B超是常规筛查新生儿早期有无颅内出血的首选手段，通常选择前囟扫查，其余囟门作为补充扫查窗口，如图4-1-8所示。

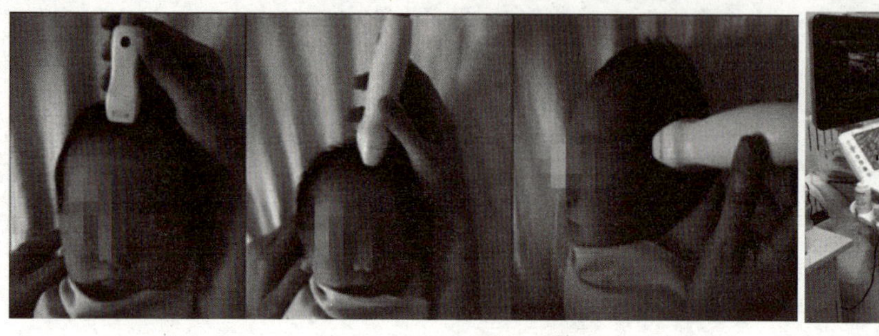

图4-1-8 头颅B超常规筛查

（2）脑脊液检查有助于蛛网膜下腔出血和脑室内出血的诊断。

【治疗原则】

1. 止血 可选择使用维生素K_1、酚磺乙胺（止血敏）、卡巴克络（安络血）和血凝酶（立止血）等药物。

2. 镇静、止惊、降低颅内压 同新生儿缺氧缺血性脑病治疗原则。

3. 应用脑代谢激活剂 出血停止后，可给予胞二磷胆碱、脑活素静脉滴注，10～14 d为1个疗程。恢复期可给吡拉西坦（脑复康）。

4. 外科处理 足月儿有症状的硬脑膜下出血，可用腰穿针从前囟边缘进针吸出积血。脑积水早期有症状者可行侧脑室穿刺引流，进行性加重者行脑室—腹腔分流。

【护理评估】

1. 病史 了解母亲孕期身体状况，出生时是否为难产、患儿有无窒息等。

2. 身体评估 患儿精神状况，有无呕吐、尖叫、双目凝视、呼吸节律改变、面色有无缺氧情况等，检查瞳孔大小及对光反射、肌张力情况及前囟状态等。

3. 心理-社会状况 评估家长焦虑、恐惧程度，以及家长对疾病的严重性及预后的认识、经济承受能力和社会支持水平等。

【护理诊断】

1. 潜在并发症 颅内压增高。

2. 低效性呼吸形态 与呼吸中枢受抑制有关。

3. 有窒息的危险 与惊厥、昏迷有关。

4. 体温调节无效 与体温调节中枢受损有关。

5. 焦虑（家长） 与未知病情预后发展，担心患儿的生命及预后的后遗症，陌生的环境等有关。

【护理措施】

1. 密切观察病情，降低颅内压

（1）严密观察病情，注意生命体征、神态、瞳孔变化。密切观察患儿的呼吸形态及时清除呼吸道分泌物，并避免外界因素阻碍患儿气道的通畅。仔细耐心观察惊厥发生的时间、性质。及时记录阳性体征并与医生取得联系。

（2）让患儿保持绝对静卧，抬高患儿头部，减少噪声，一切必要的治疗、护理操作要轻、稳、准，尽量减少对患儿移动和刺激、减少反复穿刺，防止加重颅内出血。

2. 合理用氧 根据缺氧程度用氧，注意用氧的方式和浓度，足月儿血氧饱和度维持在85%～98%，早产儿维持在88%～93%，防止氧浓度过高或用氧时间过长导致的氧中毒症状。呼吸衰竭或严重的呼吸暂停时需气管插管、机械通气并做好相关护理。

3. 维持体温稳定 体温过高时应予物理降温，体温过低时用远红外床、暖箱或热水袋保暖。

4. 合理喂养 出血早期禁止直接哺乳，防止因吸奶用力或呕吐而加重出血。可用奶瓶喂养，当患儿出现恶心、呕吐则提示颅内压增高。因患儿常有呕吐及拒食，甚至吸吮反射、吞咽反射消失，故应观察患儿热量及液体摄入情况，以保证机体生理需要。脱水治疗时应密切观察患儿精神状态、囟门、皮肤弹性、尿量及颜色变化，以防脱水过度导致水电解质失衡。

【健康教育】

向家属讲解颅内出血的相关知识，告知其严重性及可能出现的神经系统后遗症；安抚家属，减轻其恐惧心理，配合治疗和护理。患儿出现大脑损伤时，尽早进行康复训练；坚持治疗和随访，减轻可能出现的后遗症。

【护理评价】

（1）评估患儿颅内压能否降至正常。

（2）评估患儿呼吸功能是否改善，血氧饱和度能否维持稳定。

（3）评估患儿是否发生窒息，生命体征是否稳定。

（4）评估患儿体温是否维持在正常范围。

（5）评估脑损伤减低到最低，是否发生神经系统后遗症。

（6）评估家长心理状态是否稳定，是否积极学习康复训练方法。

任务五　新生儿感染性疾病

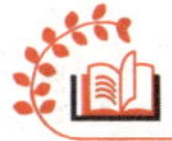

案例导入

患儿，女，系G_1P_1，足月顺产，出生后8 d，因皮肤黄染加重，伴吃奶减少、嗜睡1 d来院就诊。

体格检查：T 37.9℃，P 148次/分，R 43次/分，反应差，哭声小，全身皮肤黄染明显，巩膜中度黄染，前囟平，心肺腹（–），脐轮红肿，脐窝可见脓性分泌物。查血常规：

WBC 22.13×10^9/L，中性粒细胞百分比76%，超敏C反应蛋白42.5 mg/L。

请思考：

1. 此时患儿最可能的临床诊断是什么？
2. 该病的治疗原则是什么？
3. 该患儿的主要护理措施有哪些？

一、新生儿脐炎

脐炎主要是因为断脐时或出生后处理不当，脐残端被细菌入侵、繁殖所引起的急性炎症，也可由于脐血管置管保留导管或换血时被细菌污染而导致发炎。可由任何化脓菌引起，最常见的是金黄色葡萄球菌，其次为大肠埃希菌、铜绿假单胞菌、溶血性链球菌等。

【临床表现和治疗原则】

新生儿脐炎根据病情轻重和病程，分轻型、重型及慢性脐炎，具体表现和处理，见表4-1-11。

表4-1-11　新生儿脐炎临床表现及治疗原则

病情	具体表现	处理
轻型	脐轮与脐周皮肤轻度红肿，可伴少量浆液脓性分泌物	无扩散者先用3%的过氧化氢（双氧水）棉签擦拭，再用0.5%的活力碘棉签擦拭，并保持干燥，每日2～3次
重型	脐部及脐周明显红肿发硬，脓性分泌物较多，常有臭味；病情危重者表现为败血症	除局部消毒处理外，还需进行抗生素治疗
慢性脐炎	常形成脐肉芽肿，表现为樱红色小肉芽，表面可有脓性溢液，经久不愈	硝酸银棒或10%的硝酸银溶液涂擦，大肉芽肿可用电灼、激光治疗或手术切除

【护理诊断】

1. 皮肤完整性受损　与脐炎感染性病灶有关。

2. 潜在并发症　败血症、腹膜炎。

【护理措施】

（1）观察脐带有无潮湿、渗液或脓性分泌物，如有应及时治疗。

（2）向家长宣教正确的消毒方法，必须从脐带的根部开始由内向外、环形的方式彻底清洗消毒，保持局部干燥。

（3）脐带残端脱落后，注意观察脐窝内有无樱红色的肉芽肿增生，应及早处理。

（4）避免大小便污染，最好使用吸水、透气性能好的消毒尿布，尿布前端不能遮盖脐带残端。

【护理评价】

（1）观察婴儿脐部是否保持清洁干燥，有无潮湿、渗液或脓性分泌物。

（2）观察婴儿是否出现败血症、腹膜炎等并发症。

二、新生儿败血症

【病因】

新生儿败血症是指病原菌侵入血液循环并生长繁殖、产生毒素而造成的全身感染。其病因如下。

1. 自身因素 新生儿免疫系统功能不完善，屏障功能差，血中补体含量少，白细胞在应激状态下杀菌力下降，T细胞对特异抗原反应差，细菌一旦侵入易致全身感染。

2. 病原菌 随地区不同而不同，我国仍以葡萄球菌、大肠埃希菌为主，近年由于极低体重儿的存活率提高和血管导管、气管插管技术的广泛使用，表皮葡萄球菌、克雷伯菌、铜绿假单胞菌等条件致病菌所致感染有增多的趋势。

3. 感染途径 新生儿败血症感染可以发生在产前、产时或产后。产前感染与孕妇有明显的感染有关，尤其是羊膜腔的感染更易引起发病；产时感染与胎儿通过产道时被细菌感染有关，如胎膜早破、产程延长等；产后感染往往与细菌从脐部、皮肤黏膜损伤处及呼吸道、消化道等侵入有关。

【临床表现】

1. 根据时间 出生后7 d内出现症状者称为早发型败血症；7 d以后出现者称为迟发型败血症。

2. 一般情况 早期表现为少吃、少动、少哭（三少）；病情加重表现为不吃、不动、不哭、体温不升（或发热）、体重不增、精神不好（萎靡、嗜睡）、面色不好（苍白或灰暗）、黄疸不退（或退而复升）。

3. 并发症 肝脾大，严重者出现化脓性脑膜炎、DIC（弥散性血管内凝血）、休克、呼吸衰竭、中毒性肠麻痹等。其中化脓性脑膜炎最常见。

【诊断性检查】

进行血常规、血培养+药敏试验；根据病情进展如化脓性脑膜炎时进行脑脊液检查；DIC监测凝血功能等。

【治疗原则】

1. 选用合适的抗菌药物 早期、足量、足疗程、联合静脉应用，一般一个疗程10～14 d。病原菌已明确者可按药敏试验用药；病原菌尚未明确前，结合当地菌种流行病学特点和耐药菌株情况选择两种抗生素联合使用。

2. 对症、支持治疗 维持正常体温，保证能量及水的供给；及时处理脐炎、脓疱疮等局部病灶；退黄疸；必要时输注新鲜血、粒细胞、血小板，早产儿可静注免疫球蛋白。

【护理诊断】

1. 体温调节无效 与感染有关。

2. 皮肤完整性受损 与脐炎、脓疱疮等感染性病灶有关。

3. 营养失调：低于机体需要量 与吸吮无力、营养摄入不足消耗增加有关。

【护理措施】

1. 维持体温稳定 患儿体温易波动，除感染因素外，还易受环境因素影响。当体温低或体温不升时及时给予保暖措施；当体温过高时，给予温和的物理降温，如解开衣服、温水浴、多饮水，不宜乙醇擦浴和冰敷，一般不予药物降温。

2. 合理用药 遵医嘱给予抗菌药物，使其有效进入体内，并注意观察药物的毒副作用。

3. 及时处理局部病灶 如脐炎（见新生儿脐炎）、鹅口疮（见口炎）、脓疱疮（皮肤小脓疱可用无菌针头刺破，操作前后用75%乙醇消毒）、皮肤破损等，促进皮肤早日愈合，防止感染继续蔓延扩散。

4. 保证营养供给 观察患儿吸吮情况，必要时采用滴管滴入、鼻饲等方式协助喂奶及静脉内营养。

5. 密切观察病情及时发现并发症 如患儿出现面色青灰、呕吐、尖叫、前囟饱满、两眼凝视提示有脑膜炎的可能；如患儿面色青灰、皮肤发绀、四肢厥冷、脉搏细弱、皮肤有出血点等应考虑感染性休克或DIC，应立即与医生联系，积极处理。

【护理评价】

（1）评估患儿体温是否维持在正常范围。

（2）评估患儿是否得到合理充足的营养。

（3）评估患儿局部病灶是否及时处置，有无好转。

任务六 新生儿黄疸

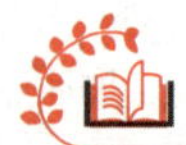

案例导入

患儿，男，出生4 d，系G_1P_1，孕38+3周时因其母“胎膜早破（36 h）”顺产娩出，出生体重3 350 g，Apgar8～9分，羊水、脐带无明显异常。1 d前发现患儿皮肤黄染，监测血清胆红素为8.0 mg/L，未予特殊治疗，今日监测血清胆红素为18.8 mg/L，不伴发热、拒奶、嗜睡等表现。

体格检查：T 36.6℃，P 138次/分，R 41次/分，足月儿貌，反应可，全身皮肤及巩膜黄染，前囟平软，瞳孔等大等圆，对光反射灵敏，口唇红润，呼吸平稳，肺部听诊呼吸音清，无干湿啰音。心音正常，无杂音，腹平软，肝脾肋下未及，肠鸣音正常，脐轮外观正常，脐部未见分泌物，四肢肌张力正常，原始反射可引出。

请思考：

1. 患儿最可能的临床诊断是什么？
2. 引起该病的代谢特点是什么？
3. 如何对患儿家长进行健康教育？

【概述】

新生儿黄疸是指血清胆红素在体内积聚而引起的皮肤和黏膜黄染的现象。重者可引起胆红素脑病（又称核黄疸），死亡率高，存活者多留有后遗症。

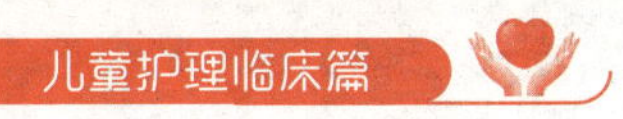

临床上新生儿黄疸根据其发生机制分为生理性黄疸和病理性黄疸，具体见表4-1-12。

表4-1-12 新生儿生理性与病理性黄疸

黄疸	发生机制	临床表现		
		黄疸出现时间	胆红素代谢情况	症状体征
生理性	1. 胆红素生成过多 2. 肝功能不成熟 3. 运转胆红素能力不足 4. 肠肝循环增加	1. 足月儿生后2～3d出现黄疸，4～5 d达高峰，5～7 d消退，最迟不超过2周 2. 早产儿黄疸多于生后3～5 d出现，5～7 d达高峰，7～9 d消退，最长可延迟到3～4周	血清胆红素： 足月儿＜221 μmol/L 早产儿＜257 μmol/L 每日升高＜85 μmol/L 血清结合胆红素＜34 μmol/L	一般情况良好，正常发育
病理性	1. 感染性疾病（如新生儿肝炎、败血症） 2. 非感染性疾病（新生儿溶血病、胆道闭锁、母乳性黄疸、红细胞6-磷酸葡萄糖脱氢酶缺陷等遗传性疾病、药物性黄疸）	黄疸在出生后24 h内出现且持续时间长（足月儿＞2周，早产儿＞4 周），或退而复现	1. 黄疸程度重 2. 血清胆红素： 足月儿＞221 μmol/L 早产儿＞257 μmol/L 每日升高＞85 μmol/L 血清结合胆红素＞34 μmol/L	一般情况较差，伴原发病表现，如伴体温不升（新生儿败血症）、贫血、肝脾肿大（新生儿溶血病）、大便颜色逐渐变浅（胆道闭锁）等

注：目前临床发现，即早产儿生理性黄疸，也可发生胆红素脑病。因此，采用日龄或小时龄胆红素值进行评估，目前已被多数学者所接受，同时也根据不同胎龄和生后小时龄，以及是否存在高危因素来评估和判断。

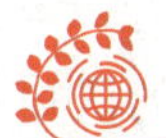

知识链接

新生儿溶血性黄疸

母婴血型不合，母血中血型抗体通过胎盘进入胎儿循环，发生同种免疫反应导致胎儿、新生儿红细胞破坏而引起的溶血。

新生儿溶血病常见表现为ABO血型系统不合和Rh血型系统不合。其中ABO血型系统不合最常见，约85%，母亲O型血，婴儿A/B型，第一胎即出现。Rh血型不合溶血病，母亲Rh阴性，婴儿Rh阳性，多见于第二胎。

临床表现为黄疸出现早，并迅速加重，伴贫血、肝脾肿大、胎儿水肿等。尤其是早产儿，当UCB（未结合胆红素）＞ 342 μmol/L或20 mg/dL，可出现新生儿溶血病最严重的并发症即胆红素脑病（核黄疸），UCB＞ 342 μmol/L或20 mg/dL，经血-脑屏障进入神经系统，使神经系统受损，具体表现见表4-1-13。

表 4-1-13　胆红素脑病的临床进展

临床进展	警告期		痉挛期		恢复期		后遗症期
主要表现	嗜睡 吸吮无力 肌张力下降	➔	发热 肌张力增高 双眼凝视、尖叫、抽搐	➔	体温及肌张力恢复正常 抽搐停止	➔	智力落后 视听障碍 运动障碍等
持续时间	12～24 h		12～48 h		2周		终身

【治疗原则】

1. 生理性黄疸　一般不需要特殊治疗，注意喂养供给充足奶量，多晒太阳，注意勿隔窗，以免阻挡紫外线，多可自行消退。

2. 病理性黄疸　关键是找出引起病理性黄疸的原因，针对不同病因进行对症治疗。

（1）一般治疗：给予蓝光疗法；早期喂养，诱导正常菌群的建立，减少肝肠循环，保持大便通畅，减少肠壁对胆红素的再吸收。

（2）药物疗法：使用肝酶诱导剂（加速肝酶转化结合胆红素的能力），输血浆和白蛋白（充分与非结合胆红素结合运输至肝脏参与代谢），降低游离胆红素。

（3）其他：控制感染，注意保暖、供给营养及时纠正酸中毒和缺氧、换血疗法（用于新生儿溶血病）

【护理评估】

1. 健康史　评估患儿母亲的健康情况，是否有肝炎病史；询问患儿是否有引起黄疸的病因，如新生儿溶血病、新生儿败血症等；了解患儿的胎龄，血型；了解黄疸出现时间、大便颜色、药物服用情况，有无诱发物接触等。

2. 身体状况　观察患儿的反应、精神状态、吸吮力、肌张力等情况，监测生命体征的变化及皮肤黄染的部位和范围，有无抽搐等。

3. 心理－社会状况　了解患儿及家长焦虑、恐惧程度；了解家长对该病相关知识的认知及掌握程度、经济承受能力和社会支持水平等。

【护理诊断】

1. 潜在并发症　胆红素脑病。

2. 知识缺乏　家长缺乏黄疸护理的有关知识。

【护理措施】

观察病情，防止并发症。

1. 密切观察病情　注意患儿黄疸的范围、程度和进展；患儿有无胆红素脑病的早期表现，一旦发现立即通知医生，做好抢救准备。观察患儿大小便次数、量及性质，如存在胎粪延迟排出，应予灌肠处理，促进粪便及胆红素排出。

2. 喂养　黄疸期间患儿常表现为吸吮无力、食欲缺乏，应耐心喂养，按需调整喂养方式如少量多次、间歇喂养等，保证奶量摄入。

3. 遵医嘱合理用药　切忌快速输入高渗性药物，以免血—脑屏障暂时开放，使已与白蛋白联结的胆红素进入脑组织。

4. 蓝光治疗和换血治疗的护理 见实践操作篇。

【健康教育】

（1）使家长了解病情，取得家长的配合。

（2）若为母乳性黄疸，可根据黄疸程度暂停母乳喂养1～3 d，或改为隔次母乳喂养，黄疸消退后再恢复母乳喂养。

（3）若为红细胞G6PD缺陷者，需忌食蚕豆及其制品，患儿衣物保管时勿放樟脑丸，并注意药物的选用，以免诱发溶血。

（4）对可能的后遗症尽早给予康复治疗和护理。

【护理评价】

（1）患儿胆红素脑病的早期征象是否得到及时发现、及时处理。

（2）患儿家长能否根据黄疸的原因，出院后给予正确的护理。

任务七　新生儿寒冷损伤综合征

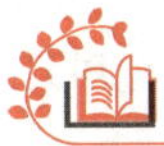

案例导入

男婴，孕35周，冬季出生，出生后5 d护士发现其小腿外侧皮肤出现发硬变肿，局部皮温低，考虑新生儿寒冷损伤综合征。

请思考：

1. 中度新生儿寒冷损伤综合征的判断依据是什么？
2. 如该男婴病情为中度新生儿寒冷损伤综合征，如何复温？

【概述】

新生儿寒冷损伤综合征简称新生儿冷伤，主要由受寒引起，其临床特征是低体温和多器官功能损伤，严重者出现皮肤和皮下脂肪变硬和水肿，此时又称新生儿硬肿症。

寒冷、早产、感染和窒息为主要病因。

【临床表现】

本病多发生在冬、春寒冷季节，以出生3 d内婴儿或早产新生儿多见。发病初期表现体温降低、吮乳差或拒乳、哭声弱等症状；病情加重时发生硬肿和多器官损害体征。

1. 低体温　体核温度（肛门内5 cm处温度）常降至＜35℃，重症＜30℃。

2. 硬肿　由皮脂硬化和水肿所形成，其特点为皮肤暗红色，硬肿，紧贴皮下组织，不能移动，有水肿者压之有轻度凹陷。硬肿发生顺序：小腿→大腿外侧→整个下肢→臀部→面颊→上肢→全身。

3. 多器官功能损害　早期常有心脏受累，表现为心音低钝、心率缓慢、微循环障碍表现；严重时可呈现休克（四肢厥冷、面色发绀、心率增快、血压下降等）、弥散性血管内凝血（DIC）（皮肤黏膜出血、呕血、血尿等内脏出血）、急性肾衰竭（少尿、无尿等）和肺出血

（突发面色青灰、呼吸增快、肺部湿啰音增多等）等多器官衰竭表现。

4. 病情分度 新生儿寒冷损伤综合征病情分度见表4-1-14。

表4-1-14 新生儿寒冷损伤综合征病情分度

分度	肛温	腋-肛温差 T_{A-R}	硬肿范围	全身情况
轻度	≥35℃	>0	<20%	无明显改变
中度	<35℃	≥0	20%~50%	反应差，功能明显低下
重度	<30℃	<0	>50%	休克、DIC、肺出血、急性肾衰竭

注：1. 由于腋窝下含有较多棕色脂肪，寒冷时氧化产热，使局部温度升高，此时腋温高于或等于肛温（核心温度）。因此，腋-肛温差可作为判断棕色脂肪产热状态的指标。

2. 硬肿范围：双下肢26%，臀部8%，背及腰骶部14%，前胸及腹部14%，双上肢18%，头颈部20%。

【治疗原则】

1. 复温 是低体温患儿治疗的关键。复温原则是逐步复温，循序渐进。

2. 支持疗法 给氧；保证足够的热量有利于体温恢复，根据患儿情况选择经口喂养或静脉营养。

3. 根据病情用药 有感染者选用抗生素；纠正代谢性酸中毒；有出血倾向者用止血药，高凝状态时考虑用肝素，DIC已发生出血时不宜用肝素；休克时除扩容纠正酸中毒外，可用多巴胺。

【护理评估】

1. 健康史 仔细询问家长患儿该次起病以来的症状，评估患儿的健康情况及喂养史。

2. 身体状况 观察患儿的反应、精神状态、吸吮力、肌张力等情况，监测生命体征的变化及皮肤硬肿的部位和范围等。

3. 心理-社会状况 了解患儿及家长焦虑、恐惧程度；了解家长对本病相关知识的认知及掌握程度、经济承受能力和社会支持水平等。

【护理诊断】

1. 体温过低 与新生儿体温调节功能低下、寒冷、早产、感染、窒息等有关。

2. 营养失调：低于机体需要量 与吸吮吞咽无力有关。

3. 有感染的危险 与免疫、皮肤黏膜屏障功能低下有关。

4. 皮肤完整性受损 与皮肤硬肿、水肿有关。

5. 潜在并发症 休克、DIC、肺出血、急性肾衰竭。

6. 知识缺乏 患儿家长缺乏正确保暖及育儿知识。

【护理措施】

1. 复温 目的是在体内产热不足的情况下，通过提高环境温度（减少散热或外加热），以恢复和保持正常体温。具体见表4-1-15。

表4-1-15 新生儿硬肿症复温护理

病情程度	温度情况	暖箱温度	恢复时间
轻、中度	肛温>30℃，T_{A-R}≥0	中性温度①	6~12 h内

续表

病情程度	温度情况	暖箱温度	恢复时间
重度	肛温＜30℃时，多数患儿 $T_{A-R}<0$	箱温比肛温高1～2℃的暖箱中进行外加热 每小时提高箱温1～1.5℃，箱温不超过34℃	12～24 h内

注：如无上述条件者，可采用温水浴、电热毯或母亲怀抱等方式复温，但要防止烫伤。

①中性温度：又称适中温度，系指能维持正常体温及皮肤温度的最适宜的环境温度，在此温度下，身体耗氧量最少，蒸发散热量最少，新陈代谢最低。

2. 合理喂养 轻者能吸吮者可经口喂养；吸吮无力者用滴管、鼻饲或静脉营养保证能量供给。

3. 保证液体供给，严格控制补液速度 应使用输液泵控制。

4. 预防感染 做好消毒隔离，加强皮肤护理，经常更换体位，防止体位性水肿和坠积性肺炎，尽量减少肌内注射，防止皮肤破损引起感染。

5. 病情观察 注意体温、脉搏、呼吸、硬肿范围及程度、尿量、有无出血症状等，详细记录护理单，备好抢救药物和设备，一旦发生病情突变，能分秒必争地组织有效的抢救。

【健康教育】

介绍有关硬肿症的疾病知识，指导患儿家长加强护理，注意保暖，保持适宜的环境温度和湿度，鼓励母乳喂养，保证足够的热量。

【护理评价】

(1)评估是否能维持患儿体温在正常范围。

(2)评估患儿是否得到合理、充足的营养。

(3)评估患儿是否发生感染。

(4)评估患儿硬肿有无得到缓解。

(5)评估患儿在疾病过程中有无并发症的发生。

(6)评估家长心理状态是否稳定，能否主动积极学习新生儿喂养方法。

任务八 新生儿低血糖

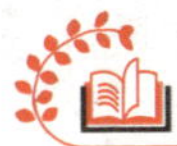

案例导入

女婴，33周早产儿，出生后哭声异常，肢体抖动，实验室检查：血糖1.6 mmol/L，诊断考虑新生儿低血糖。

请思考：

针对该情况，护士应如何做？

【概述】

目前认为凡新生儿全血血糖＜2.2 mmol/L（40 mg/dL）都诊断为低血糖。常见病因如下：

1. 葡萄糖产生过少和需要量增加 ①早产儿、小于胎龄儿体内肝糖原、脂肪、蛋白质储存不足，糖原异生功能低下；②败血症、寒冷损伤、先天性心脏病，主要由于能量摄入不足，代谢率高，而糖的需要量增加，糖原异生作用低下所致；③先天性内分泌和遗传代谢性疾病患儿常出现持续顽固的低血糖。

2. 葡萄糖消耗增加 多见于糖尿病母亲所生婴儿、Rh溶血病患儿体内胰岛素增多，可导致患儿出现低血糖。

【临床表现】

无症状或无特异性症状，可表现为反应差或烦躁、喂养困难、哭声异常、肌张力低、激惹、惊厥、呼吸暂停等。经补充葡萄糖后症状消失、血糖恢复正常。如反复发作需考虑糖原贮积症、先天性垂体功能不全和胰高糖素缺乏症等。

【诊断性检查】

常用微量纸片法测定血糖，异常者采静脉血测定血糖以明确诊断。对可能发生低血糖者可在出生后进行持续血糖监测。对持续顽固性低血糖者，进一步做血胰岛素、胰高糖素、T_4、TSH、生长激素及皮质醇等检查，以明确是否患有先天性内分泌疾病或代谢性缺陷病。

【治疗原则】

新生儿低血糖治疗原则，见表4-1-16。

表4-1-16 新生儿低血糖治疗原则

低血糖表现	处理
无症状	进食葡萄糖，如无效改为静脉输注葡萄糖
有症状	静脉输注葡萄糖6～8 mg/（kg·min）
持续或反复低血糖	除静脉输注葡萄糖外，结合病情予氢化可的松静脉点滴、胰高糖素肌注或泼尼松口服

【护理评估】

1. 健康史 评估患儿是否为早产儿、巨大儿等；母亲有无妊娠糖尿病等。

2. 身体状况 评估患儿生命体征，精神及意识状态，肌张力，有无呼吸暂停等情况。

3. 心理-社会状况 了解患儿及家长焦虑、恐惧程度；了解家长对本病相关知识的认知及掌握程度、经济承受能力和社会支持水平等。

【护理诊断】

1. 营养失调：低于机体需要量 与糖原储存、摄入不足，消耗增加有关。

2. 潜在并发症 呼吸暂停。

【护理措施】

1. 喂养 出生后能进食者尽早喂养，根据病情给予10%葡萄糖或吸吮母乳。早产儿或窒息儿尽快建立静脉通路，保障葡萄糖输注。

2. 监测 定期监测患儿血糖，静脉输注葡萄糖时及时调整输注量及速度，用输液泵控制并每小时观察记录1次。

3. 观察 观察患儿病情变化，注意有无震颤、多汗、呼吸暂停等，有呼吸暂停者及时处理。

【健康教育】

介绍有关新生儿低血糖的疾病知识，指导患儿家长观察新生儿低血糖表现，并告知其合理喂养知识。

【护理评价】

（1）患儿是否得到合理、充足的营养。

（2）患儿血糖是否稳定。

（3）患儿是否出现呼吸暂停等并发症。

任务九 新生儿低钙血症

案例导入

女婴，32周出生，出生后人工喂养，出生第5 d出现烦躁不安，肌肉抽动，考虑新生儿低钙血症。

请思考：

静脉补钙时有哪些注意事项？

【概述】

新生儿低钙血症是新生儿惊厥的常见原因之一，主要与暂时的生理性甲状旁腺功能低下有关。血清总钙＜1.8 mmol/L或游离钙＜0.9 mmol/L即为低钙血症。但对于极低出生体重儿，血清游离钙水平常为0.8～1 mmol/L，可没有任何症状。

新生儿出生后低钙血症原因如下：①母亲钙的供应中断；②外源性钙的摄入不足；③新生儿PTH水平较低，骨质中钙不能入血，故导致低钙血症。根据低血钙出现时间和发病机制，又进行了分类，见表4-1-17。

表4-1-17 新生儿低钙血症的分类和高危儿

分类	高危儿
早期低血钙（出生3 d内）	早产儿、小于胎龄儿、母亲患糖尿病及妊娠高血压综合征
晚期低血钙（出生3 d后）	牛乳喂养的足月儿
先天性永久性甲状旁腺功能不全	新生儿甲状旁腺先天缺陷或发育不全

【临床表现】

症状可轻重不同，与血钙浓度不一定平行，多出现于出生后5～10 d，早产儿出生后3 d内易出现血钙降低。

主要表现为烦躁不安、肌肉抽动及震颤，手腕内屈（助产士手），踝部伸直（芭蕾舞足），可有惊跳及惊厥等，喉痉挛不常见。惊厥发作时常伴有呼吸暂停和发绀。

【诊断性检查】

1. 血生化情况 血清总钙＜1.8 mmol/L，血清游离钙＜0.9 mmol/L，血清磷＞2.6 mmol/L，碱性磷酸酶多正常。必要时还应检测母血钙、磷和甲状旁腺素（PTH）水平。

2. 心电图 QT间期延长。

【治疗原则】

静脉或口服补钙。晚期低血钙患儿应给予母乳或配方乳。甲状旁腺功能不全者除补钙外，加服维生素D。

【护理评估】

1. 健康史 评估患儿喂养方式；患儿是否为早产儿、小于胎龄儿；母亲有无妊娠高血压综合征等。

2. 身体状况 评估患儿生命体征；有无烦躁不安、肌肉抽动及震颤，手腕内屈，踝部伸直，惊跳及惊厥等；有无呼吸暂停、发绀等情况。

3. 心理－社会状况 了解患儿及家长焦虑、恐惧程度；了解家长对该病相关知识的认知及掌握程度、经济承受能力和社会支持水平等。

【护理诊断】

1. 有窒息的危险 与低血钙造成喉痉挛有关。

2. 知识缺乏 患儿家长缺乏育儿知识。

【护理措施】

遵医嘱补钙，补钙具体护理措施如下：

1. 输液浓度及速度 10%葡萄糖酸钙静注或静滴时均要用5%～10%葡萄糖液稀释至少一倍，推注要缓慢，经稀释后药液推注速度＜1 mL/min，并给予心电监护，以免注入过快引起呕吐和心脏停止导致死亡等毒性反应。如心率＜80次/分，应停用。

2. 药物外溢的处理 静脉用药整个过程应确保输液通畅，以免药物外溢而造成局部组织坏死。一旦发现药液外溢，应立即拔针停止注射，同时使用透明质酸酶对症处理。

3. 口服补钙 应在两次喂奶间给药，禁忌与牛奶搅拌在一起，影响钙吸收。

4. 急救处理 备好吸引器、氧气、气管插管、气管切开等急救物品，一旦发生喉痉挛等紧急情况，便于争分夺秒地组织抢救。

【健康教育】

为家长介绍育儿知识，鼓励母乳喂养，让患儿多晒太阳。在母乳喂养条件不具备的情况下，应给予母乳化配方奶喂养，保证钙的摄入。或牛奶喂养期间，加服钙剂和维生素D。

【护理评价】

（1）评估患儿有无发生窒息。

（2）评估家长是否掌握用药知识。

练习题

（一）选择题

1. 胎龄为32周的新生儿，出生体重为1 299克，其体重位于同胎龄标准的第3百分位，下列哪个诊断准确（　　）。

A. 早产儿小于胎龄儿低出生体重儿　　B. 早产儿大于胎龄儿

C. 早产儿小于胎龄儿极低出生体重儿　　D. 早产儿适于胎龄儿

E. 早产儿适于胎龄儿

2. 新生儿娩出1 min时心率140次/分，呼吸25次/分，不规则，四肢活动差，稍屈曲，弹足底无反应，全身紫绀。Apgar评分可评为（　　）。

A. 7分　　B. 6分　　C. 5分　　D. 4分

E. 3分

（3～6题共用题干）

12 d女婴，足月顺产，母乳喂养，生后第3 d出现黄疸。近2 d皮肤黄染加深，拒奶，体检发现其面色灰暗，易激惹，前囟张力稍高，四肢稍凉，脐部红肿，有脓性分泌物，肝肋下3 cm，肛温34.5℃。

3. 最可能的诊断是（　　）。

A. 新生儿脐炎、生理性黄疸　　B. 新生儿脐炎，母乳性黄疸

C. 新生儿脐炎，新生儿肝炎　　D. 新生儿脐炎，新生儿溶血病

E. 新生儿脐炎，新生儿败血症

4. 下列哪项检查对明确诊断最重要（　　）。

A. 血ALT测定　　B. 查母婴血型　　C. 血常规和血小板　　D. 血培养

E. 查尿中巨细胞病毒

5. 该患儿最可能的并发症是（　　）。

A. 脑膜炎　　B. 核黄疸　　C. 肝硬化　　D. 骨髓炎

E. 腹膜炎

6. 本病最基本的治疗措施是（　　）。

A. 蓝光照射　　B. 脐部护理

C. 选用敏感抗生素口服　　D. 选用敏感抗生素静注

E. 注射高渗液体

（二）填空题

1. 新生儿娩出时，经常用_____评分来衡量窒息的轻重程度，0～3分为_____度窒息。

2. 新生儿复苏第一步采取的措施是_____。

3. 巨大儿是指出生体重＞_____的新生儿。

4. 新生儿脐炎最常见的感染细菌为______。

（三）名词解释

1. 高危儿　2. 足月儿　3. 新生儿败血症　4. 新生儿窒息

（四）简答题

1. 简述新生儿寒冷损伤综合征的临床表现。
2. 我国新生儿败血症抗生素治疗原则。
3. 简述新生儿颅内出血的治疗要点。
4. 简述新生儿生理性黄疸的特点。

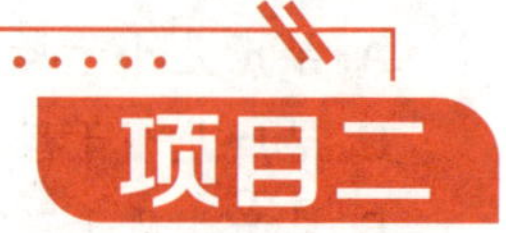

项目二 营养障碍性疾病患儿的护理

知识目标： 掌握蛋白质—能量营养不良、营养性维生素 D 缺乏性佝偻病、维生素 D 缺乏性手足搐搦症的临床表现、治疗原则、常见的护理诊断和护理措施。

能力目标： 通过护理评估，可对蛋白质—能量营养不良、营养性维生素D缺乏性佝偻病、维生素D缺乏性手足搐搦症的患儿做出正确的护理诊断，并实施整体护理。

素质目标： 在护理过程中与患儿进行良好的互动，并体现细心、耐心、爱心和人文关怀。

课前回顾

【宏量营养素】

儿童所需要的能量主要来自食物中的宏量营养素，包括蛋白质、脂类和糖类。它们提供的能量是维持儿童健康的必要前提。如儿童能量摄入不足，机体会动用自身的能量储备甚至消耗自身组织以满足生命活动能量的需要。长期蛋白质和能量的消耗，可引起儿童营养障碍，表现为皮下脂肪逐渐减少以致消失，皮肤干燥、苍白逐渐失去弹性，额部出现皱纹，肌张力降低 、肌肉松弛 、肌肉萎缩呈“皮包骨”时，四肢可有挛缩等。

【微量营养素】

微量营养素包括矿物质（常量元素和微量元素）和维生素。其中维生素D来源于日光照射皮肤体内合成和饮食（鱼肝油、肝、蛋黄）吸收，可调节钙磷代谢，促进肠道对钙的吸收，维持血钙浓度，有利于骨骼矿化。维生素D缺乏易引起儿童佝偻病，是我国重点预防的儿童四病之一。

任务一　蛋白质—能量营养不良

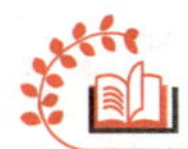

案例导入

患儿，女，5岁，体重12 kg，身高97 cm，经常烦躁不安，皮肤干燥、苍白，腹部皮下脂肪0.2 cm，肌肉松弛，诊断为中度营养不良。

请思考：

1. 该患儿主要的护理问题有哪些？
2. 该患儿如何补充蛋白质？

【概述】

蛋白质—能量营养不良是由于多种原因引起的能量和/或蛋白质长期摄入不足，不能维持正常新陈代谢而导致自身组织消耗的营养缺乏性疾病，多见于3岁以下婴幼儿。

喂养不当是我国儿童营养不良的主要原因：①长期母乳不足；②人工喂养不当，未及时添加其他食物；③长期以淀粉类食品为主，缺乏蛋白质和脂肪；④不良饮食习惯，如偏食、挑食、饮食不规律、吃零食过多、早餐过于简单或不吃早餐等。

疾病因素，如过敏性肠炎、唇腭裂、各种急慢性感染及消耗性疾病，如麻疹、肝炎、结核也可导致继发性营养不良。

其他因素，如早产、双胎及多胎、低体重出生儿，常因先天营养不足，后天生长发育速度较快，营养需要量增加而引起营养不良。

临床上常见的蛋白质—能量营养障碍有三类：①以能量供应不足为主的消瘦型；②以蛋白质供应不足为主的水肿型；③介于两者之间的消瘦—水肿型。

【临床表现】

早期营养不良主要表现为体重不增，身高并无明显影响。

随着蛋白质—能量营养不良程度加重，皮下脂肪逐渐减少，体重随之下降，身高低于正常水平，出现生长迟缓。同时，出现体温偏低、脉细无力；精神萎靡、反应差、抑郁与烦躁交替；皮肤干燥、面色苍白、头发干枯、食欲低下、腹泻与便秘交替等表现。当血清蛋白降低时可出现营养不良性水肿；可伴有重要脏器功能损害，如心脏功能下降，出现心音低钝、血压偏低、脉搏变缓、呼吸浅表等。临床分度见表4-2-1。

表4-2-1　婴幼儿不同程度营养不良的临床表现

项目	Ⅰ度（轻度）	Ⅱ度（中度）	Ⅲ度（重度）
精神状态	无明显变化	烦躁	萎靡、抑制与烦躁交替
消瘦	不明显	明显	皮包骨样
体重低于正常均值	15%～25%	25%～40%	＞40%
腹部皮下脂肪厚度①	0.4～0.8 cm	＜0.4 cm	消失

续表

项目	Ⅰ度（轻度）	Ⅱ度（中度）	Ⅲ度（重度）
身长（高）	正常	低于正常	明显低于正常
肌张力	正常	降低、肌肉松弛	低下、肌肉萎缩
皮肤	尚正常	干燥、苍白	明显苍白、无弹性、可出现瘀点

①皮下脂肪层厚度是判断营养不良程度的重要指标之一。皮下脂肪消耗的顺序首先是腹部，其次为躯干、臀部、四肢，最后为面颊。

【诊断性检查】

最突出的改变是人血白蛋白浓度降低；胰岛素样生长因子1（IGF-1）水平下降是早期诊断的灵敏可靠指标。

【治疗原则】

早发现，早治疗，采取综合性治疗措施，包括饮食调整、病因治疗、促进消化和改善代谢功能、治疗并发症等。

【护理评估】

1. 健康史 仔细询问家长有关患儿自本次起病以来的主要症状。了解患儿的喂养史、患病史及生长发育史。了解是否为早产或双胎；是否存在母乳不足，喂养不当；是否存在不良的饮食习惯；是否存在消化道解剖或功能上的异常等。

2. 身体状况 测量患儿身高（长）、体重，判断是否达到同年龄、同性别健康儿童正常标准。计算体重低于正常均值百分比，测量皮下脂肪厚度，检查有无精神改变和肌张力下降等情况，评估营养不良的严重程度。分析实验室检查指标，如血清总蛋白、白蛋白、活性酶、维生素及微量元素等指标有无降低。

3. 心理-社会状况 了解患儿的心理发育情况，家庭亲子关系，家庭经济状况及父母的育儿知识水平及对疾病的认识程度。

【护理诊断】

1. 营养失调，低于机体需要量 与能量蛋白质摄入不足和/或需要、消耗过多有关。

2. 有感染的危险 与机体免疫功能低下有关。

3. 生长发育迟缓 与营养物质缺乏，不能满足生长发育的需要有关。

4. 潜在并发症 自发性低血糖、营养性缺铁性贫血、维生素A缺乏。

5. 知识缺乏 患儿家长缺乏营养知识及育儿经验。

【护理措施】

1. 调整饮食，补充营养物质 应根据患儿营养不良的程度、消化能力和对食物的耐受程度调整饮食的量和内容，循序渐进，不可急于求成。指导并协助患儿补充营养物质，饮食调整的原则是：由少到多、由稀到稠、循序渐进，逐渐增加饮食，直至恢复正常。

（1）保证能量的供给，见表4-2-2。

表4-2-2 不同程度营养不良患儿的能量供给

程度	开始每日供给能量	过程	恢复供给正常
轻度营养不良	250 ~ 330 kJ/kg（60 ~ 80 kcal/kg）	以后逐渐递增。当能量供给达到每日585 kJ/kg（140 kcal/kg）时，体重一般可满意增长	体重接近正常
中重度营养不良	165 ~ 230 kJ/kg（45 ~ 55 kcal/kg）	逐步少量增加；若消化吸收能力较好，可逐渐增加到每日500 ~ 727 kJ/kg（120 ~ 170 kcal/kg），并按实际体重计算所需能量	体重恢复，体重与身高（长）比例接近正常

（2）保证蛋白质的供给。

①蛋白质摄入：从每日1.5 ~ 2.0 g/kg开始，逐步增加到3.0 ~ 4.5 g/kg，过早给予高蛋白食物可引起腹胀、肝大。食品除乳制品外，可给予蛋类、肝泥、肉末、鱼粉等高蛋白食物，必要时也可添加酪蛋白水解物、氨基酸混合液或要素饮食。

②轻度营养不良：患儿可从牛奶开始，逐渐过渡到带有肉末的食物。

③中、重度营养不良：可先喂稀释奶或脱脂奶，再给全奶，然后才能给带有肉末的食物。

（3）补充维生素及微量元素：一般每日给予新鲜蔬菜和水果，应从少量逐渐增多，以免引起腹泻。

（4）尽量保证母乳喂养：对能够母乳喂养的儿童，尽量母乳喂养，按时添加辅食，所引入的食物最好是半流质和固体食物。无母乳或母乳不足者，可给予稀释牛乳或配方乳，少量多次哺喂。

（5）选择合适的补充途径：如果胃肠道功能好，要尽量选择口服补充的方法；如果患儿食欲差、吞咽困难、吸吮力弱，可选择鼻胃管喂养；如果肠内营养明显不足或胃肠道功能严重障碍，则应选静脉营养。

（6）建立良好的饮食习惯：早餐要吃饱，午餐应吃好，保证供给足够的能量和蛋白质。饮食时应不挑食，不偏食，不盲目节食，保证食量与体力活动平衡，养成良好的饮食习惯。不同年龄段饮食安排见表4-2-3。

表4-2-3 不同年龄段饮食安排

不同年龄段	饮食安排
幼儿	四餐两点为宜，保证奶量
学龄前儿童	一日三餐两点为宜，保证蔬菜水果摄入
学龄期儿童	一日三餐应定时定量，保证水分摄入

2. 遵医嘱给予促进消化，改善食欲的药物

（1）B族维生素和胃蛋白酶、胰酶等：以助消化。

（2）苯丙酸诺龙：以促进蛋白质合成，增加食欲。

（3）胰岛素：可增加饥饿感以提高食欲，食欲差的患儿可给予胰岛素注射，建议每日一次皮下注射2 ~ 3 U，注射前先服葡萄糖20 ~ 30 g，每1 ~ 2周为一疗程。

（4）锌制剂可提高味觉敏感度、可每日口服元素锌0.5 ~ 1 mg/kg。

3. 积极预防感染 积极预防婴幼儿上呼吸道感染和消化道感染。保持婴幼儿皮肤清洁干燥，防止皮肤破损；做好口腔护理，婴幼儿应积极预防鹅口疮；保持生活环境舒适卫生，防止交叉感染。

4. 病情观察 每日记录患儿进食情况，监测体重、身高（身长）及皮下脂肪厚度，以观察治疗效果。密切观察患儿有无低血糖、维生素A缺乏等临床表现，自发性低血糖若不及时诊治可致死亡，一旦出现应立即遵医嘱静脉推注25%～50%的葡萄糖，并协助医生进行急救。

5. 心理护理 加强对家长及患儿的心理护理，给予人文关怀。向家长介绍该疾病，指导日常喂养知识，使其增强战胜疾病的信心，消除焦虑、恐惧情绪。

【健康教育】

向患儿家长介绍科学喂养的知识，定期测量患儿身高体重，做好行为发育监测；纠正患儿不良的饮食习惯；保证充足睡眠，坚持户外活动；预防感染；按时进行预防接种；先天消化道畸形患儿应及时手术治疗。

【护理评价】

（1）评估患儿蛋白质—能量营养不良是否得到改善，进食量是否增加，体重是否增加，是否得到充足的营养。

（2）评估患儿不良的饮食习惯是否得到纠正，在救治过程中有无并发症的发生。

（3）了解家长心理状态是否稳定，能否科学喂养，积极预防疾病。

任务二　营养性维生素D缺乏性佝偻病

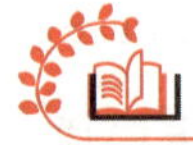

案例导入

患儿，男，8个月，于门诊体格检查。家属诉患儿为人工喂养，每日奶量700 mL，已添加米粉、蛋黄等辅食。近日，患儿易激惹，夜间睡眠摇头擦枕，爱哭闹，多汗。

体格检查：T 36.5℃，P 120次/分，R 32次/分，体重8 kg，身长70 cm。前囟2 cm×1.5 cm，枕秃，未出牙，肋缘外翻，轻度O形腿。肌张力正常，神经系统未见异常。

辅助检查：腕部正位片示骨骺端钙化带模糊不清，呈杯口状改变。血清钙、磷正常，血碱性磷酸酶升高。

请思考：

1. 患儿可能的护理诊断是什么？
2. 应采取哪些护理措施？

【概述】

营养性维生素D缺乏性佝偻病是我国儿科重点防治的四大疾病之一，是由于儿童体内维生素D不足引起钙、磷代谢紊乱，产生的一种以骨骼病变为特征的全身慢性营养性疾病。主要见于2岁以下婴幼儿，病因包括：

1. 围生期维生素D不足 妊娠期尤其是妊娠后期维生素D摄入不足，如母亲严重营养不

良、肝肾疾病、慢性腹泻，以及早产、双胎均可导致婴儿体内维生素D储存不足。

2. 日光照射不足 体内维生素的主要来源是皮肤中的7-脱氢胆固醇经紫外线照射而成，如婴幼儿缺乏户外活动，或因冬季寒冷，户外活动少，日光照射不足，以及城市高大建筑、烟雾、尘埃、气候等因素，均影响内源性维生素D的生成。

3. 需要量增加 骨骼生长速度与维生素D和钙的需要量成正比。早产或双胎婴儿体内储存的维生素D不足，且出生后生长速度较足月儿快，若未及时补充则易患病。

4. 摄入不足 因天然食物及母乳中含维生素D较少，不能满足婴儿生长发育需要，如不能及时补充，可导致佝偻病。

5. 疾病及药物影响 胃肠道或肝胆疾病，如慢性腹泻、婴儿肝炎综合征等，可影响维生素D的吸收。长期服用抗惊厥药物如苯巴比妥、苯妥英钠，可使体内的25-（OH）D_3，加速分解，导致维生素D不足。糖皮质激素对钙转运有拮抗作用，长期使用可引起体内维生素D水平严重下降。

【临床表现】

本病常见于婴幼儿，以3月龄～2岁最为常见，主要表现为生长最快部位的骨骼改变、肌肉松弛及神经兴奋性症状。临床上分初期、激期、恢复期和后遗症四期。

（1）初期（早期）多见于6月龄以内婴儿。主要表现为神经兴奋性增高，如夜惊、易激惹、烦躁不安、常与室温季节无关的多汗和婴儿摇头擦枕，出现“枕秃征”。早期骨骼改变并不明显。

（2）激期（活动期）常见于3月龄至2岁的婴幼儿。主要表现为骨骼改变和运动功能发育迟缓。

①骨骼改变，见表4-2-4。

图4-2-4 佝偻病激期全身骨骼改变

部位	年龄	典型骨骼改变	发生机制
头部	6月龄以内	乒乓头	颅骨软化，用手指尖略用力压顶骨后部或枕骨中央部，可有压乒乓球的感觉
	7～8月龄	方颅（方盒样头形） （图4-2-1）	额骨和顶骨双侧骨样组织增生呈对称性隆起 前囟闭合延迟，出牙迟，易患龋齿
胸部	1岁左右	佝偻病串珠（图4-2-2）	肋骨与肋软骨交界处上下排列如串珠状
		肋膈沟或郝氏沟	膈肌附着部位的肋骨长期受膈肌牵拉而形成内陷
		鸡胸	第 7、8、9肋骨与胸骨相连处软化内陷 ，致胸骨柄前突形成
		漏斗胸（图4-2-3）	胸骨剑突部位向内凹陷
四肢	6月龄以上	手、足镯	腕、踝部肥厚的骨骺形成钝圆形环状隆起
	1岁左右	膝内翻（O形腿） 膝外翻（X形腿） 畸形	由于骨质软化与肌肉关节松弛，双下肢因负重可出现下肢弯曲
其他	脊柱后凸或侧凸畸形、扁平骨盆		

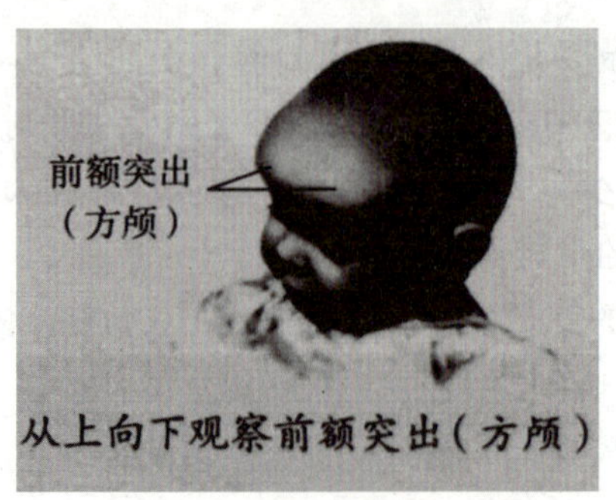

图4-2-1　方颅（方盒样头形）

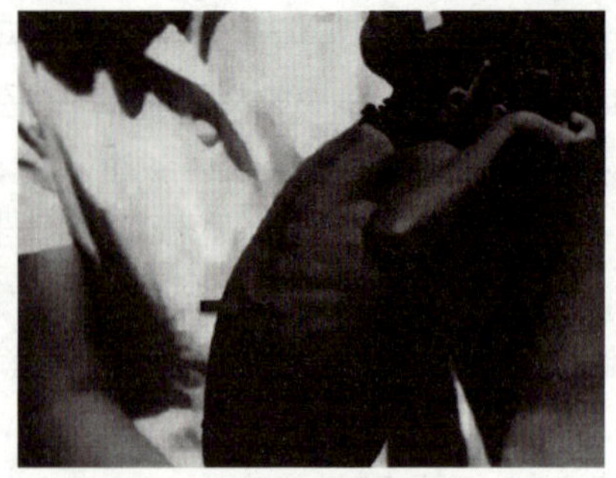

图4-2-2　佝偻病串珠

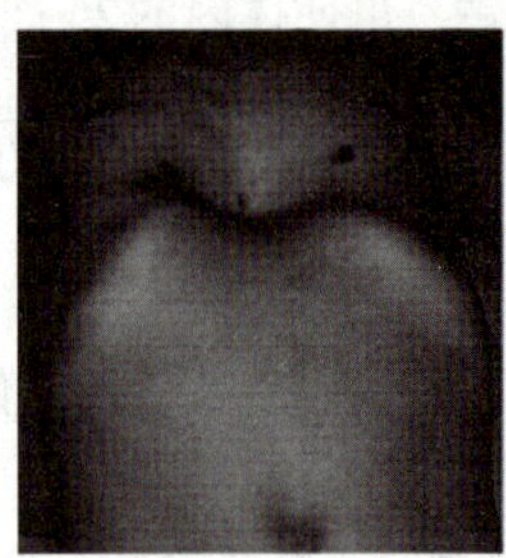
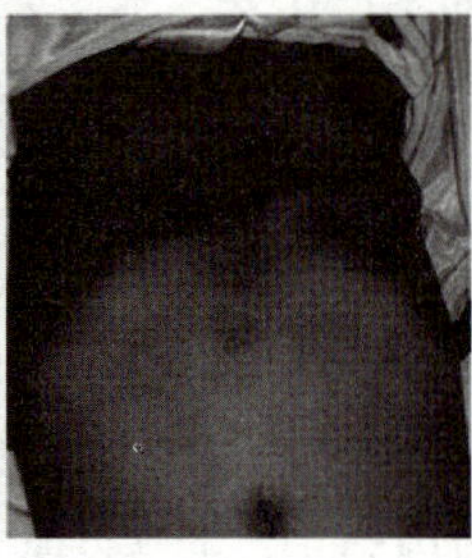
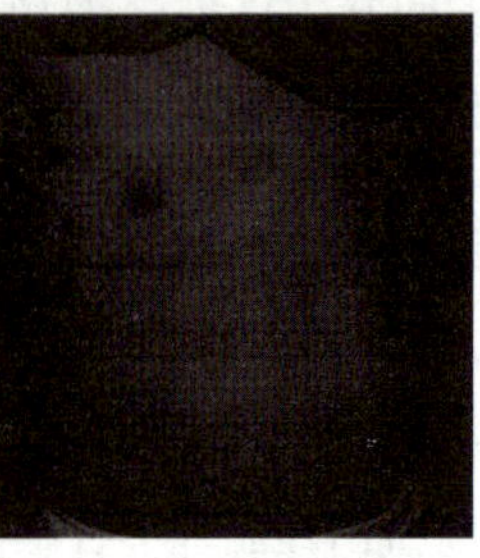

图4-2-3　漏斗胸

②运动功能发育迟缓：全身肌张力降低，肌肉松弛，坐、立、行等运动功能发育落后，腹部膨隆如蛙腹。

③神经、精神发育迟缓：重症患儿神经系统发育迟缓，表情淡漠，语言发育落后；免疫力低下，易合并感染和贫血。

（3）恢复期。患儿经治疗及日光照射后，临床症状和体征逐渐减轻或消失。

（4）后遗症。多见于2岁以后的儿童，此期临床症状已消失，但残留不同程度的骨骼畸形或运动功能障碍。

【诊断性检查】

（1）X线检查，典型改变见于激期，X线长骨片显示钙化带消失，干骺端呈毛刷样、杯口状改变，骨密度减低，骨皮质变薄；可有骨干弯曲畸形或青枝骨折，骨折可无临床症状。

（2）血生化检查，主要表现为血清25-羟维生素D_3下降，PTH升高，血钙下降，血磷降低，碱性磷酸酶增高。

【治疗原则】

1. 控制活动期　加强生活护理，合理饮食，坚持经常晒太阳，增加户外活动时间。

2. 药物治疗　活动期可口服维生素D 800 IU/d连服3个月或2000～4000 IU/d连服1个月后改为400～800 IU/d。如患儿口服困难或存在腹泻影响吸收情况时，可肌注维生素D一次15万～30万IU（一次3.75～7.5 mg），1个月后再以维生素D 400 IU/d的剂量维持。用药后应监测血清钙、磷、碱性磷酸酶及25-羟维生素D_3水平。也可给予适量的钙剂，以改善症状，促进骨骼发育。如伴有锌、铁等微量元素缺乏，应及时适量地补充微量元素。

3. 外科手术　严重的骨骼畸形可采取外科手术进行矫正。

【护理评估】

1. 健康史 仔细询问家长有关患儿自本次起病以来的主要症状。了解患儿母亲孕期的健康状况，母亲妊娠期，特别是妊娠后期有无营养不良、肝肾疾病、慢性腹泻等疾病。了解患儿出生史、喂养史、生活习惯、患病史及用药史，日照是否充足等。

2. 身体状况 患儿神经精神症状，患儿身高（长）、体重是否达到同年龄、同性别健康儿童的正常水平，判断有无生长发育迟缓、神经系统发育迟缓；是否有骨骼畸形、免疫力低下等，了解患儿血生化和X线检查等实验室检查结果改变。

3. 心理-社会状况 3岁以上出现骨骼畸形，影响患儿自身形象和运动，容易引起患儿自卑等不良心理活动，影响心理健康及社会交往。了解患儿家长因担心骨骼畸形而焦虑的情况。

【护理诊断】

1. 营养失调 低于机体需要量，与日光照射不足、维生素D摄入不足有关。

2. 生长发育迟缓 与钙、磷元素代谢异常致骨骼、神经发育迟缓有关。

3. 有感染的危险 与免疫功能低下有关。

4. 潜在并发症 如骨骼畸形等。

5. 知识缺乏 患儿家长缺乏佝偻病的预防及护理知识。

【护理措施】

1. 加强户外活动 指导家长定期带患儿进行户外活动。出生后2～3周即可带婴儿进行1～2 h户外活动，6个月以内的婴儿不建议直接接受阳光照射来获取维生素D，避免损伤皮肤。夏季气温太高，可让患儿在阴凉处活动，尽量暴露皮肤。冬季患儿在室内活动时开窗，让紫外线能够透过。

2. 补充维生素D 遵医嘱补充维生素D制剂。新生儿出生后第2周开始每日给予维生素D 400～800 IU至青春期；早产儿、低出生体重儿、双胎儿出生后即应每日补充维生素D 800～1000 IU，连用3个月后改为每日400～800 IU/d。指导家长科学喂养，按时引入换乳期食物，给予患儿富含维生素D、钙、磷和蛋白质的食物。

3. 病情观察 监测患儿身高（长）、体重，观察患儿生长发育和神经系统情况。监测血清中钙、磷、碱性磷酸酶及25-羟维生素D_3水平，以观察治疗效果。观察用药效果，警惕维生素D过量的中毒表现，如患儿出现厌食、恶心、烦躁不安、体重下降和顽固性便秘等症状，应立即停用维生素D，并立即通知医生配合处理。

4. 预防感染 尽量少带患儿去公共场所，减少呼吸道感染的机会。加强患儿的皮肤护理，衣、被保持干燥，防止受凉。

5. 加强体格锻炼 评估患儿的生长发育情况，如发育落后，应循序渐进加强体格锻炼。对已有骨骼畸形的患儿可采取主动和被动的方法矫正，加强体格锻炼。如胸廓畸形，可作俯卧位抬头展胸运动；下肢畸形可施行肌肉按摩，O形腿可以按摩外侧肌，X形腿可按摩内侧肌。对接受外科手术矫治者，指导家长正确使用矫形器具。

6. 预防骨骼畸形和骨折 指导家属给患儿穿着柔软、宽松的衣物，日常活动避免早坐、久坐、早站、久站和早行走。严重佝偻病患儿肋骨、长骨易发生骨折，护理操作时应避免重压和强力牵拉。

7. 心理护理 加强对家长及患儿的心理护理，给予人文关怀。向家长介绍该疾病，使其增强战胜疾病的信心，消除家长的焦虑、恐惧情绪。

【健康教育】

给孕妇及患儿父母讲述有关疾病的预防、护理知识，指导家长进行户外活动，增加患儿日光照射时长。指导调整饮食的方法，提倡母乳喂养，对处于生长发育高峰的婴幼儿更应加强户外活动，给予预防量维生素D和钙剂，并及时引入换乳期食物。不同地区，不同季节可适当调整剂量，做到“因时、因地、因人而异”。如患儿出现骨骼畸形，对自身形象和运动能力的认识引起不良心理活动，应帮助患儿建立心理健康及社会交往的自信心。

【护理评价】

（1）评估患儿经治疗后佝偻病症状是否减轻或得到控制，生长发育情况等是否能够得到改善，实验室检查是否正常。

（2）评估在救治患儿过程中是否发生感染、维生素D中毒、骨骼畸形等并发症，并发症是否得到及时处理。

任务三 维生素D缺乏性手足搐搦症

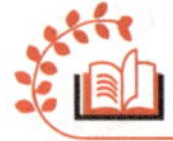

案例导入

患儿，男，5月龄。冬季在北方出生，人工喂养，未加辅食，平时体质较差，常在睡眠时烦躁哭闹、多汗、易惊，今日晒太阳后突然出现两眼上翻、面肌和四肢抽动3次，每次发作时间大约持续1 min，缓解后活动如常，其他无异常。诊断后考虑维生素D缺乏性手足搐搦症。

请思考：

1. 惊厥发作时首要的护理问题是什么？
2. 惊厥发作时，家长应如何应对？

【概述】

维生素D缺乏性手足搐搦症主要是由于维生素D缺乏，使婴幼儿血钙降低，导致神经肌肉兴奋性增高，出现惊厥、喉痉挛或手足抽搐等症状。多见于6月龄以内的婴幼儿。

低钙血症是惊厥、喉痉挛、手足抽搐的直接原因。维生素D缺乏的早期，钙吸收减少，血钙降低，而甲状旁腺分泌不足，不能促进骨钙动员，致血钙进一步下降。当血钙低于1.75～1.88 mmol/L或血清钙离子浓度在1.0 mmol/L时，即可出现典型临床症状。

【临床表现】

典型的临床表现为惊厥、手足抽搐、喉痉挛发作，并有不同程度的活动期（激期）佝偻病的表现。

1. 隐匿性 血钙多在1.75～1.88 mmol/L，没有典型发作症状，可通过刺激神经肌肉引出下列体征，见表4-2-5。

表4-2-5 隐匿性维生素D缺乏性手足搐搦症的体征

体征	评估方法	阳性表现
面神经征	以手指尖或叩诊锤轻击患儿颧弓与口角间的面颊	同侧眼睑和口角抽动
陶瑟征	以血压计袖带包裹上臂打气后，使血压维持在收缩压与舒张压之间	5 min之内该手出现痉挛状
腓反射	用叩诊锤骤击膝下外侧腓小头上腓神经处	足向外侧收缩

2. 典型发作 血清钙低于1.75 mmol/L时可出现惊厥、喉痉挛和手足搐搦。

（1）惊厥发作。多见于婴儿，特别是佝偻病患儿，常于户外活动后发作。表现为突然发生两眼上翻、面肌颤动、四肢抽动、神志不清。发作时间持续数秒至数分钟，发作时间持续久者可伴口周发绀。发作停止后意识恢复，精神萎靡而入睡，醒后活泼如常。发作次数可数日1次至1日数次甚至数十次。一般不发热，发作轻时仅有短暂的眼球上窜和面肌抽动，神志清醒。

（2）手足抽搐。多见于较大的婴幼儿。表现为突然发生手足肌肉痉挛呈弓状，双手腕屈曲，手指僵直，拇指内收贴紧掌心，踝关节僵直，足趾弯曲向下，发作停止后活动自如。

（3）喉痉挛。主要见于2岁以下的小儿。表现为喉部肌肉、声门突发痉挛，出现呼吸困难，吸气时喉鸣。严重者可突然发生窒息而死亡。

【诊断性检查】

主要检查血清总钙、离子钙浓度。

【治疗原则】

1. 急救处理 立即吸氧，保持呼吸道通畅；控制惊厥与喉痉挛，可用10%水合氯醛每次40～50 mg/kg，保留灌肠；或使用地西泮，每次0.1～0.3 mg/kg，肌内或静脉注射。喉痉挛者需立即将舌头拉出口外，进行人工呼吸或加压给氧，必要时行气管插管或气管切开。

2. 钙剂治疗 常用10%葡萄糖酸钙溶液5～10 mL，以10%葡萄糖溶液稀释1～3倍后缓慢推注（10 min以上）或静脉滴注，惊厥反复发作时可6 h重复1次，直至惊厥控制后改为口服钙剂。

3. 维生素D治疗 症状控制后按维生素D缺乏性佝偻病补充维生素D。

【护理评估】

1. 健康史 仔细询问家长有关患儿自本次起病以来的主要症状；了解患儿母亲孕期健康状况；了解患儿出生史、喂养史、生活习惯、患病史及用药史，日照是否充足等。

2. 身体状况 重点评估患儿惊厥、手足搐搦发作频率、有无喉痉挛发作及活动期佝偻病表现。

3. 心理-社会状况 评估家长担心患儿惊厥发作、喉痉挛发生的情况。

【护理问题】

1. 有窒息的危险 与惊厥、喉痉挛发作有关。

2. 营养失调：低于机体需要量 与维生素D和钙的缺乏有关。

3. 知识缺乏 患儿家长缺乏维生素D缺乏性手足搐搦症相关知识。

【护理诊断】

（1）控制惊厥、喉痉挛。遵医嘱立即使用镇静剂、钙剂。静脉注射钙剂时需缓慢推注（10 min以上）或滴注，以免因血钙骤升，患儿发生呕吐甚至心脏停搏；避免药液外渗，以免造成局部坏死。

（2）防止窒息。密切观察惊厥、喉痉挛的发作情况，做好气管插管或气管切开的术前准备。一旦发现症状应及时吸氧，喉痉挛者须立即将舌头拉出口外，同时将患儿头偏向一侧，清除口鼻分泌物，保持呼吸道通畅，避免吸入窒息；对已出牙的小儿，应在上、下切牙间放置牙垫，避免舌被咬伤，必要时行气管插管或气管切开术。

（3）定期进行户外活动，补充维生素D。

【健康教育】

指导家长合理喂养，合理安排儿童日常生活，坚持每天有固定时间的户外活动，遵医嘱补充维生素D，适量补充钙，以预防维生素D缺乏性手足搐搦症复发及治疗佝偻病。教会家长惊厥、喉痉挛发作时的处理方法，如使患儿平卧，松开衣领，颈部伸直，头后仰，以保持呼吸道通畅，同时呼叫医护人员。

【护理评价】

（1）评估患儿经治疗后血钙是否恢复正常。

（2）评估患儿惊厥次数是否明显减少。

（3）评估家长是否学会控制惊厥和喉痉挛的方法。

练习题

（一）选择题

1. 患儿，女，6月龄，近日夜惊多汗，哭闹频繁，易激惹，头发稀少，手指轻压顶骨后部可有压“乒乓球”感，应考虑（　　）。

A. 缺血缺氧性脑病　　B. 营养性维生素D缺乏

C. 脑水肿　　D. 缺铁性贫血

E. 营养不良

2. 患儿，女，10月龄。平时睡眠不安、多汗，今晒太阳后突然出现全身抽搐5～6次，来院就诊，诊断为维生素D缺乏性手足搐症，医嘱给予止惊补钙处理，静脉推注钙剂的时间至少为（　　）。

A. 1 min　　B. 10 min　　C. 5 min　　D. 8 min

E. 3 min

（3、4题共用题干）

患儿，女，2岁，诊断为重度营养不良，经饮食调整后仍效果不佳。患儿夜间突然出现面色苍白、神志不清、呼吸暂停、脉搏缓慢、体温不升，于急诊科就诊（　　）。

3. 应考虑的并发症是（　　）

A. 营养性贫血　　B. 感染性休克　　C. 重度脱水　　D. 维生素缺乏
E. 自发性低血糖

4. 应采取的紧急处理是（　　）。

A. 口服铁剂　　B. 静脉补充生理盐水　C. 静滴抗生素　　D. 静滴维生素C
E. 静推25%的葡萄糖

（二）填空题

1. 蛋白质—能量营养不良患儿，其营养不良的早期表现是________。

2. 临床上营养性维生素D缺乏性佝偻病可分为初期、________、恢复期和后遗症四期。

3. 维生素D缺乏性手足搐搦症典型表现为惊厥、手足搐搦、________，并有不同程度的活动期（激期）佝偻病的表现。

4. 蛋白质–能量营养障碍早期诊断的灵敏可靠指标是________。

（三）名词解释

1. 营养性维生素D缺乏性佝偻病　　2. 蛋白质—能量营养不良

（四）简答题

1. 简述营养不良患儿饮食调整的原则。

2. 简述营养性维生素D缺乏性佝偻病的病因有哪些。

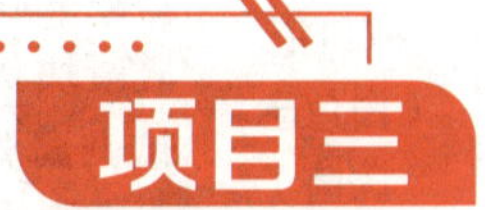

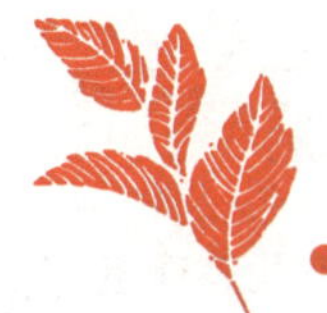

项目三 消化系统疾病患儿的护理

知识目标： 了解儿童消化系统解剖生理特点；掌握口炎的病因、临床特点及护理；熟悉腹泻的病因及发病机制；掌握腹泻的临床特点、补液原则、护理问题和护理措施。

能力目标： 能区分口炎临床异同点；能根据患儿具体病情大致判断腹泻病因、脱水程度和性质及进行合理补液。

素质目标： 在护理过程中与患儿进行良好的互动，并体现细心、耐心、爱心和人文关怀。

任务一　口炎

案例导入

患儿，男，出生15 d。因“口腔发现白色块状物”至门诊就诊。查体：患儿口腔颊黏膜上和舌面有散在的白色奶块状附着物，不宜擦去，强行擦去局部有红色创面。询问家长得知宝宝吃奶不受影响，无发热，大小便无异常。

请思考：

1. 该新生儿最可能的临床诊断是什么？
2. 该病的临床表现有哪些？
3. 该病的治疗原则及主要措施是什么？

【概述】

口炎（stomatitis）是指口腔黏膜的炎症，多由病毒、真菌、细菌或螺旋体引起。婴幼儿口腔黏膜干燥、薄嫩，血管丰富，唾液腺发育不够完善，因此容易损伤而发生局部感染。

本病可单独发生，亦可继发于全身性疾病如急性感染、腹泻、营养不良、久病体弱和维生素B、维生素C缺乏等。食具消毒不严、口腔卫生不良或各种疾病均可导致口炎的发生。临床常见的口炎有鹅口疮/雪口病（真菌）、疱疹性口炎（病毒）和溃疡性口炎（细菌）。

【临床表现和主要用药】

婴幼儿口炎临床表现和主要用药见表4-3-1，治疗原则以保持口腔清洁、局部涂药、对症处理为主，注意水分及营养的补充，严重者全身用药。

表4-3-1 婴幼儿口炎临床表现及主要用药

口炎类型	口腔黏膜表现	其他临床表现	清洁口腔	局部用药
鹅口疮（白色念珠菌）	口腔黏膜表面形成的白色或灰白色乳凝块状物，不易拭去，若强行擦拭剥离后，局部黏膜潮红、粗糙、可有溢血	患处不痛、不流涎，不影响吃奶，一般无全身症状	2%碳酸氢钠	10万～20万U/mL制霉菌素鱼肝油混悬溶液
疱疹性口炎（单纯疱疹病毒Ⅰ型）	口腔黏膜上出现单个或成簇的小疱疹，直径约2mm，周围有红晕，迅速破溃后形成浅表溃疡，有黄白色纤维素性渗出物，疼痛，流涎	局部疼痛，患儿表现拒食、流涎、烦躁；常有发热、颌下淋巴结肿大	3%过氧化氢溶液	碘苷（疱疹净）、西瓜霜、锡类散、冰硼散等，预防继发感染可涂2.5%～5%金霉素鱼肝油
溃疡性口炎（金黄色葡萄球菌、链球菌）	大小不等的糜烂或溃疡，上有纤维素性炎性分泌物形成的假膜，呈灰白色或黄色，边界清楚，易拭去，拭去后露出溢血的创面，不久后又被假膜覆盖，疼痛，流涎	局部疼痛、流涎、拒食、烦躁，常有高热，局部淋巴结肿大	3%过氧化氢溶液或0.1%依沙吖啶（利凡诺）	5%金霉素鱼肝油、锡类散等

【护理评估】

1. 健康史 详细询问患儿有无饮食过热史；家长有无奶具消毒的习惯；患儿有无全身性疾病，如营养不良、长期腹泻等病史；有无使用广谱抗生素或糖皮质激素史。

2. 身体状况 应注意评估患儿体温、流涎等症状及出现时间；尤其应注意评估有无齿龈红肿、口腔黏膜有疱疹、溃疡、白膜。根据病变的形态、分布及范围评估有无颌下淋巴结肿大。

3. 心理-社会状况 口炎常因抵抗力下降、口腔不洁而致病。疱疹性口炎传染性强，终年可发生，常在托幼机构引起小流行。应注意评估托幼机构有无相应预防措施，了解家长对

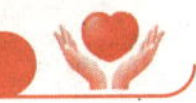

该病病因和护理方法的认知程度。

【护理诊断】

1. 口腔黏膜受损 与口腔感染有关。

2. 体温过高 与口腔炎症有关。

3. 疼痛 与口腔黏膜糜烂、溃疡有关。

4. 营养失调：低于机体需要量 与口腔疼痛引起拒食有关。

5. 知识缺乏 患儿及家长缺乏该病的预防及护理知识。

【护理措施】

1. 口腔护理 避免进食刺激性食物，鼓励患儿多饮水，进食后漱口，以保持口腔黏膜湿润和清洁。对流涎者及时清除分泌物，保持皮肤干燥、清洁，避免引起皮肤湿疹及糜烂。清洁口腔溶液见表4-3-1。

2. 正确涂药 为确保局部用药达到目的，涂药前先清洗口腔，然后将纱布或干棉球放在颊黏膜腮腺管口处或舌系带两侧，以隔断唾液，防止药物被冲掉；然后再用干棉球将病变部位表面吸干后再涂药；涂药后嘱咐患儿闭口10 min后取出纱布或棉球，并嘱咐患儿不可立即漱口、饮水或进食。局部用药见表4-3-1。

3. 发热护理 密切监测体温变化，根据患儿的具体情况选择物理降温或药物降温。同时做好皮肤护理。

4. 饮食护理 供给高热量、富含维生素的温凉流质或半流质食物，避免摄入刺激性或粗硬食物。对因口腔黏膜糜烂、溃疡引起疼痛影响进食者，可在进食前局部涂2%利多卡因。对不能进食者，可采用管饲喂养或肠外营养，以确保能量与液体的供给。

【健康教育】

指导患儿养成良好的卫生习惯，纠正吮指、不刷牙等不良习惯；年长儿应教导其进食后漱口，避免用力或粗暴地擦伤口腔黏膜；指导家长食具专用，做好清洁消毒工作，鹅口疮患儿的食具应用5%碳酸氢钠溶液浸泡半小时后再煮沸消毒。告知患儿均衡饮食对提高机体抵抗力的重要性，避免偏食、挑食，培养良好的饮食习惯；

【护理评价】

（1）评价患儿口腔疼痛是否缓解，黏膜是否愈合。

（2）体温是否恢复正常。

（3）评价家长是否掌握该病的病因及护理方法。

任务二　婴幼儿腹泻病

案例导入

患儿，女，1岁。因“发热伴腹泻2 d”到儿科急诊室就诊。

问诊：2 d前出现发热，最高T 38.6℃，昨晚出现呕吐5次，为胃内容物，非喷射状，腹泻、蛋花样便10余次，量多，无腥臭。

查体：患儿，T 38℃，P 120次/分，R 32次/分；患儿精神淡漠，皮肤弹性差、眼窝明显凹陷，口唇干燥，哭时无泪，无尿，四肢湿冷。

辅助检查：血钠140 mmol/L，大便检查可见轮状病毒。

请思考：

1. 该患儿最可能的临床诊断是什么及其依据？（包括脱水的程度和性质）
2. 本病例主要护理问题有哪些？
3. 该患儿的主要护理措施。

【概述】

腹泻病是我国重点预防的儿童四大疾病之一，夏秋季发病率较高，以6月龄～2岁的婴幼儿多见。由多种病原、多种因素引起，以大便次数增多和大便性状改变为特点的消化道综合征，严重者可引起水、电解质和酸碱平衡紊乱。

【婴幼儿腹泻的易感因素和病因】

1. 婴幼儿腹泻的易感因素

（1）消化系统发育不成熟。婴幼儿胃酸和消化酶分泌不足，消化酶活性低，对食物质和量的较大变化耐受性差。

（2）机体防御功能差。婴儿血液中免疫球蛋白、胃肠道SIgA及胃内酸度均较低，对感染的防御能力差。

（3）肠道菌群失调。新生儿出生后尚未建立正常肠道菌群，或因使用抗生素等导致肠道菌群失调，使正常菌群对入侵肠道致病微生物的拮抗作用丧失，而引起肠道感染。

（4）生长发育快。对营养物质的需求相对较多，消化道负担较重。

（5）人工喂养。母乳中含有大量体液因子（SIgA、乳铁蛋白）、巨噬细胞和粒细胞、溶菌酶、溶酶体等，有很强的抗肠道感染作用。人工喂养代乳品中虽有某些上述成分，但在加热过程中被破坏，而且人工喂养的食物和食具易受污染，因此人工喂养儿肠道感染发生率明显高于母乳喂养儿。

2. 婴幼儿腹泻的病因——感染因素

（1）肠道内感染。

①病毒感染：寒冷季节的婴幼儿腹泻80%由病毒感染引起，以轮状病毒引起的秋冬季腹泻最为常见，其次有诺如病毒、星状和杯状病毒、肠道病毒（包括柯萨奇病毒、埃可病毒、肠道腺病毒等）。

②细菌感染：以致腹泻大肠埃希菌为主，包括肠致病性大肠埃希菌、肠产毒性大肠埃希菌、肠侵袭性大肠埃希菌、肠出血性大肠埃希菌和黏附和肠集聚性大肠埃希菌五大组。其次是空肠弯曲菌、沙门氏菌和耶尔森菌等。

③真菌感染：以白念珠菌多见，其次是曲菌和毛霉菌等。

④寄生虫感染：常见有蓝氏贾第鞭毛虫、阿米巴原虫和隐孢子虫等。

（2）肠道外感染。由于发热及病原体毒素作用使消化功能紊乱，或肠道外感染的病原体（主要是病毒）同时感染肠道，因此，当患中耳炎、肺炎、上呼吸道感染、泌尿道及皮肤感

染时可伴有腹泻。

3. 婴幼儿腹泻的病因——非感染因素

（1）饮食因素。

①喂养不当：喂养不定时、食物的质和量不适宜、过早给予淀粉类或脂肪类食物、突然改变食物品种或骤然断乳等均可引起腹泻。

②过敏因素：个别婴儿对牛奶、大豆（豆浆）及某些食物成分过敏或不耐受而引起腹泻。

③其他因素：包括原发性或继发性双糖酶（主要为乳糖酶）缺乏，肠道对糖的消化吸收不良而引起腹泻。

（2）气候因素：诱发消化功能紊乱而引起腹泻。

①突然变冷：腹部受凉使肠蠕动增加。

②天气过热：导致消化液分泌减少或口渴饮奶过多。

【婴幼儿腹泻的发病机制】

1. 感染性腹泻　大多数病原微生物通过污染的食物、水，或通过污染的手、玩具及日用品，或带菌者传播进入消化道。当婴幼儿机体的防御功能下降、大量的微生物侵袭并繁殖时可引起腹泻。

（1）肠产毒性大肠埃希菌：主要通过其产生的肠毒素促使水及电解质向肠腔内转移，肠道分泌增加导致水样腹泻。

（2）肠侵袭性大肠埃希菌：可侵入肠黏膜组织，引起广泛的炎症反应，出现脓血便或黏冻状大便。

（3）轮状病毒：主要侵袭肠绒毛的上皮细胞，使之变性坏死，绒毛变短脱落，引起水、电解质吸收减少而导致腹泻。同时，继发的双糖酶分泌不足使食物中糖类消化不全而积滞在肠腔内，被细菌分解成小分子的短链有机酸，使肠腔的渗透压增高，进一步造成水和电解质的流失。

2. 非感染性腹泻　多因进食过量或食物成分不恰当引起。消化、吸收不良的食物积滞于小肠上部，使肠内的酸度减低，肠道下部细菌上移并繁殖，产生内源性感染，使消化功能更加紊乱。加之食物分解不全，产生腐败性毒性物质刺激肠壁，使肠蠕动增加，引起腹泻、脱水、电解质紊乱及中毒症状。

【临床表现】

临床上根据腹泻的病因可分为感染性腹泻和非感染性腹泻；根据病程可分为急性腹泻（病程在2周以内最多见）、迁延性腹泻（病程在2周至2个月）和慢性腹泻（病程在2个月以上）；根据病情分为轻型腹泻和重型腹泻。

1. 急性腹泻

（1）轻型腹泻，多由饮食因素或肠道外感染引起。患儿起病可急可缓，以胃肠道症状为主，表现为食欲减退，偶有溢奶或呕吐，大便次数增多，一般每天多在10次以内，每次大便量不多，稀薄或带水，呈黄色或黄绿色，有酸味，粪质不多，常见白色或黄白色奶瓣和泡沫。一般无脱水及全身中毒症状，多在数日内痊愈。

（2）重型腹泻，多由肠道内感染引起，起病常较急；也可由轻型逐渐加重而致。除有较重的胃肠道症状外，还有明显的脱水、电解质紊乱及全身中毒症状。

①胃肠道症状：腹泻频繁，每日大便从十余次到数十次；常伴有呕吐（严重者可呕吐出

咖啡样液体）、腹胀、腹痛、食欲不振等。大便呈黄绿色水样或蛋花汤样、量多、含水分多，可有少量黏液。

②水、电解质和酸碱平衡紊乱症状：有脱水、代谢性酸中毒、低钾及低钙、低镁血症等。

③全身中毒症状：发热，烦躁不安或精神萎靡、嗜睡，面色苍白，逐渐意识模糊，甚至昏迷、休克等。

（3）几种常见类型肠炎的临床特点。

①轮状病毒肠炎：好发于秋、冬季，以秋季流行为主，故又称秋季腹泻。多见于6月龄～2岁的婴幼儿。经粪—口途径传播，呈散发或小流行。起病急，病初有发热和上呼吸道感染症状，多无明显中毒症状。先吐后泻，大便次数多，量多，呈水样或蛋花汤样，无腥臭味，大便镜检偶有少量白细胞。常并发脱水、酸中毒及电解质紊乱。该病为自限性疾病，自然病程3～8 d，少数较长。

②大肠埃希菌肠炎：多发生在夏季，可在新生儿室、托儿所甚至病房流行。其中侵袭性大肠埃希菌肠炎可排出痢疾样黏液脓血便，常伴恶心、呕吐、腹痛和里急后重，可出现严重的全身中毒症状甚至休克。大便镜检有大量白细胞及数量不等的红细胞。出血性大肠埃希菌肠炎开始为黄色水样便，后转为血水便，有特殊臭味，伴腹痛，大便镜检有大量红细胞，一般无白细胞。

③抗生素相关性肠炎：可能与长期使用抗生素导致肠道菌群紊乱有关，在婴幼儿身体抵抗力低下时易出现腹泻病，病情多较重，常见：①金黄色葡萄球菌肠炎，表现为发热，呕吐、腹泻，不同程度中毒症状、脱水和电解质紊乱，甚至发生休克。典型表现为大便呈暗绿色，有腥臭味，量多，带黏液，少数为血便。大便镜检有大量脓细胞和成簇的革兰氏阳性球菌，大便培养有葡萄球菌生长，凝固酶呈阳性。②真菌性肠炎，主要由白色念珠菌感染所致，常并发于其他感染如鹅口疮。大便典型表现为豆腐渣样细块（菌落）。大便镜检可见真菌孢子和菌丝。

④诺如病毒肠炎：全年散发，暴发高峰多见于寒冷季节（11月至次年2月）。该病毒是集体机构（餐馆、托幼机构、医院、学校等地点）急性爆发性胃肠炎的首要致病源，常造成突发公共卫生问题。感染后潜伏期多为12～36 h，急性起病。首发症多为阵发性腹痛、恶心、呕吐和腹泻，全身症状有畏寒、发热、头痛、乏力和肌痛等。可有呼吸道症状。吐泻频繁者可发生脱水、酸中毒及低钾血症。该病为自限性疾病，症状持续12～72 h。粪便及周围血常规检查一般无特殊发现。

2. 迁延性腹泻和慢性腹泻　迁延性腹泻和慢性腹泻多与营养不良和急性期治疗不彻底有关，以人工喂养儿、营养不良儿多见。表现为腹泻迁延不愈，病情反复，大便次数和性质不稳定，严重时可出现水、电解质紊乱。由于营养不良儿腹泻时易迁延不愈，持续腹泻又加重了营养不良，两者可互为因果，形成恶性循环，最终引起免疫功能低下，继发感染，导致多脏器功能异常。

3. 生理性腹泻　生理性腹泻多见于6月龄以内的婴儿，外观虚胖，常有湿疹，表现为出生后不久即出现腹泻，但除大便次数增多外，无其他症状，食欲好，生长发育正常，添加换乳期食物后，大便即逐渐转为正常。

【诊断性检查】

1. 血常规　细菌感染时白细胞总数及中性粒细胞增多；寄生虫感染和过敏性腹泻时嗜酸

性粒细胞增多。

2. 大便常规 肉眼检查大便的性状如外观、颜色，是否有黏液脓血等；大便镜检有无脂肪球、白细胞、红细胞等。

3. 病原学检查 细菌性肠炎大便培养可检出致病菌；真菌性肠炎大便镜检可见真菌孢子和菌丝；病毒性肠炎可做病毒分离等检查。

4. 血生化检查 血钠测定可了解脱水性质，血钾测定可反映体内缺钾的程度，血气分析可了解体内酸碱平衡紊乱的程度和性质，重症患儿可检测血钙、镁、尿素氮等。

【治疗原则】

治疗原则为调整饮食，预防和纠正脱水，合理用药，控制感染，预防并发症的发生。

（1）调整饮食。坚持喂养，以满足生理需要，补充疾病消耗，缩短恢复时间。可根据疾病的特殊病理生理改变、个体消化吸收功能及饮食习惯进行合理调整。

（2）补充液体，纠正水、电解质及酸碱平衡紊乱。

（3）药物治疗。

①控制感染，合理使用抗生素。水样便，多为病毒性肠炎一般不用抗生素；黏液、脓血便多为侵袭性细菌感染，应针对病原选用抗生素；大肠埃希菌、空肠弯曲菌等感染所致肠炎选用抗革兰氏阴性杆菌抗生素及大环内酯类抗生素；金黄色葡萄球菌肠炎、真菌性肠炎应停用原用的抗生素，根据症状选用其他抗菌药物或抗真菌药物治疗。

②肠道微生态疗法。有助于恢复肠道正常菌群的生态平衡，抑制病原菌定植和侵袭控制腹泻。常用双歧杆菌、嗜酸乳杆菌等制剂。

③肠黏膜保护剂的应用。具有吸附病原体和毒素、保护肠黏膜的作用，如蒙脱石散。

④避免用止泻剂。因止泻会增加毒素的吸收；可予补锌治疗，补锌能加速肠黏膜再生，提高肠道功能，缓解腹泻症状，缩短腹泻病程。

⑤对症治疗。腹胀明显者可肌注新斯的明或肛管排气；呕吐严重者可肌注氯丙嗪或针刺足三里等。

（4）预防并发症。迁延性和慢性腹泻常伴营养不良或其他并发症，病情复杂，必须采取综合治疗措施。

【护理评估】

1. 健康史 评估患儿喂养史，如喂养方式、何种乳品、冲调浓度、喂哺次数及量、添加换乳期食物及断奶情况；有无不洁饮食史和食物过敏史；了解是否有上呼吸道感染、肺炎等肠道外感染病史；询问腹泻开始时间、次数、颜色、性状、量、气味等；有无腹泻史，有无其他疾病及长期使用抗生素史。

2. 身体状况 评估患儿生命体征如神志、体温、脉搏、呼吸、血压等；评估患儿体重、前囟、眼窝、皮肤黏膜、循环状况和尿量等；评估患儿脱水程度和性质，有无低钾血症和代谢性酸中毒等症状；检查肛周皮肤有无发红、糜烂、破损。

3. 心理－社会状况 评估家长对疾病的心理反应及认识程度、喂养及护理知识等；评估患儿家庭的居住环境、经济状况、卫生习惯等。

【护理诊断】

1. 腹泻 与感染，喂养不当，肠道功能紊乱等有关。

2. 体液不足　与腹泻，呕吐致体液丢失过多和摄入不足有关。

3. 潜在并发症　脱水、电解质与酸碱平衡紊乱。

4. 体温过高　与肠道感染有关。

5. 营养失调：低于机体需要量　与腹泻、呕吐丢失过多和摄入不足有关。

6. 有皮肤完整性受损的危险　与大便次数增多刺激臀部皮肤有关。

7. 知识缺乏　家长缺乏喂养知识及相关的护理知识。

【护理措施】

（1）饮食护理。限制饮食过严或禁食过久常造成营养不良，并发酸中毒，造成病情迁延不愈而影响生长发育，故应继续喂养，但必须调整和限制饮食，以满足患儿的生理需要，缩短病程，促进恢复。

①母乳喂养的患儿可继续哺乳，减少哺乳次数，缩短每次哺乳时间，暂停转换期食品添加。

②人工喂养的患儿可喂米汤、脱脂奶等，待腹泻次数减少后给予流质或半流质饮食，如粥、面条等，少量多餐，随着病情稳定和好转，逐步过渡到正常饮食。

③严重呕吐者，可暂时禁食4～6 h（不禁水），病情好转后继续喂食，由少到多，由稀到稠。

④病毒性肠炎多有双糖酶（主要是乳糖酶）缺乏，不宜用蔗糖，可暂停乳类喂养，改为豆类代乳品或去乳糖配方奶粉喂养。

⑤腹泻停止后逐渐恢复营养丰富的饮食，并每日加餐一次，共2周。

（2）维持水、电解质及酸碱平衡。

（3）控制感染，维持体温正常。按医嘱给予抗生素，体温过高时遵医嘱给予降温。严格执行消毒隔离措施，感染性腹泻患儿与非感染性腹泻患儿应分室居住，使用过的食具、便盆应分类消毒，对传染性较强的腹泻患儿使用一次性尿布，用后焚烧；护理患儿前后认真洗手，防止交叉感染。

（4）维持皮肤完整性。

①选用吸水性强的柔软布类或纸质尿布，勤更换。避免使用不透气的塑料布或橡皮布。

②每次便后用温水清洗臀部并拭干，保持皮肤清洁、干燥，局部皮肤发红处涂以5%鞣酸软膏或40%氧化锌油并按摩片刻，促进局部血液循环。

③局部皮肤糜烂或溃疡者可采用暴露法，臀下仅垫尿布，不加包扎，使臀部皮肤暴露于空气中或阳光下。也可用鹅颈灯或红外线灯照射，使用时专人看护，避免烫伤。灯泡距臀部患处30～50 cm，每次时间为20～30 min，每日3次。照射后涂油剂，促进愈合。

④涂抹油类或药膏时，用棉签在皮肤上轻轻滚动涂药，避免涂擦造成患儿疼痛和皮肤损伤。女婴因尿道口接近肛门，应注意会阴部的清洁，预防上行性尿路感染。

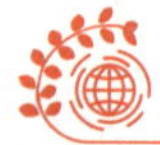

知识链接

尿布皮炎的分度

尿布皮炎是指婴儿皮肤长期受尿液、粪便及漂洗不干净的湿尿布刺激、摩擦或局部

湿热如用塑料膜、橡胶布等引起皮肤潮红、溃破甚至糜烂及表皮剥脱，多发生于肛门附近、臀部、会阴部等处，有散在斑丘疹或疱疹，俗称臀红。

轻度尿布皮炎主要表现为皮肤的血管充血，发红。

重度尿布皮炎根据其皮肤损害程度再分为3度。

Ⅰ度主要表现为局部潮红并伴有少量皮疹。

Ⅱ度主要表现为皮疹破溃并伴有脱皮。

Ⅲ度主要表现为皮肤局部发生较大面积糜烂或表皮部分脱落，皮疹的面积也会增加，严重时会扩展到大腿及腹壁等部位。皮肤糜烂和表皮脱落部位容易使细菌繁殖，引起感染，甚至会导致败血症。

（5）密切观察病情。观察并记录患儿大便次数、颜色、气味、性状及量，并做好动态比较，为治疗和输液方案提供可靠依据；监测患儿生命体征，如神志、体温、脉搏、呼吸、血压、尿量等；观察水、电解质和酸碱平衡紊乱症状，如代谢性酸中毒表现、低血钾表现、脱水情况及其程度等。

【健康教育】

1. 疾病护理指导 向家长解释患儿腹泻的病因，潜在并发症及相关的治疗措施和预后等；指导家长正确洗手并做好尿布及衣物的处理、出入量的监测及脱水表现的观察；说明调整饮食的重要性；讲解臀部皮肤护理的意义及方法，教会家长口服补液盐溶液的配制和使用。

2. 预防知识宣教 宣传母乳喂养的优点，指导合理喂养，注意患儿饮食卫生；奶瓶和食具每次用后要洗净、煮沸或高温消毒，教育儿童饭前、便后要洗手，勤剪指甲培养良好的卫生习惯；加强体育锻炼，适当进行户外活动，气候变化时防止受凉或过热，夏天多喝水；避免长期滥用广谱抗生素。

【护理评价】

（1）评估患儿大便次数是否减少。

（2）评估患儿脱水、电解质及酸碱平衡紊乱等是否纠正，尿量有无增加。

（3）评估患儿体温是否逐渐恢复正常。

（4）评估患儿体重是否恢复正常。

（5）评估患儿臀部皮肤是否完整无破损。

（6）评估家长是否掌握儿童喂养知识及腹泻的预防、护理知识。

任务三　儿童液体疗法及护理

案例导入

患儿，男，8月龄。因“腹泻伴发热2 d”入院。入院前2 d开始腹泻，呈黄色稀水样便，每日10余次，量中等。有时呕吐，为胃内容物，呈非喷射状，量少。伴发热，体温波动于38～39℃。发病后患儿食欲减退精神萎靡，尿量稍少。

体格检查：T 39℃，P 136次/分，R 40次/分，精神萎靡，皮肤干燥，弹性差，前囟和眼窝凹陷，口腔黏膜干燥，咽红，腹稍胀，肠鸣音2次/分，四肢稍凉，膝腱反射正常，肛周皮肤发红。

辅助检查：血钾3.2 mmol/L，血钠132 mmol/L，血HCO_3^-16 mmol/L。

请思考：

1. 该患儿脱水的程度和性质。
2. 写出补液原则；在补液过程中，尤其应注意观察哪些内容？

体液是人体的重要组成部分，保持体液平衡是维持生命的重要条件。由于儿童的各器官功能发育不成熟、体液调节功能差等特点，易受疾病和外界环境的影响而发生体液平衡紊乱。因此，液体疗法是儿科治疗和护理中的重要内容。

（一）儿童体液平衡的特点

1. 体液总量与分布 体液包括细胞内液和细胞外液，细胞外液由血浆和间质液组成。体液的总量和分布与年龄有关，年龄越小，体液总量相对越多，主要是间质液量所占比例较高。

2. 体液的电解质组成 细胞外液的主要阳离子是Na^+，主要阴离子是Cl^-及HCO_3^-；细胞内液主要阳离子为K^+、Ca^{2+}、Mg^{2+}，阴离子HPO_4^{2-}及蛋白质。它们对维持细胞内、外液的渗透压起着重要作用。

3. 水代谢的特点

（1）水的需要量相对较大，交换率高，体内水的出入量与体液保持动态平衡，即水的摄入量大致等于排出量。由于儿童生长发育快，新陈代谢旺盛，水排泄的速度也较快，年龄越小，出入量相对越多。

（2）体液平衡调节功能不成熟，水分排出的多少主要靠肾脏的浓缩和稀释功能调节。儿童年龄越小，肾对水的浓缩和稀释功能越不成熟，越容易出现水、电解质代谢紊乱。另外，年龄越小，肾脏排钠、排酸、产氨能力越差，因而容易发生高钠血症和酸中毒。

（二）水、电解质和酸碱平衡紊乱

1. 脱水 脱水是指水分摄入不足或丢失过多所引起的体液总量尤其是细胞外液量的减少。除水分丢失外，还伴有钠、钾等电解质的丢失。

（1）脱水程度：指患儿患病后累积的体液损失量。等渗性脱水的临床表现及分度见表4-3-2。

表4-3-2 等渗性脱水不同程度临床表现

程度	轻度	中度	重度
失水占体重比例/（mL/kg）	＜5%（30～50 mL/kg）	5%～10%（50～100 mL/kg）	＞10%（100～120 mL/kg）
精神状态	稍差或略烦躁	萎靡或烦躁不安	昏睡或昏迷
皮肤	稍干、弹性稍差	干、苍白、弹性差	干燥、花纹、弹性极差

续表

程度	轻度	中度	重度
口腔黏膜	稍干燥	干燥	极干燥或干裂
前囟和眼窝	稍凹陷	凹陷	明显凹陷
眼泪	有	少	无
口渴	轻	明显	烦渴
尿量	略少	明显减少	极少或无尿
四肢	温	稍凉	厥冷
周围循环衰竭	无	不明显	明显

注：营养不良患儿因皮下脂肪少，皮肤弹性较差，容易把脱水程度估计过高；肥胖儿童皮下脂肪多，脱水程度常易估计过低，临床上评估时应注意，不能单凭皮肤弹性来判断，应综合考虑。

（2）脱水性质：指脱水后体液渗透压的改变，反映水和电解质的相对丢失量。钠是决定细胞外液渗透压的主要成分，所以，临床根据血清钠的水平将脱水分为等渗性脱水、低渗性脱水和高渗性脱水3种。临床上以等渗性脱水最常见，其次是低渗性脱水，高渗性脱水少见。具体表现见表4-3-3。

表4-3-3　不同脱水性质对比

性质	水和电解质丢失情况	血钠浓度/（mmol/L）	血浆渗透压/（mOsm/L）	病因	临床表现
等渗性	等比例丢失	130～150	280～310	急性呕吐、腹泻	一般脱水症状
低渗性	电解质＞水	＜130	＜280	营养不良伴慢性腹泻；腹泻时补充非电解质溶液过多	容易发生低血容量性休克，临床表现较重。严重的低钠血症可发生脑细胞水肿，出现嗜睡、惊厥甚至昏迷
高渗性	水＞电解质	＞150	＞310	腹泻伴高热，不显性失水增多而补水不足，口服或静脉输入含盐量过高液体	临床脱水体征不明显，循环衰竭表现较其他两种脱水轻。但由于细胞内缺水，患儿常有烦渴，高热，烦躁不安，肌张力增高，甚至惊厥

2. 代谢性酸中毒　正常血液的pH值为7.35～7.45。发生酸碱平衡紊乱时，机体能通过体内缓冲系统及肺、肾的调节使血液的pH值仍保持在正常范围，称为代谢性酸中毒或碱中毒。当代偿不全时，pH值低于或高于正常范围，则称为失代谢性酸中毒或碱中毒。临床上以代谢性酸中毒最常见，主要是由于细胞外液中 HCO_3^- 浓度降低或 H^+ 浓度增高所致。

（1）病因：

①呕吐、腹泻致体内碱性物质丢失过多。

②酸性代谢产物产生过多或排出障碍，如糖尿病酮症酸中毒、缺氧、休克，急、慢性肾衰竭等。

③酸性物质摄入过多，如氯化钙、氯化镁等。

④静脉输入过多的不含HCO_3^-的含钠液。

（2）临床表现：根据血清HCO_3^-的测定结果，将代谢性酸中毒分为轻度、中度、重度，见表4-3-4。

表4-3-4　代谢性酸中毒的临床表现

程度	血清HCO_3^-浓度/（mmol/L）	临床表现
轻度	18～13	症状、体征不明显，多通过血气分析发现并做出诊断
中度	13～9	精神萎靡或烦躁不安，呼吸深长，口唇樱桃红色等典型症状
重度	＜9	昏睡或昏迷，呼吸深快，节律不齐，呼气有酮味，口唇发绀

其中新生儿及小婴儿因呼吸代偿功能较差，仅出现精神萎靡、拒乳、面色苍白等一般表现，而呼吸改变并不典型。

（3）治疗要点：积极治疗原发病，改善循环、呼吸和肾脏功能。一般主张当pH＜7.3时可使用碱性溶液，首选5%碳酸氢钠溶液。

3. 低钾血症　人体内的钾主要存在于细胞内，正常血清钾浓度为3.5～5.5 mmol/L。当血清钾＜3.5 mmol/L时为低钾血症。

（1）病因。

①钾摄入不足：长期不能进食、液体疗法时补钾不足。

②钾丢失过多：经消化道或肾脏排钾过多，如呕吐、腹泻、胃肠引流，使用排钾利尿药、脱水剂、长期应用糖皮质激素等。

③钾分布异常：如家族性周期性麻痹、碱中毒和胰岛素治疗等。

（2）临床表现。

①神经、肌肉兴奋性减低：表现为精神萎靡、反应低下、肌无力、腱反射减弱或消失、重症出现呼吸肌麻痹或麻痹性肠梗阻。

②心脏损害：出现心律失常、心肌收缩力降低、血压降低，甚至发生心力衰竭，心电图显示ST段降低、T波低平、出现U波、Q–T间期延长等。

③肾脏损害：低钾可致肾脏浓缩功能下降，出现多尿、口渴、多饮等，重者可出现低氯性碱中毒症状。

（3）治疗要点：治疗原发病和补充钾盐。能口服者尽量口服，轻度低钾患儿可口服氯化钾溶液。重症需静脉补钾：其原则是见尿补钾，全日总量一般为1～3 mL/kg（10%氯化钾），浓度不超过0.3%（新生儿0.15%～0.2%），每日补钾总量静脉滴注时间不应短于8 h，切忌静脉推注，以免发生心肌抑制而导致死亡。补钾时间一般须持续4～6 d或更长。补钾时应监测血清钾水平，有条件时给予心电监护。

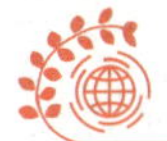

知识链接

临床补钾

临床上常用氯化钾为浓度为10%，有5 mL一支（0.5 g氯化钾）和10 mL一支（1 g氯化钾）两种瓶装。

补钾浓度不超过0.3%（0.3%=0.3g/100 mL）。

同理：1.5g/500 mL =0.3%，即500 mL溶液中配氯化钾不能超过1.5 g，15 mL。

请问，250 mL溶液中，10%氯化钾不能超过多少毫升?

4. 低钙、低镁血症 多见于活动性佝偻病和营养不良患儿。腹泻丢失钙、镁；由于进食少，导致体内钙、镁吸收不足，在脱水、酸中毒时，离子钙可正常，不出现低钙症状。待脱水、酸中毒纠正后，血清钙降低，出现手足抽搐或惊厥等低钙症状。极少数久泻和营养不良的患儿可有低镁血症，表现为输液后出现震颤、抽搐、惊厥，在应用钙剂治疗无效时应考虑有低镁血症的可能。

（三）儿童液体疗法及护理

1. 液体疗法常用溶液

（1）非电解质溶液：常用5%和10%葡萄糖溶液，主要用于补充水分和部分热量。

（2）电解质溶液：主要用于补充损失的液体和所需电解质，纠正体液的渗透压和酸碱平衡紊乱。

①生理盐水（0.9%氯化钠溶液）和复方氯化钠溶液。

②碱性溶液：主要用于纠正酸中毒，最常用的是碳酸氢钠溶液。碳酸氢钠可直接增加缓冲碱，迅速纠正酸中毒。

③氯化钾溶液：用于纠正低钾血症。

（3）混合溶液：为适应不同情况液体疗法的需要，临床常将几种溶液按一定比例配成不同性质的混合溶液，以互补其不足，见表4-3-5。

表4-3-5 常见混合溶液的简易配制

溶液种类	5%或10% GS（葡萄糖）/mL	10%氯化钠/mL	5%碳酸氢钠/mL	渗透压或张力
2:1液	500	30	47	等张
1:1液	500	20	—	1/2张
1:2液	500	15	—	1/3张
1:4液	500	10	—	1/5张
2:3:1液	500	15	24	1/2张
4:3:2液	500	20	33	2/3张

（4）口服补液盐（oral rehydration salts，ORS）是WHO推荐的用于治疗急性腹泻合并脱水的一种口服溶液，临床应用已取得良好效果。一般用于轻至中度脱水无严重呕吐者。2006年WHO推荐使用的配方为：氯化钠2.6 g，枸橼酸钠2.9 g，氯化钾1.5 g，葡萄糖13.5 g，用

前用温开水1 000 mL溶解，总渗透压为245 mmol/L，其张力约为1/2张。

2. 液体疗法的实施 液体疗法的目的是纠正水、电解质和酸碱平衡紊乱，以恢复机体的正常生理功能。

（1）口服补液。

①适用于腹泻时脱水的预防及轻至中度脱水的治疗，选用ORS。

②按使用说明，一次性冲到规定容量，均匀服用，以免张力过高。

③口服补液量为轻度脱水50～80 mL/kg，中度脱水80～100 mL/kg。

④少量多次喂服，超过24 h未饮用完应弃去。2岁以下患儿每1～2 min喂5 mL（约1小勺），稍大的患儿可用杯子少量多次饮用；如有呕吐，停10 min后再喂，每2～3 min喂5 mL。

⑤于8～12 h内将累积损失量补足，脱水纠正后，将ORS溶液用等量水稀释，根据病情需要随时口服。

⑥新生儿、心肌功能不全、休克和明显呕吐、腹胀者不宜应用ORS溶液。在口服补液过程中，如呕吐频繁或腹泻、脱水加重、出现腹胀者，应改为静脉补液。

⑦若患儿出现眼睑水肿应停止服用及时就医。

（2）静脉补液。在液体疗法实施前，要根据健康史、身体状况、辅助检查等进行综合分析，判断水和电解质紊乱的程度及性质；确定补液的总量、性质和速度，即“三定原则”见表4-3-6。在实施过程中要遵循五原则：“先快后慢、先浓后淡、先盐后糖、见尿补钾、防惊补钙。”

第一天补液总量包括累积损失量，继续损失量和生理需要量三部分内容的补充。

①累积损失量是指发病后至补液时水和电解质总的损失量。

②继续损失量是指补液开始后由于呕吐、腹泻、胃肠引流等情况继续丢失的体液量。

③生理需要量是指主要供给基础代谢所需的液量。

表4-3-6 液体疗法实施前三定原则

三定原则	临床表现	补液情况		
		累积损失量	继续损失量	生理需要量
定量	轻度脱水	30～50 mL/kg	10～40 mL/kg（30 mL/kg）	60～80 mL/kg
	中度脱水	50～100 mL/kg		
	重度脱水①	100～120 mL/kg		
定性	低渗性脱水	2/3张	1/3～1/2张	1/5～1/4张
	等渗性脱水	1/2张		
	高渗性脱水	1/5～1/3张		
定时	—	8～12 h内输入 每小时8～10 mL/kg	在补完累积损失量后的12～16 h内输入 每小时5 mL/kg	

①重度脱水应扩容，扩容阶段以20 mL/Kg计算，总量最多不超过300 mL，用2:1等张含钠液，在0.5 h或1 h内输入。

在实际补液中，综合上述三部分，第1 d的补液总量为：轻度脱水90～120 mL/kg，中度脱水120～150 mL/kg，重度脱水150～180 mL/kg；第2 d以后的补液，一般只补继续损失量和生理需要量。于12～24 h内均匀输入，能口服者应尽量口服。

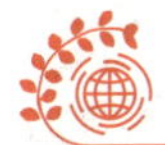

知识链接

特殊情况的液体疗法

（1）婴幼儿肺炎的液体疗法。重症肺炎患儿因病程长、进食少、体温高、呼吸快或伴有腹泻等，导致液体丢失而出现脱水，并常伴有呼吸性、代谢性酸中毒及心功能不全，故补液时输液总量不能过多，电解质浓度不能过高，补液速度宜慢，尽量少用碱性溶液，随着通气、换气功能的改善，酸中毒将得以纠正。

（2）营养不良伴腹泻的液体疗法。营养不良伴腹泻患儿多为低渗性脱水，且脱水程度容易估计偏重，故在进行液体疗法时应注意：①补液总量应比一般腹泻减少1/3，常用2/3张含钠液，补液速度宜稍慢。②尽早补钾，补钾应持续7 d以上。③早期补钙、补镁。④注意补充热量和蛋白质。

3. 液体疗法的护理

（1）补液前准备：全面了解患儿病史、病情、补液目的及其临床意义；熟悉常用溶液的成分、作用及配制方法；向患儿家长解释补液的原因、目的、补液需要的时间及可能发生的情况，并取得配合；对于年长患儿应做好鼓励和解释工作，以消除其恐惧心理。

（2）补液的护理：严格掌握输液速度。明确每小时输入量，计算出每分钟滴数，并随时观察。有条件者最好使用输液泵，以便更精确地控制输液速度。

（3）病情观察。

①注意观察生命体征和体重变化。若生命体征突然变化，应及时报告并记录。

②观察脱水情况，比较治疗前后的变化、判断病情的转归情况。

③观察酸中毒表现，注意酸中毒纠正后，可能出现低血钾、低血钙情况。

④观察低血钾表现，按照补钾的原则，严格掌握补钾的方式、浓度和速度。

（4）准确记录24 h液体出入量：液体入量包括静脉输液量、口服液体量及食物中含水量；液体排出量包括尿量、呕吐量、大便量和不显性失水量。婴幼儿大小便不易收集，可用“称尿布法”计算液体排出量（质量克直接换算为体积毫升）。

练习题

（一）选择题

1. 患儿，女，10月龄。腹泻4 d，现出现精神烦躁，呼吸增快，口唇樱桃红，最可能的诊断是（　　）。

A. 代谢性酸中毒　　B. 低钾血症　　C. 低钙血症　　D. 代谢性碱中毒

2. 常用2:1溶液的张力是（　　）。

A. 等张　　B. 1/2张　　C. 2/3张　　D. 1/3张

3. 下列符合轮状病毒肠炎临床特点的是（　　）。

A. 好发于夏秋季　　B. 多发于6月龄～2岁

C. 全身中毒症状严重　　D. 不易并发脱水、酸中毒

E. 病程多迁延不愈

4. 患儿，男，1岁，呕吐、腹泻5 d，近1 d来尿量减少，精神不振，皮肤弹性差，前囟和眼窝凹陷，血清钠125 mmol/L，该患儿脱水的程度和性质是（　　）。

A. 中度等渗性脱水　　B. 轻度等渗性脱水
C. 中度低渗性脱水　　D. 重度高渗性脱水
E. 轻度低渗性脱水

5. 患儿，女，9月龄，诊断“婴儿腹泻”，补液过程中，出现尿量增多，腹泻，心音低钝，肠鸣音减弱，患儿最可能发生了（　　）。

A. 低钠血症　　B. 低钙血症　　C. 低钾血症　　D. 低镁血症
E. 中毒性肠麻痹

（6、7题共用题干）

患儿，男，10月龄。腹泻3 d，呕吐10余次，入院时精神萎靡，嗜睡、口唇干燥，尿少，前囟及眼窝凹陷，皮肤弹性差。

6. 该患儿目前主要的护理问题是（　　）。

A. 皮肤完整性受损　　B. 体液不足　　C. 口腔黏膜改变　　D. 腹泻

7. 该患儿补液原则中错误的是（　　）。

A先糖后盐　　B. 先快后慢　　C. 见尿补钾　　D. 见尿补钙

（二）填空题

1. 婴儿幽门括约肌发育良好而贲门括约肌发育不成熟，易发生________和________。

2. 丢失水分小于体重的5%为小儿________脱水。

3. 婴幼儿腹泻80%由病毒感染引起，秋冬季腹泻最为常见的病毒为________。

4. 等渗性脱水：水和电解质成比例丢失，血清钠为________，血浆渗透压在________范围。

（三）名词解释

1. 迁延性腹泻　　2. 鹅口疮

（四）简答题

简述腹泻的补液原则。

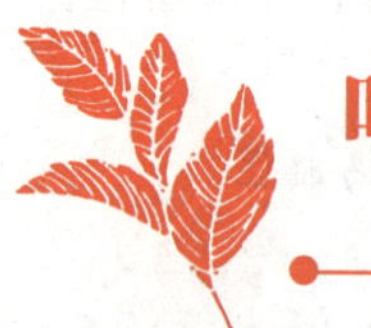

项目四 呼吸系统疾病患儿的护理

能力目标： 了解儿童呼吸系统解剖生理特点；掌握急性感染性喉炎、急性支气管炎和肺炎的临床表现、治疗原则、护理诊断及护理措施。

能力目标： 能解释儿童易患呼吸系统感染性疾病的原因；能用所学知识对呼吸系统疾病

患儿实施整体护理。

素质目标： 具有儿科护士职业素养和良好的人文关怀理念；具备对呼吸系统疾病患儿的初步评估能力和思维能力。

任务一　急性感染性喉炎

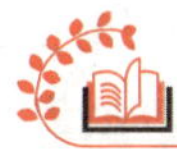

案例导入

患儿，男，3岁。因“发热伴咳嗽1 d”到儿科急诊室就诊。

问诊：1 d前出现发热，T 38℃，偶有咳嗽。今早咳嗽加重，呼吸加快。

查体：患儿T 38.3℃，P 135次/分，R 40次/分；咽部充血，精神烦躁，口唇发绀、犬吠样咳嗽伴声音嘶哑，诊断急性喉炎、喉梗阻。

请思考：

1. 该患儿为几度喉梗阻，其相应的临床表现是什么？
2. 该患儿的护理措施有哪些？

【概述】

婴儿由于呼吸中枢发育尚不成熟，呼吸调节功能不完善，易出现呼吸节律不齐，尤以早产儿、新生儿最为明显。小儿生长快，代谢旺盛，需氧量高，因此，儿童年龄越小，呼吸频率越快。各年龄阶段儿童呼吸、脉搏频率及其比例见表4-4-1。

表4-4-1　各年龄阶段儿童呼吸、脉搏频率及其比例

年龄	呼吸/（次/分）	脉搏/（次/分）	呼吸:脉搏
新生儿	40～45	120～140	1:3
1岁以下	30～40	110～130	1:4～1:3
2～3岁	25～30	100～120	1:4～1:3
4～7岁	20～25	80～100	1:4
8～14岁	18～20	70～90	1:4

婴幼儿呼吸肌发育不全，呼吸时胸廓活动范围小而膈肌活动明显，呈腹膈式呼吸。随着年龄的增长，呼吸肌逐渐发育，膈肌和腹腔脏器下降，肋骨由水平位逐渐变为斜位，开始出现胸腹式呼吸。儿童肺活量、潮气量、每分钟通气量及气体弥散量均较成人低，而呼吸道阻力大于成人，所以各项呼吸功能的储备能力均较差，当患呼吸道疾病时易发生呼吸功能不全。

儿童喉部呈漏斗形，相对较窄，软骨柔软，黏膜柔嫩，富有血管及淋巴组织，故感染后易发生充血、水肿，引起喉头狭窄，出现吸气性呼吸困难和声音嘶哑。

急性感染性喉炎是指喉部黏膜的急性弥漫性炎症，以犬吠样咳嗽、声嘶、喉鸣、吸气性呼吸困难为临床特征，冬春季节多发，多见于婴幼儿。

病因：本病多由细菌和病毒感染所致，多见于呼吸道感染。亦可并发于麻疹、百日咳和流感等急性传染病。常见的病毒为副流感病毒、流感病毒和腺病毒，常见的细菌为金黄色葡萄球菌、链球菌和肺炎链球菌等。

【临床表现】

急性感染性喉炎起病急、症状重。可有咳嗽等上感表现，同时伴有发热、犬吠样咳嗽、声嘶、吸气性喉鸣和三凹征。三凹征指吸气时胸骨上窝、锁骨上窝、肋间隙出现明显凹陷。患儿哭闹及烦躁使喉鸣及气道梗阻加重，出现发绀、烦躁不安、面色苍白、心率加快等缺氧症状。体检可见咽部充血；一般白天症状轻，夜间入睡后因喉部肌肉松弛，分泌物阻塞而症状加重，若不及时治疗喉梗阻，可致窒息死亡。

按吸气性呼吸困难的轻重，将喉梗阻分为四度，见表4-4-2。

表4-4-2 急性感染性喉炎喉梗阻分度

分度	肺部听诊	心脏听诊	临床特点
Ⅰ度	无改变	无改变	患儿安静时无症状，仅活动或哭闹后出现吸气性喉鸣和呼吸困难
Ⅱ度	喉传导音或管状呼吸音	心率加快	安静时亦出现喉鸣和吸气性呼吸困难
Ⅲ度	呼吸音明显降低	心率快 心音低钝	除上述喉梗阻症状外，患儿因缺氧而出现烦躁不安、口唇及指/趾发绀、双眼圆睁、惊恐万状、头面部出汗
Ⅳ度	呼吸音几乎消失，仅有气管传导音	心律不齐，心音钝、弱	患儿渐显衰竭、昏睡或昏迷状态，由于无力呼吸，三凹征可不明显，面色苍白或发灰

【诊断性检查】

喉镜检查可见喉部、声带有不同程度的充血、水肿。

【治疗原则】

主要以防止喉梗阻和解除呼吸困难为主。

1. 保持呼吸道通畅　可用1%～3%麻黄素和糖皮质激素超声雾化吸入，促进黏膜水肿消退；防止缺氧加重，缺氧者给予吸氧。

2. 控制感染　选择合适的抗生素。一般给予青霉素、大环内酯类或头孢菌素类等。

3. 糖皮质激素　病情较轻者可口服泼尼松，Ⅱ度以上喉梗阻患儿应给予静脉滴注地塞米松、氢化可的松或甲泼尼龙。吸入型糖皮质激素，如布地奈德混悬液雾化吸入可促进黏膜水肿的消退。

4. 对症治疗　烦躁不安者可给予异丙嗪等药物；痰多者可选用祛痰剂；缺氧者予以吸氧，经上述处理仍有严重缺氧或有Ⅲ度以上喉梗阻者，应及时行气管切开术。

【护理评估】

1. 健康史　询问患儿近期有无上呼吸道感染、传染病接触史、过敏史；有无过度用声、

异物及外伤；有无受凉、过度劳累、机体抵抗力下降等诱因。

2. 身体状况 观察患儿生命体征、精神状态及缺氧情况；测量体温，多数患儿起病急骤，有畏寒、乏力和高热等全身症状；观察患儿的发绀、烦躁、三凹征等表现，准确判断呼吸困难和喉梗阻程度等。

3. 心理-社会状况 评估患儿及家长是否因缺乏相关疾病知识、对病情认识不足、不能及时就诊及贻误治疗时机而产生愧疚心理；评估在患儿发生喉梗阻时，患儿及家长是否因担心呼吸困难危及生命而出现紧张、恐惧情绪；评估其家庭支持及经济状况等。

【常见护理诊断/问题】

1. 体温过高 与上呼吸道喉部感染有关。

2. 有窒息的危险 与急性喉炎所致的喉梗阻有关。

3. 恐惧 与呼吸困难和窒息有关。

4. 知识缺乏 与家长缺乏有关急性喉炎的护理和预防知识有关。

【护理措施】

1. 发热的护理 保持室内空气清新，注意通风。密切观察患儿体温变化，体温在38.5℃以上时采取物理降温或遵医嘱给予药物降温方式，观察记录降温效果；鼓励患儿多饮水，给予清淡、易消化、高热量、高蛋白的流质或半流质的饮食；加强患儿口腔护理。保持患儿皮肤清洁及时更换被汗液浸湿的衣被。

2. 保持呼吸道通畅，预防窒息发生 给予雾化吸入，必要时吸痰，有缺氧症状时给予氧气吸入；保持患儿安静，置患儿于舒适体位，合理安排护理操作，减少刺激；避免直接检查咽部，以防喉部突然痉挛引起喉梗阻；遵医嘱给予抗生素、糖皮质激素等治疗，以控制感染，减轻喉头水肿，缓解症状，并观察药物的疗效和副作用。

3. 密切观察病情变化 根据患儿的发绀、烦躁、三凹征等表现，准确判断喉梗阻的程度，备好抢救物品，随时做好切开气管的准备。

4. 心理护理 由于急性感染性喉炎起病急、症状重，呼吸困难等症状导致患儿极度紧张、烦躁不安，护士可轻抚患儿背部，通过暗示、诱导等方法使患儿情绪逐渐趋于稳定。让患儿信任的家长陪护，避免患儿产生分离性焦虑。患儿病情稳定后可通过做游戏等活动来转移注意力，使其主动配合治疗和护理。及时解答家长疑问，适时开展健康教育，提高家长的应对能力。

【健康教育】

对患儿家长进行急性感染性喉炎护理知识宣教；告知家长患儿喉炎发作时的应对措施：患儿夜间或睡眠时病情突然加重时可立即给予温暖、湿润的空气，减轻喉部水肿，如症状无缓解应及时就医。建议家长喉炎急性发作缓解后，在居室内使用加湿器等。

【护理评价】

（1）评估患儿体温是否恢复正常。

（2）评估患儿声音嘶哑和缺氧是否好转。

（3）评估患儿出现喉梗阻时是否得到有效救治。

（4）评估家长是否掌握喉炎发作时的应对措施。

任务二　急性支气管炎

案例导入

患儿，女，2岁，2 d前出现咳嗽，为刺激性干咳，发热，最高T 39℃。昨日出现咳嗽加重，有少许痰液咳出。

查体：T 37.5℃，P 110次/分，R 26次/分，精神尚可。肺部听诊呼吸音粗，可有散在干、湿啰音。

辅助检查：胸部X线检查无异常改变；血常规检查白细胞稍高。

请思考：

1. 该患儿的护理问题有哪些？
2. 该病的护理措施有哪些？

【概述】

婴幼儿气管和支气管的管腔相对狭窄；软骨柔软，缺乏弹力组织，支撑作用小；黏膜血管丰富，黏液腺分泌不足，气道较干燥，纤毛运动差，清除能力弱，不能很好地清除吸入的微生物和有害物质。因此易发生感染导致呼吸道阻塞。

急性支气管炎是指各种病原体引起的支气管黏膜感染，因气管常同时受累，故又称为急性气管支气管炎，婴幼儿多见。常并发或继发于呼吸道其他部位感染，或为流感、麻疹、百日咳等急性传染病的一种临床表现。

病因：病原体为各种病毒、肺炎支原体、细菌或混合感染。凡能引起上呼吸道感染的病原体皆可引起支气管炎，而以病毒为主要病因。特异性体质、免疫功能失调、营养不良、佝偻病等患儿易反复发生支气管炎。气候变化、空气污染、化学因素的刺激也可诱发该病。

【临床表现】

起病可急可缓，大多先有上呼吸道感染的症状，之后以发热和咳嗽为主要表现。初为刺激性干咳，1～2 d后有痰液咳出，部分患儿可不发热，一般无全身症状。婴幼儿症状较重，常有发热、呕吐、腹泻等消化道症状。体检可见咽部充血，双肺呼吸音粗糙，或有少许散在干、湿啰音。啰音的特点是易变，常在体位改变或咳嗽后减少甚至消失。一般无气促和发绀。婴幼儿有痰不易咳出，可在咽喉部或肺部闻及痰鸣音。

【诊断性检查】

（1）胸部X线检查无异常改变，或有肺纹理增强，肺门阴影增深。

（2）血常规检查白细胞正常或偏低，合并细菌感染者白细胞总数及中性粒细胞可明显增高。

【治疗原则】

以对症治疗和控制感染为主。

1. 对症治疗　经常变化患儿体位，多饮水，适当湿化气道，利于呼吸道分泌物咳出。

祛痰止咳：除频繁咳嗽影响患儿休息外，一般不用镇咳剂或镇静剂，以免抑制其自然排痰。如咳嗽影响患儿休息时，可酌情给予口服药。

止喘：喘憋严重者可用支气管扩张剂，如吸入沙丁胺醇雾化；喘息严重时可口服泼尼松。

2. 控制感染　因该病感染的病原体多为病毒，一般不需用抗生素；怀疑细菌感染时，可适当选用抗生素，如青霉素类、大环内酯类等。

【护理评估】

1. 健康史　了解患儿是否有上呼吸道感染、营养不良、佝偻病、鼻窦炎等病史，询问患儿是否接触过刺激性气体；询问患儿发病时间，有无反复发作、湿疹、过敏史等。

2. 身体状况　观察体温和呼吸情况，咳嗽性状，痰液黏稠度及有无气促、发绀。检查有无佝偻病体征、营养不良、鼻窦炎等。

3. 心理-社会状况　评估家长对该病的了解及重视程度、护理知识的掌握程度及当地的环境卫生、空气污染情况。评估家长有无焦虑等心理反应。

【护理诊断】

1. 体温过高　与病毒或细菌感染有关。

2. 清理呼吸道无效　与痰液黏稠不易咳出有关。

3. 舒适度减弱　咳嗽、胸痛 与支气管炎症有关。

【护理措施】

1. 发热的护理　减少活动，注意休息。高热者应卧床休息，保持室内安静、温度适中、通风良好。鼓励患儿多饮水，食用富含维生素、易消化的清淡食物，少食多餐。监测患儿体温，低热不需特殊处理，体温在38.5℃以上时采取物理降温或遵医嘱给予药物降温方式，若有高热惊厥病史者则应及早给予处置。保持患儿皮肤清洁及时更换汗湿衣物，加强口腔护理。退热处置0.5 h至1 h后复测体温，并随时注意有无新的症状或体征出现，以防惊厥发生或体温骤降。

2. 保持呼吸道通畅　保持室内空气新鲜，温湿度适宜。保证充足的水分及营养，鼓励患儿多饮水，使痰液稀释后易咳出。观察咳嗽、咳痰的性质，指导并鼓励患儿有效咳嗽；对咳嗽无力的患儿，经常更换体位，拍背，促使呼吸道分泌物的排出及炎症消散；痰液黏稠可按医嘱给予止咳、平喘药，也可采用超声雾化吸入；如果分泌物多，影响呼吸时，可用吸引器吸痰及时清除痰液，保持呼吸道通畅。

3. 病情观察　注意观察呼吸变化，若有呼吸困难、发绀，应给予吸氧，并协助医生积极处理。

【健康教育】

指导家长学习预防相关知识，掌握相应处理措施。加强患儿营养，增强患儿体质。积极开展户外活动，进行体格锻炼，增强机体对气温变化的适应能力。积极预防患儿营养不良、佝偻病、贫血和各种传染病，按时预防接种，增强机体免疫力。

【护理评价】

（1）评估患儿咳嗽有无好转，体温是否恢复正常。

（2）评估患儿是否学会有效咳嗽排痰，喘息得到缓解。

（3）评估家长是否掌握该病的预防和护理知识。

任务三　肺炎

案例导入

患儿，女，15月龄，因“发热、咳嗽3 d，喘息1 d”入院。入院后患儿哭闹烦躁，口唇发绀，鼻翼扇动，点头样呼吸。查体：T 39℃，R 50次/分，P 150次/分；听诊双肺可闻及较密集中细湿啰音；腹部平软，肝肋下2 cm。胸片提示：双肺下叶片状阴影。

请思考：

1. 该患儿最可能的临床诊断是什么？
2. 该病例主要护理问题有哪些？
3. 该患儿的主要护理措施是什么？

【概述】

儿童肺的弹力纤维发育差，血管丰富，间质发育旺盛，肺泡数量较少，造成肺的含血量丰富而含气量相对较少，易发生肺部感染，感染时易引起间质性炎症、肺不张或肺气肿等。

肺炎是指不同病原体及其他因素（如吸入羊水、过敏等）所引起的肺部炎症。临床上以发热、咳嗽、气促、呼吸困难和肺部固定湿啰音为主要表现。大部分肺炎为急性过程，发病时间在1个月以内称为急性肺炎；病程在1～3个月，称为迁延性肺炎；超过3个月称为慢性肺炎。轻症肺炎以呼吸系统症状为主，无全身中毒症状；重症肺炎除呼吸系统严重受累外，其他系统也受累，全身中毒症状明显。

肺炎是婴幼儿时期的常见病，一年四季均可发生，以冬春季节及气候骤变时多见，该病不仅发病率高，病死率也高，占我国儿童死亡原因的第一位，是我国儿童保健重点防治的“四病”之一。

支气管肺炎为儿童时期最常见的肺炎。以2岁以下儿童最多见。起病急，以冬、春寒冷季节及气候骤变时多见。低出生体重儿及合并营养不良、维生素D缺乏性佝偻病、先天性心脏病的患儿病情严重，常迁延不愈，病死率较高。

支气管肺炎感染常见的病原体为病毒和细菌。发达国家以病毒感染为主，发展中国家以细菌感染为主。病毒以呼吸道合胞病毒最多见，其次是腺病毒、副流感病毒等；细菌以肺炎链球菌多见，其他有流感嗜血杆菌、金黄色葡萄球菌等。近年来，肺炎支原体、衣原体及流感嗜血杆菌肺炎日见增多。病原体多由呼吸道入侵，造成肺组织充血、水肿、炎症细胞浸润，阻碍通气和换气功能，导致机体出现缺氧及二氧化碳潴留，加之病原体毒素和炎症产物作用，使全身各器官均受到一定程度的影响。

【临床表现】

该病2岁以下的婴幼儿多见。起病大多较急，发病前数日多数患儿有上呼吸道感染。

1. 轻症肺炎　仅出现呼吸系统的症状和相应的肺部体征。主要表现为发热、咳嗽、气促和肺部固定的中、细湿啰音。

（1）发热：热型不一，多数为不规则热，亦可为弛张热或稽留热，新生儿、重度营养不

良儿可不发热或体温不升。

（2）咳嗽：较频繁，初为刺激性干咳，以后咳嗽有痰，新生儿、早产儿可仅表现为口吐白沫。

（3）气促：多在发热、咳嗽之后出现。呼吸40～80次/分，重者可有鼻翼扇动、点头呼吸、三凹征、唇周发绀。

（4）肺部体征：肺部体征早期不明显或仅呼吸音粗糙，以后可听到较固定的中、细湿啰音，新生儿、小婴儿常不易闻及湿啰音。除上述症状外，患儿常有精神不振、食欲减退、烦躁不安、轻度腹泻或呕吐等全身症状。

2. 重症肺炎 除全身症状及呼吸系统的症状加重外，常出现循环、神经、消化系统等功能障碍，出现相应的临床表现。

（1）循环系统：常见心肌炎、心力衰竭。心肌炎主要表现为：面色苍白、心动过速、心音低钝、心律不齐及心电图ST段下移、T波平坦或倒置。心力衰竭主要表现为：突然呼吸困难加重，呼吸频率加快（＞60次/分）；心率增快（幼儿＞160次/分、婴儿＞180次/分）；突然极度烦躁不安，明显发绀、面色苍白或发灰；心音低钝、奔马律、颈静脉怒张；肝脏迅速增大；尿少或无尿等。

（2）神经系统：轻症表现为精神萎靡、烦躁不安或嗜睡；脑水肿时出现意识障碍、惊厥、前囟膨隆，可有脑膜刺激征，呼吸不规则，瞳孔对光反射迟钝或消失。

（3）消化系统：轻者常有食欲减退、吐泻、腹胀等；重者可发生中毒性肠麻痹，表现为严重腹胀、呼吸困难加重和肠鸣音消失；有消化道出血时，可吐咖啡渣样物，大便隐血试验阳性或柏油样便。

（4）脓胸、脓气胸及肺大疱：患儿表现为病情突然加重，出现剧烈咳嗽、呼吸困难、胸痛、面色紫绀及一侧呼吸运动受限等。

知识链接

重症肺炎临床表现的机制

（1）呼吸系统。由于通气和换气障碍，导致低氧血症和二氧化碳潴留，为代偿缺氧，患儿出现呼吸与心率增快；为增加呼吸深度，辅助呼吸肌参与呼吸活动，出现鼻翼扇动和三凹征，严重者可出现呼吸衰竭。

（2）循环系统。低氧血症和二氧化碳潴留可引起肺小动脉反射性收缩，肺循环压力增高，致使右心的负担加重，加之病原体和毒素的作用，可引起中毒性心肌炎，导致心力衰竭。肺动脉高压和中毒性心肌炎是诱发心力衰竭的主要原因。重症患儿可出现微循环障碍、休克、DIC。

（3）神经系统。缺氧和二氧化碳潴留可使脑毛细血管扩张，毛细血管壁通透性增加而致脑水肿。病原体和毒素的作用亦可引起脑水肿。

（4）消化系统。缺氧和病原体毒素的作用，使黏膜屏障功能破坏，胃肠功能紊乱，出现腹泻、呕吐，严重者出现中毒性肠麻痹和消化道出血。

（5）酸碱平衡失调。严重缺氧时体内需氧代谢障碍、酸性代谢产物增加，常可引起代谢性酸中毒；同时，由于二氧化碳潴留、$H_2CO_3^-$增加又可导致呼吸性酸中毒。因此，重症肺炎常出现混合性酸中毒。

3. 不同病原体所致肺炎的特点 不同病原体所致肺炎的临床特点见表4-4-3。

表4-4-3 不同病原体所致肺炎的临床特点

类型	呼吸道合胞病毒肺炎	金黄色葡萄球菌肺炎	支原体肺炎	腺病毒肺炎
好发年龄	2～6月龄多见	婴幼儿多见	学龄儿童多见	6月龄～2岁多见
病原体	呼吸道合胞病毒	金黄色葡萄球菌	肺炎支原体	腺病毒
临床特征	起病急，干咳，发热，喘憋为突出表现，迅速出现呼吸困难及缺氧症状	起病急，进展快，全身中毒症状重，呈弛张热，皮肤常见猩红热样皮疹，易并发休克、败血症、化脓病灶等	起病缓慢，常有发热，可持续1～3周，以刺激性咳嗽为突出表现	起病急，全身中毒症状明显，呈稽留热，咳嗽频繁，可出现喘憋、呼吸困难、发绀等，易发生心肌炎、心衰、中毒性脑病等
肺部体征	听诊肺部以哮鸣音为主，肺底可闻及细湿啰音	肺部体征出现较早，可闻及中、细湿啰音	肺部体征常不明显	肺部体征出现较晚，多在高热3～7 d后才出现湿啰音
胸部X线	小点片状薄阴影，不同程度梗阻性肺气肿及支气管周围炎	小片浸润阴影，可很快出现肺脓肿、肺大疱或脓胸等	支气管肺炎改变，或间质性肺炎改变，或肺门阴影增浓	大小不等的片状阴影或融合成大病灶，多伴有肺气肿
实验室检查	白细胞总数大多正常	白细胞总数及中性粒细胞增多，可伴有核左移	白细胞数正常或增多，血清冷凝集试验多阳性	白细胞数总数正常或偏低

【诊断性检查】

1. 实验室检查 ①血常规：病毒性肺炎白细胞大多正常或偏低；细菌性肺炎白细胞总数及中性粒细胞常增高，并有核左移，胞质中可见中毒颗粒。②病原学检查：取鼻咽拭子或气管分泌物等标本做病毒分离或细菌培养，有助于明确病原体。③C-反应蛋白（CRP）：细菌感染时血清CRP浓度升高，非细菌感染时CRP上升不明显。

2. 胸部X线检查 早期可见肺纹理增粗，逐渐出现大小不等的斑片状阴影，可融合成片，以双肺下野、中内带多见，可伴有肺气肿或肺不张。

3. 动脉血气分析 用于出现严重呼吸困难的患儿，出现混合性酸中毒，pH值↓，PaO_2↓，$PaCO_2$↑，HCO_3^-↓，BE↓，SaO2↓。

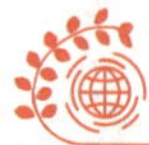

知识链接

儿童动脉血气分析正常值，见表4-4-4。

表4-4-4　儿童动脉血气分析正常值

项目	新生儿	满28 d ~ 2岁	> 2岁
pH值	7.35 ~ 7.45	7.35 ~ 7.45	7.35 ~ 7.45
PaO_2/kPa	8 ~ 12	10.6 ~ 13.3	10.6 ~ 13.3
$PaCO_2$/kPa	4.00 ~ 4.67	4.00 ~ 4.67	4.67 ~ 6.00
HCO_3^-/mmol/L	20 ~ 22	20 ~ 22	22 ~ 24
BE/mmol/L	−6 ~ +2	−6 ~ +2	−4 ~ +2
SaO_2/%	90 ~ 97	95 ~ 97	96 ~ 98

【治疗原则】

主要为控制感染、对症治疗和防止并发症。

1. 控制感染

（1）细菌：根据血培养、痰培养和药敏试验，给予敏感抗生素，早期、联合、足量、足疗程，重症宜静脉给药。抗生素一般用至体温正常后的5 ~ 7 d，临床症状、体征消失后3 d。

（2）病毒：利巴韦林，为常用抗病毒药物，目前针对病毒暂无特效药。流感病毒，磷酸奥司他韦口服效果较好。

（3）肺炎支原体或衣原体：首选大环内酯类抗生素，如阿奇霉素等。

2. 对症治疗　降温、止咳、平喘、改善低氧血症，纠正水、电解质及酸碱平衡紊乱。

3. 防止并发症

（1）心力衰竭：吸氧、镇静、强心、利尿和血管活性药物。

（2）中毒性脑病：镇静、止惊、降低颅压和促进脑细胞恢复等药物处理。

（3）中毒性肠麻痹：禁食、胃肠减压，也可给予酚妥拉明等。

（4）脓胸、脓气胸者宜早期引流。

4. 其他　病情严重如出现严重喘憋、脑水肿、感染性休克、呼吸衰竭者可短期应用糖皮质激素减轻炎症反应。

【护理评估】

1. 健康史　详细询问发病情况，了解有无反复呼吸道感染史，发病前是否有麻疹、百日咳等呼吸道传染病或接触史；应询问新生儿出生时是否足月顺产，有无窒息史；了解有无其他基础疾病史；了解患儿生长发育是否正常，家庭成员是否有呼吸道疾病史。

2. 身体状况　评估患儿有无发热、咳嗽、咳痰的情况，发热的程度、热型，咳嗽、咳痰的性质；有无呼吸增快、心率增快、肺部啰音；有无气促，端坐呼吸、鼻翼扇动、三凹征及唇周发绀等缺氧症状和体征；有无循环、神经、消化系统受累的临床表现。评估血常规、胸部X线、病原学等检查结果。

3. 心理-社会状况　了解患儿既往是否有住院的经历，家庭经济情况，父母的文化程度及对该病的认识程度等。评估患儿是否有因发热、缺氧等不适及环境陌生产生焦虑和恐惧心理，评估患儿家长是否有因患儿住院时间长、知识缺乏等产生的焦虑不安、抱怨的情绪。

【护理诊断】

1. 气体交换受损 与肺部炎症有关。

2. 清理呼吸道无效 与呼吸道分泌物过多、黏稠，患儿体弱无力排痰有关。

3. 体温过高 与肺部感染有关。

4. 营养失调：低于机体的需要量 与摄入营养量不足、营养量消耗增加有关。

5. 潜在并发症 心力衰竭、中毒性脑病、中毒性肠麻痹。

【护理措施】

1. 改善呼吸功能

（1）保持室内环境安静与舒适：保持室内空气清新，定时开窗通风，室温控制在18～22℃、湿度55%～60%。定期进行空气消毒，防止病原体播散和交叉感染。

（2）休息：嘱咐患儿卧床休息，减少活动。注意被褥要轻暖，穿衣不要过多，内衣应宽松，以免影响呼吸；勤换尿布，保持皮肤清洁，使患儿感觉舒适，以利于休息。治疗护理应集中进行，尽量使患儿安静，以减少机体的耗氧量。

（3）氧疗：患儿出现烦躁、气促、发绀等缺氧表现时应及早给氧，以改善低氧血症。

①一般采用鼻导管给氧，氧流量为0.5～1 L/min，氧浓度不超过40%。

②缺氧明显者用面罩或头罩给氧，氧流量为2～4 L/min，氧浓度不超过60%。

③出现呼吸衰竭时，应使用人工呼吸器或机械通气给氧。

④对于新生儿、婴幼儿，不主张持续高流量给氧，氧浓度应＜60%，避免氧中毒。

（4）遵医嘱用药。

2. 保持呼吸道通畅

（1）及时清除患儿口鼻分泌物，对于痰液黏稠者可进行雾化吸入使痰液变稀薄利于咳出；必要时可用吸痰器吸出痰液，但吸痰不能过频，否则可刺激呼吸道产生过多黏液。

（2）协助翻身拍背以助于排痰：方法为五指并拢、稍向内合掌，呈空心状，由下向上、由外向内地轻拍背部，边拍边鼓励患儿咳嗽，拍背力量应适度，以不引起患儿疼痛为宜，拍背时间为10 min。

（3）指导患儿进行有效的咳嗽，采取舒适放松的体位，缓慢深呼吸数次（吸气时腹肌上抬），屏气3 s，然后张口，使用腹肌用力做爆破性咳嗽2～3声。排痰前协助转换体位，帮助清除呼吸道分泌物。

3. 降低体温 密切监测患儿体温变化，采取相应的护理措施。

4. 补充营养及水分 鼓励患儿多饮水，给予足量的维生素、蛋白质、易消化食物，少量多餐。喂食时须将婴儿头部抬高或抱起，以免呛入气管发生窒息。进食确有困难者，可按医嘱静脉补充营养。对重症患儿应准确记录24 h出入量。要严格控制输液量和滴注速度，最好使用输液泵，保持液体均匀输入，以免发生心力衰竭。

5. 密切观察病情 一旦发现并发症，立即通知医生，并配合医生进行抢救。

【健康教育】

指导家长合理喂养，培养婴幼儿良好的饮食和卫生习惯。从小养成锻炼身体的好习惯，让婴幼儿经常做户外活动，增强体质，提高机体的抗病能力。婴幼儿应少去人多的公共场所，尽可能避免接触呼吸道感染患者。注意保暖，避免受凉。教会家长处理呼吸道感染的方法，

使患儿在疾病早期能得到及时控制。定期进行健康检查，按时预防接种。

【护理评价】

（1）评估患儿气促、发绀症状是否逐渐改善。

（2）评估患儿能否顺利有效地咳出痰液，保持呼吸道通畅。

（3）评估患儿体温是否恢复正常。

（4）评估患儿能否摄入充足的营养。

（5）评估并发症是否得到有效预防，已发生的并发症是否得到及时发现和处理。

练习题

（一）选择题

1. 引起肺炎的主要病原体为病毒和细菌，细菌中最常见的有（　　）。

A. 呼吸道合胞病毒　B. 军团菌　C. 流感病毒　D. 肺炎链球菌

2. 有严重缺氧征象或几度以上喉梗阻患者需行气管切开术（　　）。

A. Ⅰ度　B. Ⅱ度　C. Ⅲ度　D. Ⅳ度

3. 肺炎患儿，突然咳出粉红色泡沫痰时，正确的给氧方法是（　　）。

A. 吸入浓度40%的氧气　B. 吸入20%～30%乙醇湿化的氧气

C. 持续高流量给氧　D. 加大氧气流量

（4、5题共用题干）

患儿，1岁，体温38.4℃，脉搏120次/分，呼吸40次/分，频繁咳嗽，痰液黏稠不易咳出，伴有呕吐等，听诊双肺呼吸音粗糙，有不固定散在的干、湿啰音。

4. 该患儿最可能的诊断（　　）。

A. 支气管炎　B. 上呼吸道感染　C. 哮喘　D. 肺炎

5. 该患儿现在的主要护理问题是（　　）。

A. 清理呼吸道无效　B. 体温升高　C. 气体交换受损　D. 呼吸过快

（二）填空题

1. 小儿肺活量约为_____，年龄越小肺活量越小。

2. 小儿急性感染性喉炎的临床特征是_____咳嗽和呼吸困难。

3. 小儿肺炎按_____分类可分为轻症肺炎和重症肺炎，按_____分为感染性肺炎和非感染性肺炎。

4. 小儿胸部疾病物理治疗的方式有体位引流、_____、_____。

（三）名词解释

1. 急性支气管炎　2. 急性感染性喉炎　3. 肺炎

（四）简答题

1. 简述急性支气管炎的临床特点。

2. 简述肺炎的治疗原则。

3. 简述喉梗阻的分度。

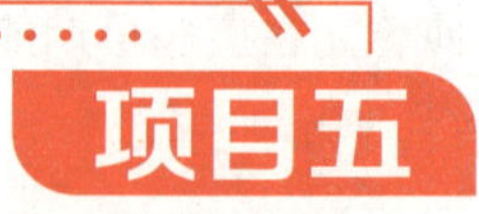

项目五 造血系统疾病的护理

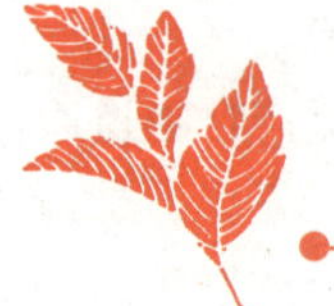

知识目标： 了解儿童造血特点，熟悉贫血的定义、分类和临床表现；掌握营养性贫血、急性白血病的概念、临床表现、护理诊断、护理措施；熟悉儿童贫血的分类与分度；营养性缺铁性贫血、急性白血病的病因、发病机制、治疗要点。

能力目标： 能应用护理程序对造血系统疾病患儿实施整体护理，并提供有针对性的健康指导。

素质目标： 尊重、爱护患儿，具备敬畏生命的职业情感及护理造血系统疾病患儿的临床思维和循证思维。

课前回顾

【造血】

1. 胚胎期造血 造血是造血干细胞分化成熟为各种外用血细胞的过程。根据造血组织发育和造血部位发生的先后，可将此期分为三个阶段。

（1）中胚叶造血期：在胚胎第3周开始出现卵黄囊造血，之后在中胚叶组织中出现广泛的原始造血成分，其中主要成分是原始的有核红细胞。在胚胎第6周后，中胚叶造血功能开始减退。

（2）肝脾造血期：自胚胎第6～8周时开始，肝脏出现活动的造血组织，并成为胎儿中期的主要造血部位，4～5个月时达到高峰，6个月后逐渐减退。肝造血主要产生有核红细胞，在此期间胎盘也是一个造血部位。

（3）骨髓造血期：胚胎第6周开始出现骨髓，至胎儿4个月时才开始造血活动，并迅速成为胎儿后期主要的造血器官，直至出生2～5周后成为唯一的造血场所。

2. 出生后造血

（1）骨髓造血：出生后主要是骨髓造血。婴幼儿期所有骨髓均为红骨髓，全部参与造血，以满足生长发育的需要。5～7岁开始，脂肪组织（黄骨髓）逐渐代替长骨中的造血组织，因此年长儿和成人红骨髓仅限于肋骨、胸骨、脊椎、骨盆、颅骨、锁骨和肩胛骨，但黄骨髓仍有潜在的造血功能，当造血需要增加时，它可转变为红骨髓而恢复造血功能。小儿在出生后前几年缺少黄骨髓，故造血代偿潜力小，当造血需要增加时，就会出现骨髓外造血。

（2）骨髓外造血：在正常情况下，骨髓外造血极少。出生后，尤其在婴儿期，当发生感染性贫血或溶血性贫血等造血需要增加时，肝、脾和淋巴结可随时适应需要，恢复到胎儿时的造血状态，出现肝、脾、淋巴结肿大。同时外周血中可出现有核红细胞或（和）幼稚中性粒细胞。这是小儿造血器官的一种特殊反应，称为“骨髓外造血”，感染及贫血等纠正后即恢复正常的骨髓造血。

【贫血】

贫血是指外周血中单位体积内的红细胞计数或血红蛋白量低于正常标准者。根据WHO资料，血红蛋白（Hb）在6月龄～6岁＜110 g/L；6～14岁＜120 g/L为贫血（海拔每升高1000米，Hb上升4%）。6月龄以下婴儿，由于血红蛋白值变化较大，尚无统一标准。

国内暂定：血红蛋白在新生儿＜145 g/L，1～4月龄＜90 g/L，4～6月龄＜100 g/L者为贫血。

根据外周血中血红蛋白（Hb）量，一般将贫血分为轻度、中度、重度和极重4个程度，见表4-5-1。

表4-5-1 小儿贫血分度（按血红蛋白量） （g/L）

分度	轻度	中度	重度	极重度
新生儿	120～145	90～120	60～90	＜60
儿童	90～120	60～90	30～60	＜30

1. 贫血的分类

贫血的病因分类：根据贫血发生的原因分为红细胞或血红蛋白生成不足、红细胞破坏过多（溶血性）和红细胞丢失过多（失血性）所致贫血3大类。

（1）红细胞或血红蛋白生成不足：

①造血物质缺乏，如缺铁性贫血、营养性巨幼细胞性贫血、维生素B缺乏性贫血、蛋白质缺乏等。

②骨髓造血功能障碍，如再生障碍性贫血。

③其他原因，如感染性、炎症性及癌症性贫血、慢性肾脏病所致的贫血、铅中毒等。

（2）红细胞破坏过多所致贫血（溶血性贫血）：可由红细胞内在缺陷或红细胞外在因素引起。

①红细胞内在缺陷。红细胞膜缺陷（膜分子病），如遗传性球形红细胞增多症、遗传性椭圆形红细胞增多症、阵发性睡眠性血红蛋白尿等；红细胞酶缺陷，如葡萄糖-6-磷酸脱氢酶（G6PD）缺乏症、丙酮酸激酶缺乏症等；血红蛋白病（血红蛋白合成或结构异常），如珠蛋白生成障碍性贫血（又称地中海贫血）、不稳定血红蛋白病等。

②红细胞外在因素。免疫性溶血性贫血，如ABO或Rh血型不合引起的同族免疫性溶血性贫血、自身免疫性溶血性贫血等；非免疫性溶血性贫血，如脾功能亢进、微血管病性溶血性贫血、感染及理化因素所致的溶血性贫血。

（3）红细胞丢失过多所致贫血（失血性贫血），如急、慢性失血性贫血。

2. 贫血的临床表现

（1）急性贫血即使贫血程度轻，亦可引起严重症状甚至休克。而慢性贫血由于早期机体各器官的代偿功能较好，可无症状或症状较轻，当代偿不全时，才逐渐出现症状。主要表现为皮肤黏膜苍白，婴幼儿可出现髓外造血。

（2）其他各系统症状有：①呼吸-循环系统。呼吸增快、心率增快、心脏扩大、心前区收缩期杂音、心力衰竭等。②消化系统。食欲下降、恶心、腹胀等。③神经系统。精神不振，注意力不集中，烦躁不安或嗜睡，年长儿可诉头晕、耳鸣。④免疫系统。免疫功能低下，易患各种感染性疾病。

任务一 缺铁性贫血

案例导入

患儿，女，13岁，因“发现面色苍白、纳差、四肢乏力半年”入院。患儿半年前逐渐出现面色苍白，四肢乏力，食欲不佳，查血常规示Hb 78 g/L，考虑“缺铁性贫血”，予以补充铁剂，患儿常有腹部不适，食欲无明显改善，四肢仍觉乏力，血常规Hb 75 g/L，复查胃镜无异常，为进一步治疗收住院。

体格检查：T 37.0℃，P 100次/分，R 17次/分，BP 100/70 mmHg。患儿神志清醒，精神尚可，体形偏瘦，营养中等，全身皮肤及口唇苍白，心音有力，律齐，无杂音，肝脾肋下未触及。

入院后完善相关检查，网织红细胞1.31%。粪便常规+隐血阴性。血常规：CRP 65 mg/L，WBC 7.7×10^8/L，N 59.3%，L 25.3%，HCT 0.306，MCV 75.4 fL，HB 81g/L，MCH 20 Pg，MCHC 265 g/L，PLT 433×10^8/L。生化提示肝肾功能、电解质、胆红素等均基本正常。铁蛋白125 mg/L，血清铁1.4 mmol/L，总铁结合率35.6 mmol/L。肝胆胰脾B超未见明显异常。叶酸22.97 nmol/L，维生素B_{12}为360.7 pmol/L。骨髓涂片示增生性贫血。直接及间接Coombs试验阴性。入院后予抗感染，速力菲及维生素C口服，复查血常规CRP 30 mg/L，WBC 5.8×10^8/L，N 41.4%，L 42.7%，HB 93 g/L，PLT 199×10^9/L。

请思考：

1. 口服铁剂的不良反应有什么？
2. 针对该患儿主要护理诊断及主要护理措施是什么？

【概述】

缺铁性贫血严重危害儿童健康，是我国儿童重点预防的四大疾病之一。是由于体内铁缺乏导致血红蛋白合成减少，临床上婴幼儿发病率最高，以小细胞低色素性贫血、血清铁蛋白减少和铁剂治疗有效为特点的贫血症。

儿童缺铁性贫血的原因如下：

（1）铁的储存不足，如早产、双胎、孕母患缺铁性贫血等。

（2）生长发育快，对铁的需要量相对增多。

（3）铁摄入不足为婴儿缺铁的主要原因。未及时添加含铁丰富的食物，年长儿偏食等。

（4）铁的吸收及利用障碍，慢性腹泻、反复感染及不合理的食物搭配等。

（5）铁的丢失过多，长期慢性失血所致。

【临床表现】

任何年龄均可发病，以6月龄至2岁最多见。发病缓慢，其临床表现随病情轻重而有所不同。

1. 一般表现 皮肤黏膜逐渐苍白，以唇、口腔黏膜及甲床较明显，易疲乏，不爱活动。年长儿可诉头晕、眼前发黑、耳鸣等。

2. 髓外造血表现 由于髓外造血，肝、脾可轻度肿大；年龄越小，病程越久，贫血越重，肝脾肿大越明显。

3. 非造血系统症状

（1）消化系统症状：食欲减退，少数有异食癖（如嗜食泥土、墙皮、煤渣等）；可有呕吐、腹泻；可出现口腔炎、舌炎或舌乳头萎缩；重者可出现萎缩性胃炎或吸收不良综合征。

（2）神经系统症状：表现为烦躁不安或萎靡不振、精神不集中、记忆力减退，智力多数低于同龄儿。

（3）心血管系统症状：明显贫血时心率增快，严重者心脏扩大，甚至发生心力衰竭。

（4）其他：因细胞免疫功能降低，常合并感染。可因上皮组织异常而出现反甲。

【诊断性检查】

1. 血常规 呈小细胞低色素性贫血。血红蛋白较红细胞减少得更为明显。血涂片中可见成熟红细胞体积小，中央淡染区扩大。网织红细胞计数正常或轻度升高。白细胞和血小板计数多正常。

2. 骨髓象 红系增生活跃或明显活跃，以中、晚幼红细胞为主，其体积小、核染色质致密、胞质少、有血红蛋白形成不良的表现，即“核老浆幼”现象。

3. 铁代谢的生化检查

（1）血清铁蛋白是反映体内储存铁的敏感指标，＜12 μg/L 提示缺铁。

（2）红细胞游离原卟啉＞0.9 μmol/L 提示红细胞内缺铁。

（3）血清铁＜10.7 μmol/L、转铁蛋白饱和度＜0.15%、总铁结合力＞62.7 μmol/L 可诊断缺铁性贫血。

（4）血清可溶性转铁蛋白受体（sTfR）测定是迄今反映缺铁性红细胞生成的最佳指标。

（5）骨髓铁染色反映单核－吞噬细胞系统中的储存铁，可作为诊断缺铁的金指标。

【治疗原则】

主要原则为去除病因和补充铁剂。

1. 去除病因 积极寻找病因，对因治疗，是治疗的关键。

2. 铁剂治疗

（1）口服铁剂。首先，临床上选用二价铁盐制剂，如硫酸亚铁、富马酸亚铁等。口服铁剂可致胃肠道反应如恶心、呕吐、腹泻或便秘、厌食、胃部不适及疼痛等，宜从小剂量开始，逐渐增加至全量，在两餐之间服用，避免空腹服用以减少对胃肠道的刺激。

（2）注射铁剂。注射铁剂较容易发生不良反应，甚至可发生过敏反应致死，故应慎用。其适应证是：①诊断肯定，但口服铁剂后无治疗反应者；②口服后胃肠反应严重，虽改变制剂种类、剂量及给药时间仍无改善者；③由于胃肠疾病胃肠手术后不能应用口服铁剂或口服铁剂吸收不良者。

3. 输红细胞 一般不必输红细胞，输注红细胞的适应证是：①贫血严重，尤其是发生心力衰竭者；②合并感染者；③急需外科手术者。贫血越严重，每次输注量应越少。Hb 在 30 g/L 以下者，应采用等量换血方法；Hb 在 30 ~ 60 g/L 者，每次可输注红细胞悬液 4 ~ 6 mL/kg；Hb 在 60 g/L 以上者，不必输红细胞。

【护理评估】

1. 健康史

（1）母亲孕产史：应了解母亲的孕产史，如母亲孕期是否有严重贫血。患儿是否是早产、双胎或多胎之一，是否发生过胎儿期出血等。评估患儿是否有先天储铁不足。

（2）喂养史：询问患儿的喂养方法和饮食习惯，是否及时添加含铁辅食，食物搭配是否合理，动物性食品是否摄入过少。年长儿是否挑食、偏食、厌食等。有无生长发育过快。

（3）疾病史：了解患儿是否有慢性疾病如消化道溃疡和畸形、慢性腹泻、肠道寄生虫、吸收不良综合征、反复感染等。青春期少女需了解是否有月经量过多。

2. 身体状况 了解患儿贫血程度，观察皮肤、黏膜颜色及毛发、指甲情况。了解患儿是否有乏力、烦躁或萎靡、记忆力减退、成绩下降等。了解年长儿是否有头晕、耳鸣、眼前发黑等症状。要注意贫血严重者有无心率增快、心脏扩大及心力衰竭表现。了解患儿是否有异食癖、口腔炎、舌炎等情况。了解患儿血液及骨髓检查结果，红细胞、血红蛋白、血清铁是否下降，红细胞形态及骨髓增生情况。

3. 心理-社会评估 评估患儿及家长的心理状态，对该病的病因及防护知识的了解程度，对健康的需求等。

【护理诊断】

1. 营养失调：低于机体需要量 与铁摄入不足、吸收障碍、需求增加、丢失过多有关。

2. 活动无耐力 与贫血致组织、器官缺氧有关。

3. 有感染的危险 与缺铁导致机体免疫功能低下有关。

4. 潜在并发症 心力衰竭。

5. 知识缺乏 家长缺乏科学喂养知识和该病的防护知识。

【护理措施】

1. 合理安排饮食

（1）提供含铁丰富的饮食：提倡母乳喂养，母乳中铁的吸收率高达50%；对于人工喂养的患儿，应选用强化铁配方奶粉；婴儿6月龄后应逐渐减少每日奶类摄入量，按时添加含铁丰富的辅食或补充铁强化食品如铁强化米粉、动物肝脏等。

（2）指导合理搭配患儿的饮食。

①促进铁吸收：维生素C、稀盐酸、氨基酸、果糖。

②抑制铁的吸收：牛奶、蛋类、钙片、麦麸、植物纤维、草酸、抗酸药物、茶、咖啡。

③鲜牛奶应加热处理后喂养婴儿，以减少因过敏而致肠出血。

（3）增加患儿食欲，必要时根据医嘱给患儿服用助消化药如胃蛋白酶、多酶片等。

（4）早产/低出生体重儿喂养时应注意从出生后的2月龄开始对母乳喂养儿补充元素铁2 mg/（kg·d），对配方奶喂养的婴儿补充元素铁1 mg/（kg·d），直至校正年龄为1岁。

2. 用药护理

（1）严格按医嘱进行给药，并注意观察副作用。

（2）液体铁剂可使牙齿和舌染黑，指导患儿用吸管将药液吸至舌根部咽下，服药后漱口。

（3）告知患儿及家长服用铁剂期间，患儿的大便会变成黑色或呈柏油样，无须担心，停

药后恢复。

3. 适当活动，密切观察，防止并发症 轻、中度缺铁性贫血患儿不必严格限制日常活动，但应避免剧烈运动，活动间歇充分休息，保证足够睡眠。对重度贫血的患儿，因血红蛋白明显减少造成组织缺氧，可有心悸、气短或活动后症状明显加重，所以应注意休息，特别是活动后出现心悸、气短的患儿应吸氧、卧床休息，减少氧耗。一旦患儿出现呼吸困难、面色发绀、肝脏增大等心力衰竭症状，立即通知医生。

4. 预防感染

加强缺铁性贫血患者的免疫力和卫生习惯。

【健康教育】

向家长及年长患儿讲解疾病的有关知识和护理要点。宣教科学喂养的方法，提倡母乳喂养及时添加含铁元素丰富且吸收率高的辅食；指导家长及年长患儿坚持正确用药，不可随意停药。因缺铁性贫血致智力减低、成绩下降者，应与其父母沟通，使父母了解是由于疾病导致患儿目前状况，与父母和年长患儿共同制订学习计划，减轻患儿自卑心理。对有异食癖的患儿，应正确对待，不可过多指责。按时复查血常规、血生化、出凝血功能、铁代谢等。

【护理评价】

（1）评估患儿家长能否正确选择含铁丰富的食物，合理安排患儿的饮食；患儿是否正确服用铁剂。

（2）评估患儿倦怠乏力症状有无减轻，活动耐力是否增强。

（3）评估患儿治疗期间有无发生感染、心衰等并发症。

（4）评估家长及年长患儿是否知道该病的发病原因，并主动配合治疗与护理。

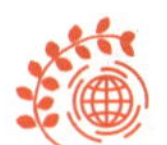

知识链接

巨幼细胞贫血

营养性巨幼细胞贫血，常见于6～18月龄的婴儿，是由于缺乏维生素B_{12}和/或叶酸所致的一种大细胞性贫血。病因有胎儿期储存不足，出生后需要量增加但摄入量不足、疾病原因导致维生素B_{12}和/或叶酸吸收或代谢障碍、药物影响（长期应用广谱抗生素、抗癫痫药物等）。主要临床特点为贫血、神经精神症状、红细胞体积变大、骨髓中出现巨幼红细胞，用维生素B_{12}和/或叶酸治疗有效。

临床症状体征方面不同于缺铁性贫血的有：巨幼细胞性贫血皮肤常呈蜡黄色；神经精神症状表现，如下：

（1）维生素B_{12}缺乏。表情呆滞目光发直、嗜睡，对外界反应迟钝，少哭不笑，智力及动作发育落后甚至倒退。重症病例可出现不规则震颤、手足无意识运动，甚至抽搐、感觉异常、共济失调、踝阵挛和Babinski征阳性。

（2）叶酸缺乏。不发生神经系统症状，但可导致神经精神异常。

任务二　急性白血病

案例导入

患儿女，2岁，因“面色苍白1个月，全身皮肤可见散在出血点”入院。

查体：重度贫血貌，全身皮肤可见散在出血点，双肺呼吸音粗，腹股沟淋巴结肿大。腹软，肝肋下3 cm，质软边锐，脾肋下6 cm。

血常规：白细胞17.96×10^9/L，中性粒细胞16.6%，中性粒细胞绝对值1.11×10^9/L，血红蛋白54 g/L，血小板33×10^9/L，骨髓检查提示原始细胞48%。

请思考：

1. 该患儿可能患的疾病是什么？
2. 如何护理？

【概述】

白血病是造血系统的恶性增生性疾病，也是小儿时期最常见的恶性肿瘤。白血病细胞（未成熟的血细胞）在骨髓及其他造血部位如肝、脾过度增生，并浸润到全身各组织和器官从而产生不同的临床症状。主要表现有发热、贫血、出血、感染；肝、脾、淋巴结肿大；骨或关节疼痛；外周血细胞和（或）骨髓细胞出现质和量的异常等。

根据增生的白细胞种类的不同，急性白血病可分为急性淋巴细胞白血病（ALL）和急性非淋巴细胞白血病（ANLL）两大类，急性淋巴细胞白血病占小儿白血病的70%～85%；急性非淋巴细胞白血病，又称急性髓细胞性白血病，占小儿白血病的15%～30%。

【临床表现】

白血病起病大多较急，主要表现如下。

1. 发热　由肿瘤本身或继发感染所致，可为低热、不规则热、持续性高热或弛张热。发热一般有两种情况：白血病性发热，多为低热且抗生素治疗无效；感染所致发热，多为高热。

2. 进行性贫血　表现为苍白、虚弱无力、活动后气促；贫血主要是骨髓造血干细胞受到抑制所致。

3. 出血　以皮肤黏膜出血、鼻出血、牙龈出血、呕血黑便、血尿较多见。偶有颅内出血，一旦出血致死率高。

4. 白血病细胞浸润常见表现　肝、脾、淋巴结肿大；骨或关节疼痛；颅内压增高、脑膜刺激征、脑神经麻痹等表现，脑脊液检查可发现白血病细胞；睾丸局部肿大、触痛，阴囊皮肤可呈红黑色。

【诊断性检查】

1. 外周血常规　红细胞和血红蛋白量均减少，一般为正细胞正色素性贫血。白细胞质和量的改变为本病的重要特征：白细胞数高低不一，增高者约占50%以上；分类中可见原始及幼稚细胞，有些以原始、幼稚细胞为主，但部分白细胞数不高者可没有幼稚细胞。血小板数量大多减少。

2. 骨髓象 是诊断白血病和评定其疗效的重要依据。骨髓有核细胞大多呈增生明显活跃或极度活跃，少数增生低下，分类以某一系列的原始和幼稚细胞为主，比例≥30%时可诊断白血病。对于髓系白血病，WHO新的标准降低了原始细胞的比例，≥20%时即可诊断白血病。

【治疗原则】

急性白血病的治疗是以化疗为主的综合疗法，其原则是早期诊断、早期治疗。同时要早期防止中枢神经系统白血病和睾丸白血病，给予支持疗法。

1. 化学药物治疗 目的是杀灭白血病细胞，解除白血病细胞浸润引起的症状，使病情缓解并巩固治疗效果，减少耐药而治愈。儿童ALL均需经历下列阶段的治疗：

（1）诱导治疗：诱导缓解治疗是患者能否长期无病生存的关键，需联合数种化疗药物，最大限度地杀灭白血病细胞，从而尽快达到完全缓解。

（2）巩固治疗：儿童ALL达到完全缓解（CR）时，体内仍残存约达108个白血病细胞，这种状态称为微小残留病变（minimal residual disease，MRD）。因此，需要巩固治疗。常用CAM方案：环磷酰胺（CTX），阿糖胞苷（Ara-C），6-硫基嘌呤（6-MP）。

（3）预防髓外白血病：由于大多数药物不能进入中枢神经系统、睾丸等部位，有效的髓外白血病预防是白血病特别是急性淋巴细胞白血病患儿获得长期生存的关键措施之一。

2. 支持疗法

（1）防治感染：在化疗阶段，保护性环境隔离在降低院内交叉感染上具有较好效果，并发细菌性感染时，应首选强力的抗生素以控制病情，并根据药物敏感试验结果调整抗生素用量。

（2）成分输血：明显贫血者可输红细胞；因血小板减少而致出血者，可输浓缩血小板。有条件时可酌情静脉输注免疫球蛋白。

（3）集落刺激因子：化疗休息期间如骨髓抑制明显，可给予G-CSF等集落刺激因子。

（4）高尿酸血症：高尿酸血症的防治在化疗早期，由于大量白血病细胞破坏分解而引起高尿酸血症，导致尿酸结石梗阻、少尿或急性肾衰竭，故应注意补充水分。为预防高尿酸血症，可口服别嘌呤醇。

（5）其他：在治疗过程中，要增加患儿营养。患儿有发热、出血时应卧床休息。要注意口腔卫生，防止感染和黏膜糜烂，并发弥散性血管内凝血时，可用肝素治疗。

【护理评估】

1. 病史 了解患儿的住院史、手术史及感染史等。注意患儿是否有放射线、辐射、重金属等接触史；家族中是否有肿瘤患者及其疾病类别。评估患儿本次发病情况、主要症状和体征等。

2. 身体评估 评估患儿的生命体征、贫血及其程度；注意有无出血倾向，如瘀点、瘀斑、紫癜及黏膜出血等，肝、脾、淋巴结肿大情况，有无骨痛、关节痛等。评估患儿的血常规、骨髓检查等结果变化。

3. 心理-社会状况 评估患儿及家长的心理状态、对突发事件的应对能力、对病情的认识程度和对护理的要求。评估家庭经济状况及其支持系统。

【护理诊断】

1. 体温过高 与大量白血病细胞浸润、坏死和/或感染有关。

2. 活动无耐力 与贫血致组织器官缺氧有关。

3. 营养失调：低于机体需要量 与疾病过程中消耗增加、抗肿瘤治疗致恶心、呕吐、食欲下降及摄入量不足有关。

4. 有感染的危险　与机体免疫功能下降有关。

5. 潜在并发症　药物副作用如骨髓抑制、胃肠道反应等。

6. 疼痛　与白血病细胞浸润有关。

7. 恐惧、悲伤　与病情重、久病不愈、预后不良有关。

8. 知识缺乏　家长及年长患儿缺乏该病的防护知识。

【护理措施】

1. 维持正常体温　监测患儿体温，观察热型及热度。遵医嘱给高热患儿应用退热剂，观察降温效果，防止虚脱。防治感染。

2. 休息　长期卧床者，应常更换体位，预防压疮。

3. 加强营养　给予患儿高蛋白、高维生素、高热量、清淡、易消化的饮食，以半流质为主，少量多餐。鼓励患儿进食；不能进食者，可静脉补充。食物应清洁、卫生，食具应消毒。

4. 预防感染

（1）保护性隔离：与其他病种患儿分室居住，防止交叉感染。粒细胞数极低和免疫功能明显低下者应住单间，有条件者住层流室或无菌单人层流床。房间每日消毒。限制探视者人数和次数，感染者禁止探视。接触患儿前认真洗手，必要时进行消毒。

（2）注意患儿个人卫生：教会家长及年长患儿正确的洗手方法；保持口腔清洁，进食前后用温开水或漱口液漱口；宜用软毛牙刷或海绵，以免损伤口腔黏膜及牙龈，导致出血和继发感染；有黏膜真菌感染者，可用氟康唑或依曲康唑涂擦患处。勤换衣裤，每日沐浴，以利于患儿汗液排泄，减少皮肤感染。保持大便通畅，便后用温开水或盐水清洁肛周，保持会阴部清洁；预防和治疗肛周脓肿。

（3）严格执行无菌技术操作，遵守操作规程。

（4）避免预防接种：免疫功能低下者，暂时避免减毒活疫苗预防接种，以防发病。

（5）观察感染早期征象：监测患儿生命体征，观察有无牙龈肿痛、咽红、咽痛；皮肤有无破损、红肿；肛周、外阴有无异常等。发现感染先兆应协助医生做血液、尿液、粪便和/或分泌物的培养，并遵医嘱应用抗生素。监测血常规变化，中性粒细胞数很低者，遵医嘱皮下注射集落刺激因子，使中性粒细胞合成增加，增强机体抵抗力。

5. 防止并发症的发生，应用化疗药物的护理

（1）熟悉各种化疗药物的药理作用和特性，了解化疗方案及给药途径，正确给药：①化疗药物多为静脉给药，静脉输注前应确认导管通畅并在血管内，输注过程中应密切观察，防止液体渗漏。一旦发生渗漏应立即停止输液，并做局部处理。②某些化疗药物可致过敏反应，用药前应询问患儿用药史和过敏史，用药过程中要观察有无过敏反应。③光可使某些化疗药物（如VP16、VM26）分解，静脉滴注时应避光。④鞘内注射化疗药物时，浓度不宜过大，药量不宜过多，缓慢推入，术后应去枕平卧4～6 h。

（2）观察及处理化疗药物毒性作用，掌握化疗药物常见的毒副作用和个别药物的特殊毒性作用，加强观察并采取必要的治疗和护理措施。①骨髓抑制：监测血常规及时防治感染；观察有无出血倾向和贫血表现。②恶心、呕吐：用药前半小时可给予止吐药。③口腔溃疡：加强口腔护理；给予清淡、易消化的流质或半流质饮食；疼痛明显者，进食前可给予局麻药或敷以溃疡膜、溃疡糊剂等。④脱发：应用化疗药物前告知年长患儿及家长备好假发、帽子

或围巾。⑤出血性膀胱炎：鼓励患儿尤其是应用环磷酰胺者多饮水，遵医嘱水化和碱化尿液。⑥库欣貌及情绪改变：多关心患儿，给予信心和鼓励，告知年长患儿及家长糖皮质激素停药后会消失。⑦其他：如心脏毒性、神经毒性等。

（3）自我防护及环境保护：①化疗药物最好在中央药房集中配制，无条件者应在生物安全柜下配制，减少污染。②操作者应戴手套、口罩、面罩或护目镜。③避免药液/药粉喷洒。④一旦溅在皮肤、黏膜上马上冲洗干净。⑤所有用物应专门处置。

（4）保护患儿血管：有计划地应用血管，采用静脉留置针、经外周穿刺中心静脉置管、植入式静脉输液港等静脉给药技术，以减少穿刺次数及对血管的损伤。输注过程中防止药液渗漏，一旦渗漏及时处理。

6. 减轻疼痛 尽量减少因诊疗、护理操作而给患儿带来的痛苦。及时评估患儿的疼痛及镇痛需求。各种穿刺前可给予表面麻醉剂减少疼痛，必要时遵医嘱给予止痛剂，并观察止痛效果。

7. 情感支持和心理疏导

（1）指导坚持定期化疗：及时化疗是儿童白血病首要的治疗方法。提供该病国内外治疗进展信息，帮助年长患儿和家长增强战胜疾病的信心。

（2）重视心理护理与人文关怀：应贯穿于整个治疗、护理和随访全过程，关怀患儿及家长，开展儿童医疗辅导、心理咨询与干预和游戏文艺活动等，做好患儿及家长的健康教育，减轻或消除他们的恐惧心理，积极应对，顺利完成治疗。

（3）搭建相互交流的平台：如定期召开家长座谈会或患友联谊会，相互交流成功经验和体会，共同应对困难。

（4）提供必要的社会支持，建立多学科联合团队，以助其渡过难关。

思政链接

儿科血液病房“爱心学校”

国内第一所“爱心学校”在华中科技大学同济医学院附属协和医院儿科血液病房正式成立，他们把人文关怀渗透到一点一滴的日常医疗与护理工作中，把苍白单调的病房变得美丽而温馨。

在爱心学校全体医务人员和志愿者的努力和坚守之下，方才成就了武汉协和医院儿科病房里这间特殊的“爱心学校”。数千名白血病患儿才能在长年的住院治疗过程中延续了学校的学习，为孩子们带来了快乐和生活的希望；让患儿和他们的家长感受到了社会的关爱，坚定了抗击病魔的信心，更好地配合医护人员，面对各种各样的治疗，坚持下去！再坚持下去！

儿科血液病房全体医护人员及志愿者在共同信念的指引下，无怨无悔为患儿们奉献自己的力量，点滴最终汇成江河为病童们载起生命之舟、重新起航！

【健康教育】

讲解白血病的有关知识。教会家长及患儿如何预防感染和观察感染及出血征象，出现异常如发热、心率及呼吸加快、鼻出血或其他出血征象及时就诊。指导家长及年长患儿理解定期化疗的重要性。化疗间歇期可酌情让患儿参加学校学习，以利于其生长发育。鼓励患儿参与体育锻炼，增强抗病能力。定期随访，监测治疗方案执行情况。重视患儿的心理状况并给予正确引导，使患儿在接受治疗的同时，心理社会及智力也得以正常发展。

【护理评价】

（1）评估住院期间患儿体温是否正常。

（2）评估患儿能否得到充分休息。

（3）评估患儿摄入的能量及营养素是否足够，体重是否有增长。

（4）评估患儿有无感染的发生。

（5）评估患儿并发症及药物毒副作用是否及时发现并得到有效控制。

（6）评估患儿是否有疼痛及疼痛的控制效果。

（7）评估患儿恐惧心理是否减轻。

（8）评估患儿的心理及情绪是否平稳，患儿及家长对疾病是否有一定了解，能否积极配合治疗和护理，有无战胜疾病的信心等。

练习题

（一）选择题

1. 急性白血病患儿出血的主要原因是（　　）。

A. 血小板减少　　B. 白血病细胞浸润血管壁

C. 肝脏生成凝血物质减少　　D. 纤维蛋白溶解

E. 血管损伤

2. 下列有关急性白血病患儿护理措施的描述，错误的是（　　）。

A. 患儿需卧床休息，但一般不需绝对卧床

B. 给予高蛋白、高维生素、高热量饮食

C. 高热者遵医嘱给予乙醇擦浴

D. 有黏膜真菌感染者，可用氟康唑或依曲康唑涂擦患处

E. 免疫功能低下者，避免预防接种

3. 小儿营养性缺铁性贫血最主要的病因是（　　）。

A. 生长发育快　　B. 铁吸收障碍　　C. 铁丢失过多　　D. 先天储铁不足

E. 铁摄入量不足

（4～6题共用题干）

患儿，女，10月龄，单纯母乳喂养，近2个月面色苍白，精神差，以“贫血待诊”收住院。查体：面色口唇苍白，精神萎靡，体温37.8℃，脉搏140次/分，呼吸46次/分。血常规Hb 76g/L，RBC 3.1×10^{12}/L，红细胞大小不等，中央淡染区扩大，白细胞和血小板正常。

4. 该患儿属于（　　）。

A. 正常　　B. 轻度贫血　　C. 中度贫血　　D. 重度贫血

E. 极重度贫血

5. 该患儿最可能的诊断是（　　）。

A. 营养性缺铁性贫血　　B. 营养性巨幼细胞贫血

C. 再生障碍性贫血　　D. 海洋性贫血

E. 生理性贫血

6. 患儿目前主要的护理问题是（　　）。

A. 营养失调：低于机体的需要量　　B. 活动无耐力

C. 有感染的危险　　D. 知识缺乏

E. 体温过高

（二）填空题

1. 营养性缺铁性贫血经铁剂治疗1周后，首先出现有效的治疗反应是_____。

2. 营养性缺铁性贫血发病率最高的年龄是_____。

3. 急性白血病患儿贫血的主要原因是_____。

4. 确诊白血病最可靠的依据是_____。

（三）名词解释

1. 急性白血病　　2. 营养性贫血

（四）简答题

1. 简述营养性贫血患儿护理措施。

2. 简述急性白血病患儿临床表现。

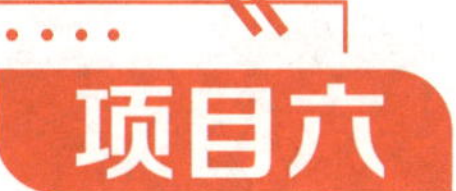

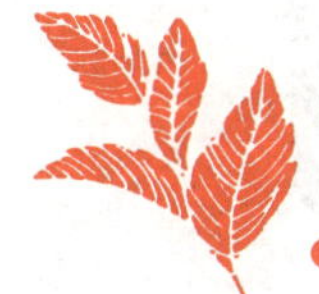

项目六 心血管系统疾病患儿的护理

知识目标： 了解心脏胚胎发育、胎儿血液循环特点和各个年龄阶段小儿心率、血压的特点；掌握室间隔缺损、房间隔缺损、动脉导管未闭、法洛四联症的解剖特点、临床表现、治疗原则、护理诊断和护理措施。

能力目标： 能简述出生后血液循环改变，通过护理评估，可对心脏病患儿做出正确的护理诊断，并实施正确的护理措施。

素质目标： 在护理过程中与患儿进行良好的互动，能向家长指导先天性心脏病的预防与日常护理要点，并体现细心、耐心、爱心和人文关怀。

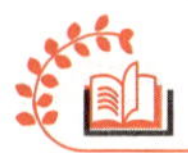

课前回顾

【小儿心血管系统的概述】

1. 心脏的胚胎发育　胚胎第2周由中胚层开始形成原始心脏，第8周成为具有四腔的心脏。妊娠第2～8周是心脏胚胎发育的关键时期，也是预防先天性心脏畸形的重要时期，在此期间如受到某些物理、化学和生物因素的影响，则易引起心血管发育畸形。

2. 胎儿血液循环和出生后的改变

（1）正常胎儿血液循环的特点，如图4-6-1和图4-6-2所示。

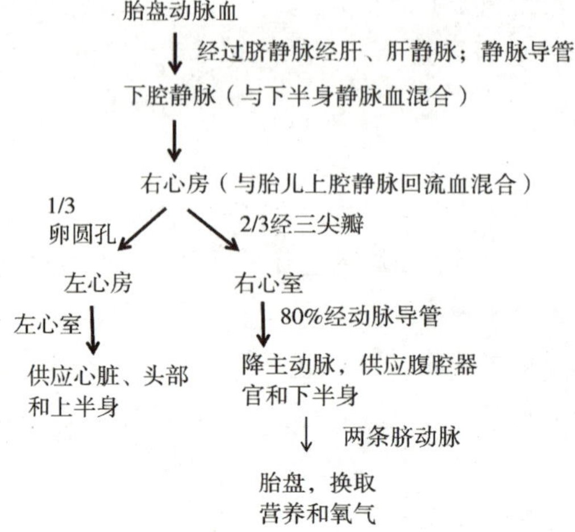

图4-6-1 正常胎儿血液循环流程

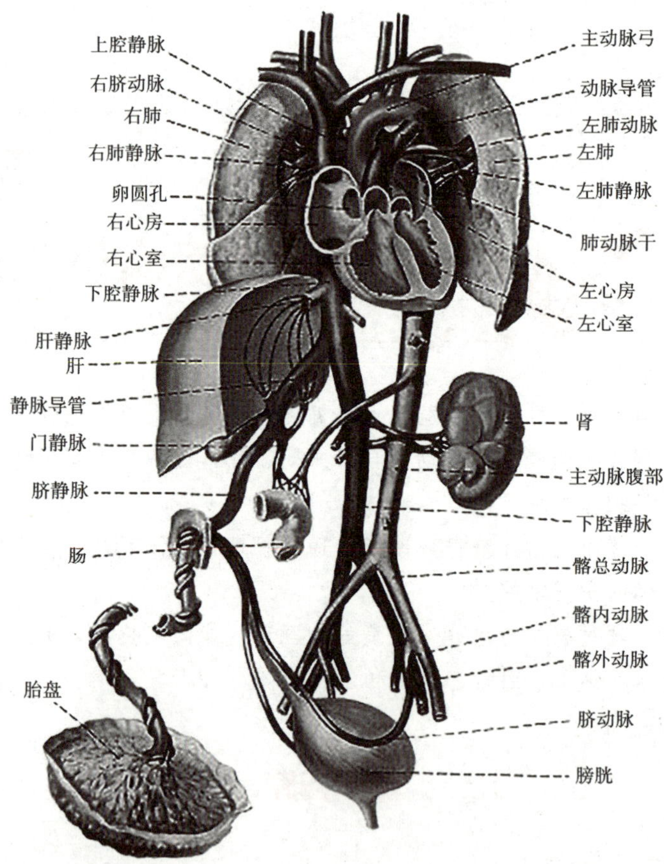

图4-6-2 正常胎儿血液循环结构

来源：（美）杰克·里奇克，等主编。胎儿心血管超声影像医学[M]. 袁丽君，曹铁生，估云友，译. 北京：科学出版社，2017.

简而言之，胎儿血液循环特点有以下几点：①胎儿通过脐血管和胎盘与母体之间通过弥散方式进行营养、代谢产物和气体交换。②左、右心室都供血。③静脉导管、卵圆孔、动脉导管都正常开放。④除脐静脉是氧合血外，其他都是混合血。④大小血管建立，动静脉血各行其道。

（2）出生后血液循环的改变。出生后血液循环的主要改变是胎盘血液循环停止而肺循环建立，血液气体交换由胎盘转移至肺。

①肺循环阻力下降：脐血管结扎，呼吸建立，肺开始进行气体交换，肺泡扩张，肺小动脉管壁肌层逐渐退化、管壁变薄，肺循环压力降低。脐血管在血流停止后6～8周闭锁形成韧带。

②卵圆孔关闭：由于肺部扩张，肺内阻力降低，肺静脉回流到左心房的血液增多，左心房压力因而也增高，当左心房压力超过右心房压力时，卵圆孔则发生功能上的关闭。通常在出生后5～7个月时，卵圆孔在解剖上大多闭合。

③动脉导管关闭：由于肺循环阻力降低，体循环阻力升高，流经动脉导管的血流减少。同时自主呼吸使体循环血氧饱和度增高，直接促使动脉导管壁平滑肌收缩，故动脉导管形成功能性关闭。通常80%婴儿出生后3～4个月，95%婴儿1岁时形成动脉韧带，解剖性闭合。

3. 正常各年龄儿童心脏、心率、血压的特点

（1）心脏重量：心脏重量与体重的比值下降，且左、右心室增长不平衡。

（2）心脏容积：小儿心胸比率（心脏最大横径与右膈顶水平胸廓内径之比）粗略估计心脏大小最常用的方法，一般年长儿＜50%，婴幼儿＜55%。胎儿的右心室负荷较左心室大，随着儿童的生长发育，体循环量日趋扩大，左心室负荷明显增加，而肺循环的阻力在出生后明显下降，故左心室壁较右心室壁增厚更快。

（3）心脏位置：新生儿的心脏位置较高多呈横位，心尖搏动位于左侧第4肋间、锁骨中线外侧，心尖部主要为右心室。2岁后心脏逐渐由横位转为斜位，7岁以后心尖位置逐渐移到锁骨中线以内0.5～1 cm，左心室形成心尖部。

（4）心率：由于儿童新陈代谢旺盛和交感神经兴奋性较高，故心率较快。随年龄增长心率逐渐减慢（表4-6-1）。进食、活动、哭闹和发热可影响儿童心率，因此，应在儿童安静或睡眠时测量心率和脉搏。一般体温每升高1℃，心率增加10～15次/分。凡脉搏显著增快，而且在睡眠时不见减慢者，应怀疑有器质性心脏病。

表4-6-1　新生儿心率和血压值

年龄	新生儿	1岁以内	2～3岁	4～7岁	8～14岁
心率/（次/分）	120～140	110～130	100～120	80～100	70～90
血压收缩压/mmHg	60～70	70～80	=年龄×2+80		

注：舒张压=收缩压的2/3。

（5）血压：新生儿由于心搏出量较少，动脉壁的弹性较好，血管口径相对较大，血压偏低，会随着年龄的增长血压逐渐升高（表4-6-1）。收缩压高于此标准20 mmHg为高血压，低于此标准20 mmHg为低血压。正常情况下，下肢的血压比上肢约高20 mmHg。

任务一　先天性心脏病

案例导入

患儿，女，8月龄，生后3个月起紫绀渐明显，活动后气急，患儿不喜活动，竖抱时将双膝屈曲。吃奶时可出现阵发性呼吸困难、烦躁和紫绀加重，进而晕厥。

体格检查：生长发育明显落后，口唇、鼻尖、耳垂、指（趾）紫绀明显，伴杵状指（趾），双肺呼吸音清，胸骨左缘闻及Ⅲ级收缩期杂音，肺动脉第二心音减弱。

辅助检查：血常规：Hb 130 g/L。胸部X线显示心影呈靴形，心电图提示右心室肥大。

请思考：

1. 该患儿最可能的诊断是什么？
2. 患儿的主要护理诊断是什么？
3. 对患儿实施的护理措施有哪些？

【概述】

先天性心脏病，简称先心病，是胎儿时期心脏血管发育异常导致的先天畸形，是儿童最常见的心脏病。发病率为活产婴儿的7‰～8‰，早产儿中的发生率为成熟儿的2～3倍。

先天性心脏病的病因尚未完全明确，目前认为心血管畸形的发生主要由遗传和环境因素及其相互作用所致。由于心导管检查、心血管造影术、介入性导管术及在低温麻醉和体外循环下心脏直视手术的发展，术后监护技术的提高，许多常见的先天性心脏病得到准确的诊断，多数患儿获得根治，先心病的预后已大为改观。

1. 先天性心脏病分型　根据心脏结构异常的解剖位置，有无直接分流和临床有无紫绀，可分为3类：

（1）左向右分流型（潜伏紫绀型）。正常情况下，由于体循环压力高于肺循环，所以血液从左向右分流而不出现紫绀。当屏气、剧烈哭闹或任何病理情况，使肺动脉和右心室压力增高并超过左心室压力时，含氧量低的血液自右向左分流而出现暂时性紫绀，故又称潜伏紫绀型，是最常见的类型，约占先天性心脏病的50%。常见的有室间隔缺损、房间隔缺损和动脉导管未闭等。

（2）右向左分流型（紫绀型）。由于心脏结构异常，致右心室压力增高并超过左心室，使血液从右心室向左心室分流，或大动脉起源异常时，导致大量回心静脉血进入体循环，引起全身持续性紫绀。常见的有法洛四联症、大动脉错位等。

（3）无分流型（无紫绀型）。左、右心室之间或主动脉与肺动脉之间没有异常分流或通路存在，故无紫绀现象，发生心衰时才出现紫绀。常见主动脉缩窄和肺动脉狭窄等。

2. 几种常见的先天性心脏病血流动力学改变　儿童先天性心脏病以房间隔缺损、室间隔缺损、动脉导管未闭、法洛四联症等常见，其中室间隔缺损是最常见的先天性心脏病。

（1）房间隔缺损：是心脏在胚胎时期发育异常而形成的左、右心房之间的异常通道。发病率占先天性心脏病的7%～15%，女性较多见，男女比例约为1:2。新生儿及婴儿早期，由于左、右心室充盈压相似，通过房间隔缺损的分流量受到限制。出生后头几个月，通过缺损

处的血量很少。随着年龄的增长，肺血管阻力及右心室压力降低，血流从左心房通过缺损到右心房的血量增加，此时右心房接受正常由上、下腔静脉回流的血液，还接受了从左心房分流的血液，导致右心舒张期负荷过重，引起右心房和右心室增大，肺循环血量增加，体循环的血流量减少。分流量大时肺动脉阻力增加，引起肺动脉高压。当显著肺动脉高压时，右心房压力高于左心房，即可出现右向左分流，引起持续性紫绀。

（2）室间隔缺损：室间隔缺损是心脏在胚胎时期发育异常，而形成的左、右心室之间的异常通道，它可单独存在，也可与其他心脏畸形同时存在，是最常见的先天性心脏病。发病率占儿童先天性心脏病的30%~50%。根据缺损位置的不同，可分为膜周部缺损、漏斗部缺损和肌部缺损3种类型。根据缺损的大小可分为：小型缺损（缺损＜0.5 cm），中型缺损（缺损为0.5~1.0 cm），大型缺损（缺损＞1.0 cm）。

（3）动脉导管未闭：动脉导管是胎儿时期主动脉和肺动脉之间的重要通道，80%在出生后3个月发生解剖性关闭。若持续开放并产生病理生理改变，即称动脉导管未闭。主动脉压力高于肺动脉压力，故无论收缩期或舒张期血液均自主动脉向肺动脉分流，肺循环血量增加，回流至左心房和左心室的血量增加，左心房和左心室负荷加重而肥厚扩大。长期从左向右分流，刺激肺小动脉痉挛，肺循环压力升高，致右心室负荷加重，右心室逐渐肥大和衰竭。当肺动脉压力超过主动脉时，即产生逆向右向左分流，使肺动脉的静脉血分流入降主动脉，患儿呈现下半身紫绀，左上肢轻度紫绀，右上肢正常，称为差异性发绀。由于主动脉血在舒张期亦流入肺动脉，故周围动脉舒张压下降而致脉压增大。可有水冲脉、毛细血管搏动和股动脉枪击音等周围血管征。

（4）法洛四联症：1岁以后儿童最常见的紫绀型先天性心脏病，其发病率占所有先天性心脏病的10%~15%，男女发病比例接近。法洛四联症由以下4种畸形组成：①肺动脉狭窄：以漏斗部狭窄多见；②室间隔缺损；③主动脉骑跨：主动脉骑跨于左右心室之上；④右心室肥厚：为肺动脉狭窄后，右心室负荷增加的结果（图4-6-3）。4种畸形中以肺动脉狭窄最主要，对患儿的病理生理和临床表现有重要影响。由于肺动脉狭窄，血液进入肺循环受阻，引起右心室代偿性肥厚，右心室压力增高，右心室压力超过左心室，产生逆向分流，静脉血进入体循环，出现紫绀。另外，主动脉骑跨在两心室之上，左心室的血液和部分来自右心室的静脉血同时进入主动脉，主动脉的血液成为动—静脉混合血，引起组织器官缺氧，紫绀加重。

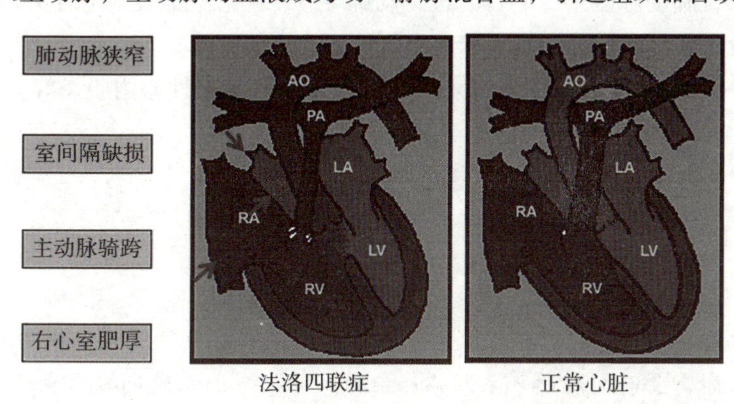

图4-6-3　法洛四联症与正常心脏对比（箭头所指即畸形部位）

AO：主动脉骑跨；PA：肺动脉；LA：左心房；RA：右心房；LV：左心室；RV：右心室

知识拓展

艾森曼格综合征

由于左心室压力高于右心室，室间隔缺损所引起的分流是自左向右，所以一般无紫绀。分流致肺循环血量增加，回流至左心房和左心室的血量增多，使左心房和左心室的负荷加重，导致左心房和左心室肥大。随着病情的发展或分流量大时，可产生肺动脉高压。此时自左向右分流量减少，最后出现双向分流或反向分流而呈现紫绀。当肺动脉高压显著，产生自右向左分流时，临床出现持久性紫绀，即称艾森曼格综合征。

【临床表现】

1. 左向右分流型先天性心脏病

（1）临床表现和体征。

①乏力、气促。因体循环血量减少和低氧，患儿活动耐力差，易感疲乏、多汗、活动后气促、食欲不振、消瘦。

②反复呼吸道感染。由于肺循环血量增加，易患呼吸道感染，且病情反复。

③声音嘶哑。有时因扩大的肺动脉压迫喉返神经引起声音嘶哑。

④暂时性紫绀。见于屏气、剧烈哭闹或病理情况时。

（2）体格检查。

①发育迟缓。见于缺损大、分流量严重者，表现为喂养困难，面色苍白，生长发育落后。营养状况落后于同龄儿。

②心脏体征。

a. 室间隔缺损时胸骨左缘3～4肋间Ⅲ～Ⅴ级粗糙的全收缩期杂音，向四周广泛传导，可触及收缩期震颤。

b. 房间隔缺损时胸骨左缘2～3肋间有Ⅱ～Ⅲ级喷射性收缩期杂音，特征性听诊为肺动脉区第二心音增强和固定分裂。

c. 动脉导管未闭时胸骨左缘第2肋间或左锁骨中线处连续性机器样杂音，向左上和腋下传导，伴有震颤，肺动脉区第二心音亢进。动脉导管未闭患儿因动脉脉压差增大引起周围血管征如股动脉枪击音、水冲脉、指甲床毛细血管搏动。

（3）并发症：支气管肺炎、充血性心力衰竭及亚急性细菌性心内膜炎等。

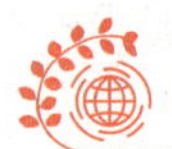

知识链接

充血性心力衰竭

充血性心力衰竭是指心肌收缩或舒张功能下降使心排血量绝对或相对不足，不能满足全身组织代谢需要而引起的一系列临床症状及体征。小儿时期心力衰竭以1岁内发病率最高，尤以先天性心脏病引起者多见。

心力衰竭的临床诊断指标有以下几个：

①安静时心率增快，婴儿＞180次/分，幼儿＞160次/分，不能用发热或缺氧解释。

②呼吸困难、紫绀突然加重，安静时呼吸达60次/分以上。

③肝肿大，达肋下3 cm以上或在密切观察下短时间内较前增大，而不能用横膈下移等原因来解释。

④心音明显低钝或出现奔马律。

⑤突然烦躁不安、面色苍白或发灰，而不能用原有疾病解释。

⑥尿少、下肢水肿，排除营养不良、肾炎、维生素B_1缺乏等原因。

上述前4项为临床诊断的主要依据。

2. 右向左分流型先天性心脏病

（1）临床表现和体征。

①紫绀。为主要表现。紫绀的严重程度及出现的早晚与肺动脉狭窄程度成正比。紫绀常于唇、球结合膜、口腔黏膜、耳垂、指（趾）等毛细血管丰富的部位明显。由于血氧含量下降致患儿活动耐力差，吃奶、哭闹、走动后即可出现呼吸急促和紫绀加重。

②缺氧发作。常在晨起吃奶时或大便、哭闹后出现阵发性呼吸困难、烦躁、紫绀加重，严重者可引起突然昏厥、抽搐或脑血管意外，这是由于在肺动脉漏斗部狭窄的基础上，突然发生该处肌肉痉挛，引起一时性肺动脉梗阻，使脑缺氧加重所致。每次发作可持续数分钟至数小时，常能自行缓解。年长儿常诉头晕、头痛。

③蹲踞现象。法洛四联症患儿活动后常见的症状。婴儿常喜竖抱时将双膝屈曲，大腿贴腹，侧卧时双膝屈曲。年长儿常将双腿交叉，坐时更喜屈膝，活动或站立过久时，因气急而主动下蹲片刻再行走，是一种无意识地自我缓解缺氧和疲劳的体位。蹲踞的原因是下肢屈曲，增加体循环压力，使右向左分流减少，同时使静脉回心血量减少，减轻了右心室负荷，从而缺氧症状暂时得以缓解。

（2）体格检查。

①全身皮肤发绀。多见于毛细血管丰富的浅表部位如指（趾）甲、耳垂、鼻尖、球结合膜等。

②生长迟缓。多数患儿生长发育落后，重者智力发育落后。

③杵状指（趾）。由于患儿长期缺氧，致使指、趾端毛细血管扩张增生，局部软组织和骨组织也增生肥大，随后指（趾）末端膨大如鼓槌状。

④心脏体征。心前区可稍隆起，胸骨左缘第2～4肋间可闻及Ⅱ～Ⅲ级喷射性收缩期杂音，一般以第3肋间最响，其响度取决于肺动脉狭窄程度。狭窄重，流经肺动脉的血液少，则杂音轻而短。肺动脉区第二心音减弱或消失。

（3）并发症：脑血栓、脑脓肿、感染性心内膜炎。

【诊断性检查】

1. 血常规检查 血红细胞计数增多，血红蛋白和红细胞压积增高。

2. 胸部X线检查 常见的先天性心脏病的X线表现见表4-6-2。

表4-6-2 常见的先天性心脏病的X线表现

分类	室间隔缺损	房间隔缺损	动脉导管未闭	法洛四联症
房室增大	中型：左室大 大型：右室大	右房、右室大， 心影呈梨形	左室大 左房可大	右室增大， 心影呈靴形

续表

分类	室间隔缺损	房间隔缺损	动脉导管未闭	法洛四联症
肺动脉段	凸出	凸出	凸出	凹陷
肺叶	充血	充血	充血	清晰
肺门“舞蹈”①	有	有	有	有

①透视下可见肺动脉总干及分支随心脏搏动而一明一暗。

3. 心电图检查 常见的先天性心脏病的心电图表现见表4-6-3。

表4-6-3 常见的先天性心脏病的心电图表现

分类	室间隔缺损	房间隔缺损	动脉导管未闭	法洛四联症
心电图	小型缺损正常 中、大型缺损左心室肥大伴右心室肥大	电轴偏右和不完全右束支传导阻滞 右房和右室肥大	左室肥大 左房偶有肥大	电轴偏右 右室增大

4. 超声心动图 超声心动图可直接显示肺动脉与降主动脉之间有导管的存在，并显示导管的管径和长度。多普勒彩色血流显像可直接见到分流的位置、方向且能估测分流的大小，还能确诊多个缺损存在。

5. 心导管检查 心导管检查是一种介入性的检查，如临床表现、心血管造影、无创性检查能确诊者，一般不需要心导管检查。多数动脉导管未闭患儿不需心导管检查，早产儿禁忌。如有肺动脉高压或伴发其他畸形者，室间隔缺损如合并重度肺动脉高压、其他心脏畸形或对解剖有疑点者，房间隔缺损疑有肺动脉高压存在者可做心导管检查。法洛四联症心导管检查可记录到肺动脉和右心室之间的压力差。根据压力曲线可判断肺动脉狭窄的类型。

6. 心血管造影 造影剂可同时显影主动脉和肺动脉，包括主动脉的影像和位置，肺动脉狭窄的部位、程度和肺血管的情况。

【治疗原则】

1. 房间隔缺损 小型房间隔缺损无症状者1岁内有自然闭合的可能，1岁以上者自然闭合的可能性很小只要明确诊断，排除不可逆性肺动脉高压，即可手术修补治疗。最佳手术年龄为3～5岁。排除其他合并畸形、严格掌握指征的情况下也可进行介入性心导管术，适用于年龄大于2岁患儿，缺损周围有足够房间隔边缘者。该病一般预后较好。

2. 室间隔缺损 膜部小型室间隔缺损。左向右分流量小，可以随访观察，一般不主张过早手术，可进行内科治疗，防治感染性心内膜炎、肺部感染和心力衰竭等并发症。随访过程中不能自然闭合，可在学龄前期进行修补手术。小婴儿大型室间隔缺损，婴幼儿大型室间隔缺损伴其他严重情况者应尽早手术，防止心肌损害和不可逆性的肺血管病变。室间隔的预后取决于缺损大小，小型缺损预后良好，大部分在3岁以内自然闭合，尤其是1岁以内。大型室间隔缺损在婴儿期易出现心衰，甚至死亡，年长后可发展成梗阻型肺动脉高压，应选择手术治疗。

3. 动脉导管未闭 早产儿动脉导管未闭可口服吲哚美辛或布洛芬，以抑制前列腺素合成，促使导管平滑肌收缩而关闭导管。足月婴儿和儿童的动脉导管未闭通常不会自然关闭。近年来介入性治疗已成为动脉导管未闭首选治疗方法，可采用微型弹簧或蘑菇伞堵塞动脉导管。

凡确诊动脉导管未闭，无禁忌证的患儿，原则上都应手术治疗，且早治愈可防止心衰及感染性心内膜炎的发生。一旦发生心内膜炎，应做抗感染治疗，愈后3个月再手术。该病预后与导管的粗细及分流量的大小有关。导管口径较细、分流量较小者，预后良好。导管口径较粗、分流量较大者，婴儿期易患肺部感染及心力衰竭，是该病死亡的常见原因。

4. 法洛四联症 内科治疗呼吸道感染，防止并发症，纠正缺氧发作。法洛四联症患儿如无禁忌应尽早手术，频繁发作者应急诊手术。随着外科、麻醉、灌注及围手术期处理技术的改进和手术效果的提高，法洛四联症根治术的适应证逐渐放宽，从新生儿到成人均可取得满意效果。该病预后与肺动脉狭窄的严重程度、并发症及手术的早晚有关，若不手术，其自然生存率为10年左右。

【护理评估】

1. 健康史 母亲是否患有代谢性疾病，家族中是否有先天性心脏病患者。了解发现患儿心脏病的时间，详细询问有无紫绀、出现紫绀的时间。评估儿童发育的情况，体重的增加情况，与同龄儿相比活动耐力是否下降，有无喂养困难、声音嘶哑、苍白多汗、反复呼吸道感染，是否喜欢蹲踞、有无阵发性呼吸困难或突然昏厥发作。

2. 身体状况 注意患儿精神状态、生长发育的情况，皮肤黏膜有无发绀及其程度，有无周围血管征，检查有无呼吸急促、心率加快、鼻翼扇动，以及肺部啰音、肝脏增大等心力衰竭的表现。有无杵状指/趾，胸廓有无畸形，有无震颤，听诊心脏杂音位置、时间、性质和程度，特别注意肺动脉瓣区第二心音是增强还是减弱，是否有分裂。了解X线、心电图、超声心动图、血液检查的结果和临床意义。较复杂的畸形还应该取得心导管检查和心血管造影的诊断资料。

3. 心理-社会状况 评估患儿是否因患先天性心脏病生长发育落后，正常活动、游戏、学习受到不同程度的限制和影响而出现抑郁、焦虑、自卑、恐惧等心理。了解家长是否因该病的检查和治疗比较复杂、风险较大、预后难以预测、费用高而出现焦虑和恐惧等。

【护理诊断】

1. 活动无耐力 与体循环血量减少或血氧饱和度下降有关。

2. 营养失调 低于机体需要量：与喂养困难及体循环血量减少、组织缺氧有关。

3. 生长发育迟缓 与体循环血量减少或血氧下降影响生长发育有关。

4. 有感染的危险 与肺血增多及心内缺损易致心内膜损伤有关。

5. 潜在并发症 如充血性心力衰竭、感染性心内膜炎、脑血栓等。

6. 焦虑（家长） 与疾病的威胁、对检查、手术的担忧有关。

【护理措施】

1. 一般护理

（1）休息与体位：保证睡眠充足，卧床休息可减轻心脏负担，患儿宜取半卧位或侧卧位。保持环境安静，促进身体舒适。治疗护理尽量集中完成，尽量减少搬动和刺激患儿，尽量避免患儿烦躁、哭闹及不良刺激，必要时可适当应用镇静剂。

保证睡眠充足，根据心衰不同程度保证休息。小儿心功能状态分为四级：①Ⅰ级。仅有心脏病体征，无症状，活动不受限，心功能代偿。②Ⅱ级。活动量较大时出现症状，活动轻度受限；③Ⅲ级。活动稍多即出现症状，活动明显受限。④Ⅳ级。安静休息即有症状，完全丧失劳动力。根据心功能分级，建立合理的生活制度，减少氧消耗。心功能不全Ⅰ级可起床并在室内轻微活动；心功能不全Ⅱ级限制活动，延长卧床时间；心功能不全Ⅲ级和Ⅳ级绝对卧床，以后随着心功能恢复逐渐增加活动量。

（2）保证营养供给：注意营养搭配，确保能量、蛋白质和维生素等营养需求，以增强体质，提高对手术的耐受性。喂养困难者要耐心喂养，少量多餐，避免呛咳和呼吸困难；心功能不全时有水钠潴留者，应根据病情，采用无盐饮食或低盐饮食。持续紫绀时因低氧血症代偿性红细胞增多，血液黏度增加，应注意增加饮水量。法洛四联症患儿血液黏稠度高，发热、出汗、吐泻时，体液量减少，加重血液浓缩易形成血栓，因此要注意供给充足液体，必要时可静脉输液。鼓励患儿多进食蔬菜水果，避免用力大便，保持大便通畅。

2. 预防感染 保持居住环境空气新鲜，温湿度适宜，按气温改变及时加减衣服，避免受凉，监测体温变化，积极预防上呼吸道感染。注意保护性隔离，避免与感染性疾病接触，以免交叉感染。做小手术如拔牙、扁桃体摘除时，应给予抗生素预防感染，防止感染性心内膜炎发生，一旦发生感染应积极治疗。

3. 病情观察

（1）观察缺氧发作情况。缺氧发作时应：①轻者置患儿于膝胸位即可缓解。②及时吸氧并使患儿保持安静。③皮下注射吗啡0.1 ~ 0.2 mg/kg，可抑制呼吸中枢和消除呼吸急促。④静滴碳酸氢钠，纠正代谢性酸中毒。⑤重者可静脉缓慢注射普萘洛尔减慢心率，缓解发作。口服普萘洛尔可预防再次缺氧发作。

（2）积极预防充血性心力衰竭。患儿如出现心率增快、呼吸困难、端坐呼吸、吐泡沫样痰、水肿、肝大等心力衰竭的表现，立即协助医生急救和护理。遵循以下原则。

①抬高床头30° ~ 45°，呼吸困难和发绀时予氧气吸入。保持患儿安静，烦躁哭闹者可予镇静剂。

②遵医嘱药物治疗。包括洋地黄类药物可以增强心肌收缩力、减慢心率，增加心搏出量，有效改善心脏功能，常用药物有地高辛、毛花苷丙。β受体激动剂常用多巴胺、多巴酚丁胺，多巴胺常用剂量为5 ~ 10 μg/（kg · min），多巴酚丁胺剂量为5 ~ 20 μg/（kg · min），由输液泵调控速度。磷酸二酯酶抑制剂对心脏病手术后的心衰患儿效果显著，米力农静注首次剂量为50 μg/kg，10 min内给予，以后持续静脉点滴，剂量为0.25 ~ 0.5 μg/（kg · min）；利尿剂：首选呋塞米，每次1 ~ 2 μg/kg，静脉注射。

③维持体液平衡。限制水钠摄入，低盐饮食，每日不超过1 g。每日液体量宜控制在60 mL/kg以下，输注速度宜慢，以每小时＜5 mL/kg为宜。

④用药护理。记录用药时间、剂量、患儿反应及全身情况，观察药物毒性反应。使用洋地黄制剂前测量脉搏，必要时听心率。婴儿脉率＜90次/分、年长儿脉率＜70次/分需暂停用药并报告医生。钙剂与洋地黄制剂有协同作用，应避免同时使用，如需要使用，至少间隔4 ~ 6 h。小儿洋地黄中毒最常见的表现是心律失常，如房室传导阻滞、期前收缩、阵发性心动过速、心动过缓；其次是胃肠道反应，有食欲不振、恶心、呕吐；神经系统症状如嗜睡、头晕、色视等较少见。洋地黄中毒时应立即停用洋地黄和利尿剂，同时补充钾盐。利尿药尽量在早晨及上午给药，避免夜间尿量过多而影响休息。观察水肿体征的变化，每日测量体重，记录出入量，长期应用者注意心音、心律及电解质变化，尤其是低钾表现。用药期间鼓励患儿进食含钾丰富的食物如牛奶、豆类、柑橘等，以免低血钾加重洋地黄毒性反应。

⑤密切观察病情变化。每2～4 h或按需评估血压、心律、心率、心音、皮肤颜色、末梢循环等。每2～4 h或按需评估呼吸状况、氧饱和度、呼吸音等。记录24 h出入量，每日定时测量体重。

4. 心理护理 了解患儿是否因先天性心脏病导致发育落后、影响正常活动、游戏和学习；了解家长是否因疾病检查和治疗复杂、风险大、费用高、预后复杂而产生焦虑、恐惧的心理。做好心理护理，对患儿关心爱护、态度和蔼，建立良好的护患关系，消除患儿的紧张情绪。对家长解释病情和检查、治疗经过，取得他们理解和配合。

【健康教育】

指导家长掌握先天性心脏病的日常护理，建立合理的生活制度，注意饮食和休息，合理用药。介绍疾病的有关知识、诱发因素及防治要点，预防感染和其他并发症。定期复查，调整心功能到最好状态，使患儿能安全到达手术年龄，安全度过手术期。教会家长常用药物的名称、剂量、给药时间、方法、常见副作用，做好家庭用药安全，指导家属自我护理的方法和应急措施。

【护理评价】

（1）评估患儿活动耐力是否增加，能否满足基本生活所需。

（2）评估患儿能否获得充足的营养，以满足生长发育的需要。

（3）评估患儿有无发生感染；并发症是否得到有效预防，已发生的并发症是否得到及时发现和处理。

（4）评估患儿和家长是否了解该病的有关知识，是否积极配合诊疗和护理。

练习题

（一）选择题

1. 男婴，6月龄，诊断为先天性心脏病，目前正在接受洋地黄制剂治疗。下列用药指导不正确的是（　　）。

A. 严格掌握剂量和用法　　B. 用药前测量心率
C. 观察有无心律失常　　D. 观察有无胃肠道反应
E. 可与钙剂间隔1～2 h服用

2. 男婴，1岁，出生后3月龄口唇紫绀明显，活动耐力差，吃奶、哭闹后出现呼吸困难，诊断为法洛四联症。今晨吃奶时患儿出现阵发性呼吸困难，紫绀明显，伴抽搐，下列处理不正确的是（　　）。

A. 置患儿于膝胸位　　B. 给予吸氧
C. 静脉滴注吗啡　　D. 静滴碳酸氢钠
E. 静滴普萘洛尔

3. 男婴，3月龄，患儿近2月龄体重增加缓慢，活动后气促、易疲劳，2 d前出现发热，无咳嗽，吃奶较平时减少，无呕吐。体检：T 38.2℃，P 140次/分，R 50次/分，面色苍白，呼吸稍促，心前区隆起，胸骨左缘2～3肋间有Ⅱ～Ⅲ级喷射性收缩期杂音，两肺呼吸音清，诊断为法洛四联症。今晨吃奶时患儿出现阵发性呼吸困难，紫绀明显，伴抽搐，下列处理不正确的是（ ）。

A. 置患儿于膝胸位 B. 给予吸氧 C. 静脉滴注吗啡 D. 静滴碳酸氢钠
E. 静滴普萘洛尔

（4、5题共用题干）

男婴，3月龄，患儿近2个月体重增加缓慢，活动后气促、易疲劳，2 d前出现发热，无咳嗽，吃奶较平时减少，无呕吐。体检:T 38.2℃，P 140次/分，R 50次/分，面色苍白，呼吸稍促，心前区隆起，胸骨左缘2～3肋间有Ⅱ～Ⅲ级喷射性收缩期杂音，两肺呼吸音清，肝脾肋下未及。

4. 最可能的诊断是（ ）。

A. 房间隔缺损 B. 室间隔缺损
C. 动脉导管未闭 D. 肺动脉狭窄
E. 法洛四联症

5. 以下关于该疾病说法不正确的是（ ）。

A. 是最常见的先天性心脏病 B. 1岁以内缺损有自然闭合的可能
C. 男女发病率比为1:2 D. 可并发支气管肺炎
E. 该病一般预后良好

（二）简答题

1. 简述法洛四联症患儿为什么喜欢蹲踞。
2. 简述心衰的诊断标准。

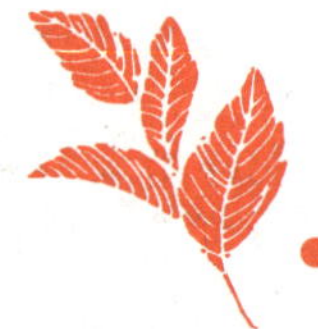

项目七 泌尿系统疾病患儿的护理

知识目标：了解小儿泌尿系统的解剖特点、生理特点、儿童排尿和尿液特点；掌握小儿急性肾小球肾炎和急性肾衰竭常见的病因、临床表现、治疗原则、护理诊断和护理措施。

能力目标：通过护理评估，可对急性肾小球肾炎、急性肾衰竭和泌尿道感染患儿做出正确的护理诊断，并实施正确的护理措施。

素质目标：在护理过程中与患儿进行良好的互动，能向家长指导泌尿系统疾病的预防与日常护理要点，并体现细心、耐心、爱心和人文关怀。

课前回顾

【概述】

泌尿系统由肾、输尿管、膀胱和尿道组成。其主要功能是排出机体新陈代谢过程中产生的代谢物质和多余的水，保持机体内环境平衡和稳定。肾脏生成尿液，输尿管输送尿液至膀

胱，膀胱为储存尿液的器官，尿液经尿道排出体外。

1. 解剖特点

（1）肾脏：肾脏是实质性器官，左右各一，位于腹后壁，脊柱两侧，形似蚕豆。儿童年龄越小，肾脏相对越重。婴儿肾脏位置较低，下极可低至髂嵴以下第4腰椎水平，腹壁肌肉薄而松弛，故2岁以内健康儿童腹部触诊时容易扪及肾脏。2岁以后达髂嵴以上。

（2）输尿管：婴幼儿输尿管长而弯曲，管壁肌肉和弹力纤维发育不全，容易变压、扭曲而导致梗阻，引起尿潴留而诱发感染。

（3）膀胱：婴儿膀胱位置较高，尿液充盈时，在耻骨联合以上容易触及，随年龄增长逐渐下降至盆腔内。

（4）尿道：新生女婴尿道长仅1 cm，性成熟期3～5 cm，外口暴露且接近肛门，易受细菌污染，上行感染发生率高于男婴。男性尿道虽较长，但常有包茎和包皮过长，尿垢积聚时也易引起上行性细菌感染。

2. 生理特点

（1）肾小球滤过率：指每分钟两侧肾生成的超滤液量，是评价肾小球滤过功能的主要指标。新生儿出生时生理功能尚不完全，肾小球滤过率比较低，调节能力差。早产儿肾小球滤过率更低，故不能有效地排出多余的水分和代谢物质。

（2）肾小管的重吸收及排泄功能：婴幼儿肾小管重吸收功能低，对水、钠负荷调节能力差，容易发生水钠潴留和水肿。新生儿葡萄糖肾阈较成人低，大量口服或静脉输入葡萄糖时易出现尿糖。新生儿出生后最初10 d，排钾能力较差，故血钾偏高。

（3）尿的浓缩和稀释功能：新生儿及幼婴浓缩尿液功能不足，在应激状态下保留水分的能力低于年长儿和成人，在体液丢失或入量不足时易发生脱水，甚至诱发急性肾功能不全。新生儿及幼婴尿稀释功能接近成人，但由于肾小球滤过率较低，大量水负荷或输液过快时易出现水肿。

（4）酸碱平衡：婴幼儿肾脏保留HCO_3^-的能力差，分泌H^+的能力低同时从尿中排磷酸盐量少，易出现代谢性酸中毒。

（5）内分泌功能：新生儿的肾脏具有内分泌功能，可分泌肾素、血管紧张素、醛固酮和促红细胞生成素，且分泌水平均较高，出生后数周逐渐降低。

3. 儿童排尿及尿液特点

（1）排尿次数和控制：93%的新生儿在出生后24 h内排尿，99%在48 h内排尿。出生后最初几天每日排尿4～5次；1周后因新陈代谢旺盛，摄入量增多而膀胱容量小，排尿突增至每日20～25次，1岁时每日排尿15～16次，学龄期每日排尿6～7次。正常情况下，3岁时已能控制排尿。若3岁后不能控制膀胱逼尿肌收缩，可表现为白天尿频、尿急，偶然尿失禁和夜间遗尿。

（2）尿量：儿童尿量个体差异较大，见表4-7-1。

表4-7-1　儿童正常尿量、少尿和无尿情况

年龄	新生儿 /[mL/（kg·h）]	婴儿 /（mL/d）	幼儿 /（mL/d）	学龄前 /（mL/d）	学龄期 /（mL/d）
正常尿量	1～3	400～500	500～600	600～700	600～1000

续表

年龄	新生儿 /[mL/(kg·h)]	婴儿 /(mL/d)	幼儿 /(mL/d)	学龄前 /(mL/d)	学龄期 /(mL/d)
少尿	<1.0	<200		<300	<400
无尿	<0.5	<50			

(3)尿的特点。

①尿色：新生儿出生后2～3 d尿色深，稍浑浊，放置后有红褐色沉淀，为尿酸盐结晶。正常婴幼儿尿色呈淡黄透明，但在寒冷季节放置后可有盐类结晶析出而变浑浊。尿酸盐加热后，磷酸盐加酸后可溶解，尿液变清，可与脓尿或乳糜尿鉴别。

②酸碱度：出生后几天初生儿因尿内含尿酸盐多而呈酸性。以后尿液接近中性或弱酸性，pH多为5～7。

③尿渗透压和尿比重：1岁后接近成人水平；一般儿童尿渗透压500～800 mmol/L，尿比重范围1.011～1.025。

④尿蛋白：正常儿童尿蛋白定性试验为阴性；若尿蛋白含量>150 mg/d，定性检查阳性，为异常。

⑤尿细胞和管型：正常新鲜尿液离心沉渣后镜检查，红细胞<3个/HP（高倍镜视野），白细胞<5个/HP（高倍镜视野），偶见透明管型。12 h尿细胞计数正常情况下红细胞<50万个、白细胞<100万个、管型<5 000个。

任务一　急性肾小球肾炎

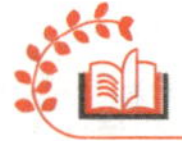

案例导入

患儿，女，6岁，因“眼睑水肿、少尿2 d”入院。家长诉患儿2周前患过“感冒”，未做特殊处理而自行缓解，2 d前出现双眼睑水肿，晨起尤为明显，伴尿量减少。昨日，患儿诉头晕，双下肢亦有水肿，尿量明显减少，尿色加深，未见肉眼血尿。起病以来精神欠佳，食欲有所减退，睡眠尚可，活动减少，体重增加，大便无明显改变。

体格检查：T 37.2℃，P 86次/分，R 18次/分，BP 140/90 mmHg，患儿精神稍差，眼睑、颜面及双下肢水肿，呈非凹陷性，呼吸规则，双肺未闻及啰音。

辅助检查：尿常规：WBC+/HP，RBC 3+/HP；血常规RBC和Hb轻度下降，ASO、补体C3减少；胸片未见异常。

请思考：

1. 该患儿可能的临床诊断是什么？
2. 目前主要的护理诊断/问题是什么？
3. 如何对该患儿进行饮食和活动指导？

【概述】

急性肾小球肾炎简称急性肾炎，是一组由不同病因所致的感染后免疫反应引起的急性弥漫性肾小球肾炎性病变，该病是小儿泌尿系统最多见的疾病。以5～14岁儿童多见，男女之比为2:1。临床表现为急性起病，以血尿、水肿、高血压为主，伴有不同程度蛋白尿或肾功能不全等特点的肾小球疾病。

临床上绝大多数急性肾小球肾炎的发生主要与A组乙型溶血性链球菌中的致肾炎菌株感染有关。通常前驱感染后，机体对链球菌的某些抗原成分产生抗体，抗原抗体结合形成循环免疫复合物，此种循环免疫复合物不易被吞噬清除，随血流循环到达肾脏，沉积于肾小球基底膜上并激活补体系统，引起免疫和炎症反应，使肾小球基底膜损伤，血液成分漏出毛细血管，尿中出现蛋白、红细胞、白细胞和各种管型。在这种病理生理的基础上，肾小球滤过率降低，儿童出现少尿、无尿，严重者发生急性肾衰竭。因肾小球滤过率降低，水钠潴留，细胞外液和血容量增多，临床上出现不同程度的水肿，循环充血和高血压，严重者可出现高血压脑病。

【临床表现】

1. 前驱感染　该病多数有前驱感染，发病前1～3周有链球菌感染，以呼吸道和皮肤感染为主。起病时可有低热、食欲减退、疲倦、乏力、头晕、腰部钝痛等非特异症状。部分患者可见呼吸道或皮肤感染病灶。

2. 典型表现

（1）血尿：起病时绝大多数都有血尿，50%～70%为肉眼血尿，呈茶褐色或烟水样（酸性尿），也可呈洗肉水样（中性或弱碱性尿），肉眼血尿一般1～2周消失，镜下血尿一般持续数月，运动后或并发感染可暂时加重。

（2）水肿：最早出现，70%患儿有水肿，晨起时明显，轻者多为眼睑及颜面部水肿，重者逐渐波及躯干、四肢，遍及全身，常呈非凹陷性。

（3）少尿：早期常有尿色深，尿量明显减少，严重者可出现无尿。

（4）蛋白尿：程度不等，约有20%患儿蛋白尿达肾病综合征水平。

（5）高血压：30%～80%患儿可有血压增高，一般在1～2周内随尿量增多而恢复正常。

3. 严重表现　在疾病最初2周内部分患儿可出现以下严重表现，应提高警惕，早期发现及时治疗。

（1）严重循环充血：由于水钠潴留，血浆容量增加而出现循环充血。严重者表现为明显气促、端坐呼吸、发绀、咳嗽、咳粉红色泡沫样痰，两肺布满湿啰音，心脏扩大，心率增快，有时可出现奔马律，肝脏肿大，颈静脉怒张，静脉压增高。

（2）高血压脑病：常发生于疾病早期，血压急剧增高，可达150～160 mmHg/100～110 mmHg以上。表现为剧烈头痛、呕吐、视物模糊或一过性失明，严重者突然出现惊厥、昏迷。

（3）急性肾衰竭：常发生于疾病初期，表现为尿少、无尿，引起暂时性氮质血症、电解质紊乱和代谢性酸中毒，一般持续3～5 d，不超过10 d。

【诊断性检查】

1. 尿常规　镜下除见大量红细胞外，还可见尿蛋白+～+++，可见透明、颗粒或红细胞管型。

2. 血液检查

（1）血常规：有轻度贫血。

（2）免疫学检查：如抗链球菌溶血素O（ASO）、抗透明质酸酶、抗脱氧核糖核酸酶升高，提示新近链球菌感染，是诊断链球菌感染后肾炎的依据。血清总补体活性（CH50）及补体C3常在病程早期显著下降，于6～8周恢复正常。

（3）肾功能检查：少尿期血清肌酐、尿素升高。

（4）血沉：多数可见血沉轻度增快。

3. 肾穿刺活检 考虑为急进性肾炎或临床、实验室检查不典型或病情迁延者进行肾穿刺活体组织检查以确定诊断。

【治疗原则】

该病为自限性疾病，无特异性治疗。主要是对症治疗和加强护理。

1. 一般治疗 急性期卧床休息，给予低盐饮食，严重水肿或高血压者应无盐饮食。有氮质血症者应限蛋白摄入，有严重循环充血时限制水的摄入。对有咽部、皮肤感染灶者，应给予青霉素或敏感药物治疗10～14 d，避免使用肾毒性药物。

2. 对症治疗

（1）水肿：经控制水、盐入量后明显水肿、少尿者，应使用利尿剂。可每日使用氢氯噻嗪1～2mg/kg，分2～3次口服。严重者可用呋塞米，口服剂量为2～5 mg/kg，注射剂量为每次1～2 mg/kg，每日1～2次。使用时应注意观察用药反应，监测用药效果。

（2）高血压：凡经休息、控制水盐摄入及利尿处理而血压仍高者应给予降压药，常用硝苯地平，每次0.25～0.5mg/kg，最大剂量不超过1mg/kg，口服或者舌下含服，每8～12 h给药一次。如有高血压脑病时首选硝普钠5～20mg加入5%葡萄糖液100 mL中，以1μg/（kg·min）速度泵入，并严密监测血压。有惊厥者应及时止惊。

（3）严重循环充血的治疗：严格限制水钠摄入量，可使用呋塞米利尿；有肺水肿者除一般对症治疗外，可用硝普钠扩张血管，适当使用强心剂。上述处理无效时可采用腹膜透析或血液滤过治疗。

3. 严重病例治疗 并发急性肾衰竭时应维持水、电解质平衡及时处理高钾血症和低钠血症，必要时透析治疗。

【护理评估】

1. 健康史 仔细询问家长有关患儿自本次起病以来的主要症状。是否出现水肿、血尿、蛋白尿和高血压；应了解水肿开始时间、持续时间、发生部位、发展顺序及程度；了解患儿排尿次数及尿量、尿色。询问患儿病前1～3周有无上呼吸道或皮肤感染史，目前有无发热、乏力、头痛、呕吐及食欲下降等全身症状；询问目前药物治疗情况，用药的种类、剂量、疗效及副作用等。

2. 身体状况 评估患儿的体征，包括一般状态，如神志、呼吸、脉搏、血压、体位及体重等。评估水肿的部位、程度；有无颈静脉怒张及肝大；肺部有无啰音；心率是否增快及有无奔马律等循环充血的表现。评估是否有头痛、呕吐、视物模糊等高血压脑病表现。分析实验室检查结果，注意有无血尿、蛋白尿；有无低补体血症及抗链球菌溶血素O增高；有无血浆尿素氮、肌酐升高等。

3. 心理-社会状况 了解家长是否知晓急性肾炎的诱发因素、治疗和护理要点，疾病预后。了解家庭结构、经济状况、社会支持及应对方式等。评估家庭成员对疾病的心理状态，是否积极配合治疗。了解患儿对治疗和护理的配合情况，评估患儿对疾病的认识程度及是否有紧张、忧虑及情绪低落等心理状况。

【护理诊断】

1. 体液过多 与肾小球滤过率下降有关。

2. 活动无耐力 与水肿、血压升高有关。

3. 潜在并发症 高血压脑病、严重循环充血、急性肾衰竭。

4. 知识缺乏 患儿家长缺乏营养知识及育儿经验。

【护理措施】

1. 饮食管理 对于水肿、血压高、尿少的患儿，应适当限制盐和水的摄入，每日食盐1～2 g，严重者每日以60 mg/kg为宜，有氮质血症时应限制蛋白质摄入，每日给予优质动物蛋白0.5 g/kg。尿量增多、水肿消退，氮质血症消除后可恢复正常饮食，以保证儿童生长发育需要。

2. 休息与活动 根据病情需要合理安排休息和活动计划。起病2周内患儿应卧床休息，待水肿消退、血压降至正常、肉眼血尿消失，可下床在室内轻微活动。血沉正常可上学，但应避免体育运动和重体力活动。尿沉渣细胞绝对计数（Addis）正常后方可恢复体力活动。

3. 遵医嘱给予利尿药和降压药，严格控制输液速度，观察药物疗效和不良反应 经控制水和盐摄入后仍有水肿、少尿者遵医嘱给予利尿药，应用利尿剂前后，要注意尿量、水肿及体重的变化并随时记录；观察有无脱水、电解质紊乱的症状，常见的有低血容量、低钾血症、低钠血症等。经休息、控制水盐及利尿剂后血压仍高者遵医嘱给予降压药，应用降压药后应监测血压的变化，并避免患儿突然站立，以防直立性低血压的发生。应用硝普钠时应现用现配，避光，以免药物遇光分解。严密监测血压、心率变化，观察有无恶心、呕吐、头痛等副作用。

4. 密切观察病情变化，预防并发症

（1）急性肾衰竭：观察患儿水肿有无消退或减轻，每日监测体重有无减轻；观察尿量、尿色，准确记录24 h出入水量，遵医嘱留尿标本送检。如尿量持续减少，出现头痛、恶心、呕吐等，警惕急性肾功能衰竭的发生及时纠正水电解质和酸碱平衡紊乱。

（2）高血压脑病：监测患儿血压变化，必要时做心电监护。若血压骤升，出现剧烈头痛、呕吐、头晕眼花等，提示高血压脑病，立即报告医师并配合抢救。遵医嘱给予镇静剂、脱水剂等药物治疗。

（3）严重循环充血：观察患儿有无咳嗽及粉红色泡沫痰，监测呼吸、心律、心率或脉率变化。如发生严重循环充血，应将患儿置于半卧位、吸氧，并遵医嘱药物治疗及时配合医生急救处理。

5. 心理护理 加强对家长及患儿的心理护理，给予人文关怀。向家长介绍该疾病，指导休息和饮食的重要性，协助日常护理，使其增强战胜疾病的信心，消除焦虑、恐惧情绪。

【健康教育】

向患儿及家长介绍疾病相关知识，强调急性期休息和限制患儿活动的重要性。指导家长合理安排患儿饮食，介绍适合的食谱。积极预防链球菌感染是关键，应保持室内空气清新，不去人多密集的场所。一旦发生上呼吸道感染或皮肤感染等疾病，应及早用抗生素彻底治疗，溶血性链球菌感染后1～3周内定期检查尿常规。出院后定期门诊复查。

【护理评价】

（1）患儿水肿是否消退，尿量是否增加。

（2）患儿乏力症状是否逐渐减轻，活动耐力是否逐渐增加。

（3）患儿并发症是否得到有效预防；已发生的并发症是否得到及时发现和处理。

（4）患儿及家长是否了解急性肾炎的相关知识，积极配合治疗和护理。

任务二　急性肾衰竭

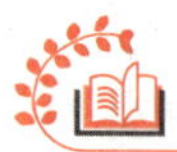

案例导入

患儿，女，11月龄，因发热、腹泻13 d伴面色苍白、尿少10 d入院。患儿于入院前13 d无明显诱因出现发热，体温38.1℃，伴腹泻（水样便）6～7次/日，在当地医院给予对症及支持治疗，腹泻好转，发热减轻。但出现面色苍白，间断腹痛，尿量减少，尿色变深呈酱油色。收治入院。患儿既往体健，按时预防接种，G_1P_1，足月顺产，生长发育正常。

体格检查：T 36.3℃，P 124次/分，R 42次/分，BP 90/60 mmHg。贫血貌，神志不清，精神差，双眼睑水肿。皮肤黏膜未见出血点及黄疸。心肺无异常；腹平坦，压痛（±），无反跳痛，无移动性浊音，肝肋下2 cm，脾肋下1.5 cm，双肾区无叩击痛。无神经系统阳性体征。

辅助检查：血液检查：WBC 11×10^9/L，GR 0.80，Hb 82 g/L，PLT 42×10^9/L；RBC形态：盔形红细胞。Ccr 28 mL/（min·1.73m^2），Scr 177 μmol/L，BUN 20 mmol/L。尿液检查：蛋白++，RBC＞100/HP。

请思考：

1. 该患儿可能的诊断是什么？
2. 该患儿主要的护理问题有哪些？
3. 针对该患儿应采取哪些护理措施？

【概述】

急性肾衰竭是指由多种原因引起的肾功能短期内急剧下降或丧失的临床综合征，体内代谢产物堆积，出现氮质血症、水及电解质紊乱、代谢性酸中毒等症状。新生儿期以围生期缺氧、败血症、严重溶血或出血引起者较常见，婴儿期以严重腹泻脱水、重症感染及先天畸形

引起者多见，年长儿则多因肾炎、休克所致。

急性肾衰竭的发病机制尚未完全阐明，主要有以下几种：肾血流减少学说、肾小管损伤学说、缺血再灌注肾损伤。急性肾衰竭的常见原因可分为肾前性、肾性和肾后性三类。

1. 肾前性　任何原因引起的血容量减少，导致肾血流量下降，肾小球滤过率降低而出现少尿或无尿。常见于腹泻、呕吐、脱水、烧伤、心源性休克、过敏反应、败血症、外科手术大出血等。此型肾实质并无器质性病变。

2. 肾性　是儿科肾衰最常见的原因，由肾实质损害引起。主要包括：①肾小球疾病。如急性肾炎、急进性肾炎、紫癜性肾炎、狼疮性肾炎、溶血尿毒综合征等。②肾小管疾病。以急性肾小管坏死最多见，常见原因有肾缺血、肾毒性物质（如汞、砷、氨基苷类药物）。③肾间质疾病。主要见于感染和药物过敏引起肾小管和间质损害，如急性间质性肾炎、急性肾盂肾炎等。④肾血管性疾病。如血管炎、血管栓塞等。

3. 肾后性　各种原因引起的泌尿道梗阻所致。常见于尿路结石、尿路梗阻致肾盂积水、双侧输尿管连接部狭窄、先天性尿路畸形、肾结核、肿瘤压迫输尿管等。肾后性因素多为可逆性的及时解除病因则肾功能常可恢复。

【临床表现】

根据尿量可分为少尿型肾衰及非少尿型肾衰，临床以前者多见。少尿型肾衰表现为急性肾衰竭伴少尿或无尿，非少尿型肾衰血中尿素氮、肌酐迅速增高，而不伴有少尿表现。

少尿型肾衰一般分为以下3期：

1. 少尿期　尿量急剧减少，甚至无尿。一般持续10 d左右，持续2周以上或病程中少尿与无尿间歇出现则预后不良。少尿期的主要表现是：

（1）水潴留。肾脏排尿减少，大量水分滞留于体内，出现全身水肿、胸腔积液、腹水、严重者可发生心力衰竭、肺水肿、脑水肿，是此期死亡的重要原因。

（2）电解质紊乱。表现为“三高三低”，即高钾、高磷、高镁和低钠、低钙、低氯血症，其中以高钾血症最多见。

（3）代谢性酸中毒。表现为精神萎靡、乏力、嗜睡、呼吸深长、面色发灰、口唇樱桃红色，可伴心律不齐。

（4）尿毒症。因肾排泄障碍使得各种毒性物质在体内积聚，血清中含氮物质大量增加，表现为氮质血症，可出现全身各系统中毒症状。

①消化系统。食欲减退、恶心、呕吐、腹泻，严重者消化道出血或黄疸，而消化道出血可加重氮质血症。

②心血管系统。主要因水钠潴留，表现为高血压和心力衰竭，还可发生心律失常、心包炎等。

③神经系统。可有嗜睡、神志混乱、焦虑不安、抽搐、昏迷和自主神经功能紊乱如多汗或皮肤干燥，还可表现为意识、行为、记忆、感觉、情感等多种功能障碍。

④血液系统。急性肾衰竭常伴有正细胞正色素性贫血，贫血随肾功能恶化而加重，系由于红细胞生成减少、血管外溶血、血液稀释和消化道出血等原因所致。出血倾向（牙龈出血、鼻出血、皮肤瘀点及消化道出血）多因血小板减少、血小板功能异常和DIC引起。急性肾衰早期白细胞总数常增加，中性粒细胞比例也增加。

（5）感染。是急性肾衰竭最常见的并发症，以呼吸道和泌尿道感染最常见。约1/3的患病儿童死于感染。

2. 多尿期 尿量可突然或逐渐增加，每日尿量超过250 mL表示进入多尿期。多尿期一般持续1～2周，部分患儿可长达1～2个月。早期血尿素氮和肌酐可持续上升，后期逐渐恢复。多尿期因大量水和电解质随尿排出，可导致低钾血症、低钠血症及脱水。

3. 恢复期 多尿期后肾功能逐渐恢复，血尿素氮及肌酐逐渐恢复正常。肾浓缩功能需数月才逐渐恢复正常，少数患儿留有不同程度的肾功能损害或转为慢性。此期患儿体质仍较弱，多有消瘦、营养不良、贫血和免疫功能低下等症状。

【诊断性检查】

1. 尿液检查 测定尿比重、尿渗透压、尿肌酐等。

2. 血生化检查 监测电解质、血尿素氮和肌酐。

3. 肾脏影像学检查 腹部平片、B超、CT、MRI等可了解肾脏大小、形态、血管及输尿管、膀胱有无梗阻，也可了解肾血流量、肾小球和肾小管功能。

4. 肾活检 对原因不明的急性肾衰，肾活检是可靠的诊断手段。

【治疗原则】

去除病因，积极治疗原发病，减轻症状，改善肾功能，防止并发症的发生。

1. 少尿期 重点是去除病因和治疗原发病，纠正水、电解质和酸碱平衡失调，控制氮质血症，供给充足营养。

（1）病因治疗：肾前性肾衰应及时纠正全身循环血流动力学障碍；避免接触肾毒性物质；密切监测尿量及肾功能变化；控制感染。

（2）控制水钠入量：量出为入。每日液量=尿量+显性失水+不显性失水－内生水。无发热患儿不显性失水为300 mL/（m^2·d）。体温每升高1℃增加75 mL/（m^2·d）。内生水在非高分解代谢状态约为100 mL/（m^2·d）计算。所用液体均为非电解质液。

（3）营养治疗：为了促进蛋白质合成，可用苯丙酸诺龙25 mg肌内注射，每周1～2次。高分解状态或不能口服者可予静脉营养支持。

（4）维持电解质及酸碱平衡：积极纠正高钾血症、低钠血症、低钙血症、高磷血症等。代谢性酸中毒轻症者一般无须处理，血浆HCO_3^-＜12 mmol/L或动脉血pH＜7.2时可给予5%碳酸氢钠，纠正酸中毒时注意防止低钙惊厥。

（5）血液净化：凡上述保守治疗无效者均应尽早进行透析，如血液透析、腹膜透析等。

2. 多尿期 注意监测尿量、电解质和血压变化及时纠正水、电解质紊乱及酸碱失衡。当血肌酐接近正常时饮食中应增加蛋白质的摄入量。

3. 恢复期 注意休息、加强营养、防治感染。

【护理评估】

1. 健康史 仔细询问家长有关患儿自本次起病以来的主要症状。评估该病开始时间、持续时间、发展程度，目前是否存在食欲减退、恶心、呕吐、腹部不适、意识障碍等情况。评估患儿排尿次数及尿量、尿色，是否出现水潴留、电解质紊乱、代谢性酸中毒和氮质血症等临床表现，是否合并呼吸道和泌尿道感染的表现。

2. 身体状况 评估患儿目前的体征，包括神志、呼吸、脉搏、血压、体位、活动耐受力等。测量患儿体重，评估患儿营养状态。分析实验室检查结果，动态评估电解质、血尿素氮

及肌酐指标是否恢复正常，肾功能是否恢复正常。

3. 心理-社会状况 评估家长对急性肾衰竭的知晓程度，是否了解疾病治疗和护理要点、是否积极配合治疗等。了解家庭结构、经济状况、社会支持及情绪反应等。评估患儿对疾病的心理感受，是否有紧张、忧虑及情绪低落等心理状况。

【护理诊断】

1. 体液过多 与肾小球滤过率降低有关。

2. 有感染的危险 与免疫力低下有关。

3. 营养失调：低于机体需要量 与摄入不足及丢失过多有关。

4. 潜在并发症 心力衰竭、肺水肿、脑水肿等。

【护理措施】

1. 维持体液平衡 观察患儿生命体征，记录24 h出入量，每日监测体重。重点监测水、电解质紊乱、尿量、尿常规、肾功能等。

2. 预防感染 感染是患儿少尿期死亡的主要原因，常见的感染部位为呼吸道、泌尿道、皮肤，应采取切实措施，防止感染的发生。指导患儿加强个人清洁卫生，做好皮肤护理及口腔护理。尽量将患儿安置在单人病室，做好病室的清洁和空气净化，避免不必要的检查。严格执行无菌操作。定时翻身、拍背，保持呼吸道通畅。

3. 保证患儿休息 患儿应卧床休息，卧床时间视病情而定，一般少尿期、多尿期均应卧床休息，恢复期逐渐增加活动。

4. 营养支持 给予高糖、低蛋白、高维生素饮食。供给热量210～250 J/（kg·d），脂肪占总热量的30%～40%，蛋白质0.5 g/（kg·d），以优质动物蛋白为主（如鸡蛋、肉类、奶类蛋白），少尿期限制蛋白质摄入量，供给足够能量，减少组织蛋白分解。不能进食者经静脉补充营养。透析治疗时因丢失大量蛋白质，短期透析时无须限制蛋白质摄入量，长期透析时可输血浆、水解蛋白、氨基酸等。

5. 密切观察病情 注意体温、脉搏、呼吸、心率、心律、血压、尿量、尿常规、肾功能等的变化。急性肾衰竭常以心力衰竭、心律失常、感染、水电解质紊乱等为主要死亡原因，应及时发现其早期表现，并随时与医师联系。

6. 心理护理 患儿可因病情、疼痛等出现烦躁不安、恐惧、焦虑等，应为患儿提供舒适护理和心理支持。患儿父母因患儿病情及治疗承受极大压力，应帮助其有效应对，做好沟通和信息支持。

【健康教育】

指导患儿及家长积极配合治疗，并告诉患儿家长肾衰竭各期的护理要点、早期透析的重要性，以取得他们的理解。指导家长在恢复期给患儿加强营养，增强体质，注意个人的清洁卫生，注意保暖，防止受凉；慎用氨基糖苷类抗生素等对肾脏有损害的药物。

【护理评价】

（1）评估患儿尿量是否增多，电解质紊乱是否纠正，临床症状是否减轻。

（2）评估患儿尿素氮和肌酐是否恢复正常，肾功能是否恢复正常。

（3）评估患儿是否出现感染，并发症是否得到及时发现和处理。

（4）评估患儿及家长是否积极配合治疗和护理，是否有效应对其心理压力。

任务三　泌尿道感染

案例导入

患儿，女，2岁，以“尿痛、尿频4 d”为主诉入院。患儿无明显诱因下出现尿痛，全程均痛，且有尿频，日解10余次，每次量中，无明显昼夜差别，无尿红，无尿滴淋及尿线中断，无腹痛、腰痛，无浮肿。

体格检查：T 37.8℃，P 112次/分，R 26次/分，神志清醒，精神疲软，呼吸平稳，尿道口稍充血，无脓性分泌物，双肾区无叩击痛。

辅助检查：尿常规示：WBC +++，RBC +，BCD +，Pr ++。

请思考：

1. 最可能的诊断是什么？

2. 患儿主要护理诊断及主要护理措施？

【概述】

泌尿道感染是指病原体直接侵入尿路，在尿液中生长繁殖，并侵犯尿路黏膜或组织而引起的炎症反应。按病原体侵袭的部位不同，分为肾盂肾炎、膀胱炎、尿道炎。肾盂肾炎称为上尿路感染；膀胱炎、尿道炎合称为下尿路感染。由于儿童时期感染局限在尿道某一部位者较少，且临床上难以准确定位，故常统称为泌尿道感染。

该病是儿童泌尿系统常见疾病之一。感染绝大多数由肠道革兰氏阴性杆菌引起，以大肠埃希菌最为常见，占60%～80%。上行感染是儿童泌尿道感染的最主要途径。所谓上行感染即致病菌从尿道口上行进入膀胱，引起膀胱炎，膀胱内的致病菌再经输尿管移行至肾脏，引起肾盂肾炎；其他感染途径包括血源性感染、淋巴感染和直接蔓延。

小儿输尿管道长而弯曲，管壁肌肉及弹力纤维发育不全，易于扩张而发生尿潴留而有利于细菌生长。女孩尿道短，尿道口接近肛门，易受粪便污染，故女童发病率通常高于男童，以学龄期女童更为常见。男孩由于包皮过长，包茎积垢，易引起上行感染，在新生儿或婴幼儿早期，男孩发病率高于女孩，且局部症状不明显，全身症状较重。此外先天畸形、尿路梗阻及膀胱输尿管反流、便秘和排尿功能障碍、不及时更换尿布，糖尿病等慢性疾病、长期使用糖皮质激素或免疫抑制剂的患儿，均可导致泌尿道感染的发病率升高。

【临床表现】

1. 急性感染　不同年龄组的患儿存在着较大差异。

（1）新生儿：症状极不典型。以全身症状为主，可有发热、体温不升、面色苍白、吃奶差、体重不增、呕吐、腹泻、嗜睡、烦躁甚至惊厥等神经系统症状。

（2）婴幼儿：以发热最突出。拒食、呕吐、腹泻等全身症状也较明显。局部症状表现为排尿时哭闹不安、尿布有臭味和顽固性尿布疹等。

（3）年长儿：表现与成人相似。上尿路感染时常有发热、腹痛等症状，伴有腰痛、肾区叩击痛和遗尿等。下尿路感染时可出现尿频、尿急、尿痛、尿液浑浊，偶见肉眼血尿。

2. 慢性感染 病程迁延6个月以上，轻者可无明显症状，也可常伴有发热、脓尿。反复发作者可伴有贫血、消瘦、生长迟缓、高血压或肾功能不全。

3. 无症状性菌尿 在常规的尿筛查中，发现健康儿童存在着菌尿，但无任何尿路感染症状。这种现象可见于各年龄组，以学龄期女孩常见。无症状性菌尿患儿常同时伴有尿路畸形和有症状的尿路感染史。

【诊断性检查】

1. 尿常规 清洁中段尿离心沉渣镜检中白细胞≥5个/HP，即可怀疑为尿路感染，血尿也常见。肾盂肾炎患儿有中等蛋白尿、白细胞管型尿及晨尿的比重和渗透压降低。

2. 尿培养细菌学检查

（1）清洁中段尿细菌培养：尿培养细菌学检查尿细菌培养及菌落计数是诊断泌尿道感染的主要依据。菌落计数大于10^5/ mL便可确诊，菌落计数在10^4～10^5/mL为可疑，菌落计数少于10^4/mL时，则尿液污染的可能性大。应结合患儿性别、有无症状、细菌种类及繁殖力综合评价临床意义。

（2）对于伴有严重尿路刺激症状的女孩，如果尿中有较多白细胞，中段尿细菌定量培养≥10^2/ mL，且致病菌为大肠埃希菌类或腐物寄生球菌等，也可诊断为泌尿道感染。

3. 影像学检查 常用的有腹部B超、CT扫描、造影等。协助诊断尿路感染、泌尿系统畸形、慢性肾损伤、膀胱输尿管反流等。

【治疗原则】

急性泌尿道感染经合理抗生素治疗后症状消失而治愈，50%的患儿可有复发或再次感染，如不及时纠正，易频繁复发或产生慢性感染，最终发展为肾功能不全。

1. 一般治疗 急性期应卧床休息，鼓励患儿多饮水，勤排尿，女童应注意清洁外阴。加强营养，以增强机体的抵抗力。

2. 对症治疗 对高热、头痛、腰痛的患儿应给予解热镇痛剂缓解症状。对尿路刺激症状明显者，可用阿托品等抗胆碱类药物治疗，也可以给予碳酸氢钠口服碱化尿液，减轻尿路刺激症状。

3. 抗菌治疗 尽早开始抗菌药物治疗，在留尿送尿细菌培养后即可。选用抗生素的原则：

（1）感染部位。对肾盂肾炎应选择血浓度高的药物，对膀胱炎应选择尿浓度高的药物。

（2）感染途径。对上行性感染，首选磺胺类药物治疗。如发热等全身症状明显或属血源性感染，多选用青霉素类、氨基糖苷类或头孢菌素类单独或联合治疗。

（3）根据尿培养及药敏试验结果，同时结合临床疗效选用抗生素。

（4）药物在肾组织、尿液、血液中都应有较高的浓度。

（5）选用的药物抗菌能力强，抗菌谱广，最好能用强效杀菌剂且不易使细菌产生耐药菌株。

（6）对肾功能损害小。

4. 其他治疗 积极矫治泌尿道畸形；顽固性慢性膀胱炎经全身给药无效可考虑采用膀胱内药液灌注治疗。

【护理诊断】

1. 体温过高 与细菌感染有关。

2. 排尿异常 与膀胱、尿道炎症有关。

3. 知识缺乏 家长及年长患儿缺乏该病的防护知识。

【护理措施】

1. 休息与饮食 急性期患儿需卧床休息，鼓励患儿大量饮水，通过增加尿量起到冲洗尿道作用，减少细菌在尿道的停留时间，促进细菌和毒素排出；多饮水还可降低肾髓质及乳头部组织的渗透压，阻碍细菌生长繁殖。给予患儿足够热量、丰富的蛋白质和维生素，易消化的食物，食物品种多样以促进食欲，增强机体抵抗力。

2. 维持正常体温 监测患儿体温变化，高热者给予降温处理，保持皮肤清洁干燥及时更换衣物。

3. 减轻排尿异常 保持会阴部清洁，便后冲洗外阴。女孩清洗外阴时从前向后擦洗，单独使用洁具，防止肠道细菌污染尿道，引起上行性感染；小婴儿勤换纸尿裤。

4. 用药指导 遵医嘱用药，注意用药的时间、剂量并观察药物反应和治疗效果。饭后服用抗菌药物可减轻胃肠道症状；服用磺胺类药时应多喝水，并注意有无血尿、尿少等。婴幼儿尿道刺激症状明显者，遵医嘱应用抗胆碱药（阿托品、山莨菪碱）或口服碳酸氢钠碱化尿液以缓解症状。

5. 协助家长正确留取尿标本 留取标本前应常规做好外阴部清洁和消毒，取中段尿及时送检；对于不能配合的婴幼儿应先消毒会阴部后，用无菌的塑料采集袋黏附于尿道外口收集尿液，避免污染。定期复查尿常规和进行尿培养，以了解病情的变化和治疗效果。

6. 心理护理 加强对家长及患儿的心理护理，给予人文关怀。向家长介绍该疾病，协助日常护理，使其增强战胜疾病的信心，消除焦虑、恐惧情绪。

【健康教育】

向患儿及家长解释该病的护理要点及预防知识，如幼儿不穿开裆裤，勤换尿布，保持会阴和肛周皮肤清洁。如发现男孩包茎、女孩处女膜伞、蛲虫前行尿道等情况，应及时处理。指导患儿按时服药，定期复查，防止复发与再感染。

一般急性感染于疗程结束后每月随访一次，连续3个月，复查尿常规、中段尿培养，如无复发可认为治愈。反复发作者每3～6个月复查一次，共2年或更长时间。

【护理评价】

（1）评估患儿体温是否正常，尿路刺激症状是否减轻。

（2）评估患儿是否积极配合护理和治疗，能否正确留取尿标本。

（3）评估患儿及家长是否了解泌尿系统感染的预防知识，防止疾病复发或再次感染。

练习题

（一）选择题

1. 患儿，女，3岁，以“尿痛、尿频4 d”为主诉入院，考虑为尿路感染，首先应考虑的检查是（　　）。

A. 晨起尿常规检查　B. 中段尿细菌培养　C. Addis计数　D. ASO抗体检测

E. 肾脏B超

2. 患儿，男，8月龄，低热，T 38℃，家长诉患儿近4 d排尿时哭闹，诊断为泌尿道感染。以下关于婴幼儿急性尿路感染的说法不正确的是（　　）。

A. 以全身症状为主　B. 病程多在6个月　C. 伴有发热　D. 伴有尿路刺激症状

E. 尽早抗菌治疗

（3、4共用题干）

患儿，女，2岁，以“尿痛、尿频2 d”于门诊就诊，考虑为尿路感染，拟于今日抗生素治疗。

3. 选用抗生素时应考虑的原则不包括的是（　　）。

A. 感染部位　B. 药敏试验结果　C. 广谱抗菌剂　D. 肾毒性小

E. 静脉给药

4. 患儿口服抗生素1 d后出现恶心、呕吐的情况。下列说法正确的是（　　）。

A. 立即停药　B. 餐后服药　C. 暂时禁食　D. 静脉用药

E. 多饮水

（二）填空题

1. 急性肾衰竭的常见原因可分为肾前性、_____和肾后性三类。
2. 清洁中段尿离心沉渣镜检中白细胞≥_____个/HP，即可怀疑为尿路感染。
3. 急性肾衰竭最常见的并发症是_____。
4. 每日液量=_____+显性失水+不显性失水−内生水。

（三）名词解释

1. 急性肾衰竭　2. 无症状性菌尿

（四）简答题

1. 请简述急性肾衰竭少尿期的主要临床表现。
2. 请简述清洁中段尿细菌培养检查的临床意义。

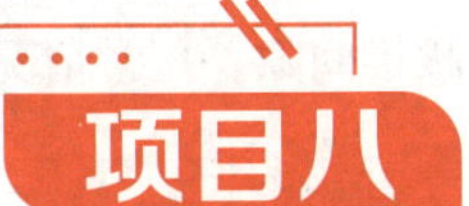

中枢神经系统疾病患儿的护理

知识目标：了解脑组织的功能、脑膜的结构和脑脊液的循环通路；掌握化脓性脑膜炎、病毒性脑炎、结核性脑膜炎和惊厥的临床表现、治疗原则、护理问题及其护理措施。

能力目标：能通过护理评估，识别化脓性脑膜炎、病毒性脑炎和结核性脑膜炎，做出全面的护理诊断并给予相应的护理措施。

素质目标：具备与患儿进行良好互动的能力，在护理患儿的过程中体现细心、耐心、爱心。

课前回顾

儿童神经系统疾病以感染引起的脑膜炎、脑炎多见。感染主要累及大脑、附在大脑表面的被膜伴有脑脊液改变。

大脑不同区域，大脑实质的功能不同，因此中枢神经系统感染区域不同，患儿的神经系统功能障碍表现亦不一样，如感染累及额叶，患儿会出现运动功能障碍；累及颞叶边缘系统，患儿会出现精神情绪异常等。

大脑的被膜，附于脑表面，自外向内依次为硬脑膜、蛛网膜和软脑膜（图4-8-1）。当感染波及脑膜时，多有脑膜刺激征，表现为颈强直、Kernig征和Brudzinski征。

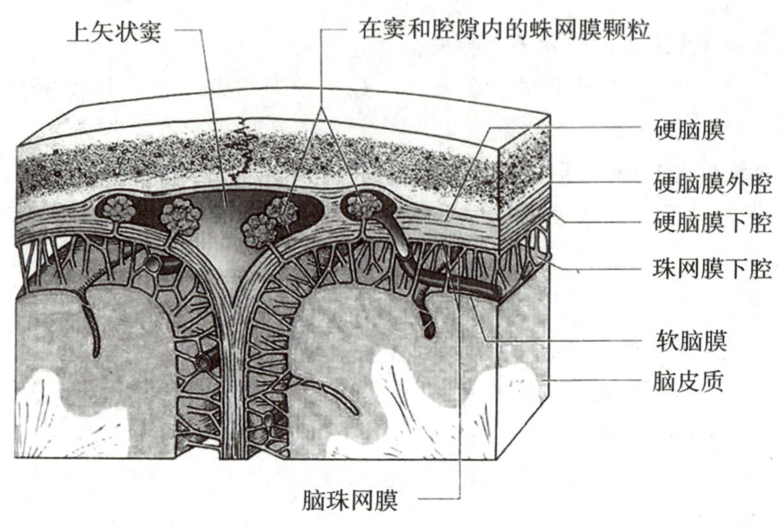

图4-8-1　脑的被膜

脑脊液主要由脑室脉络丛产生，充满脑室系统、蛛网膜下隙和脊髓中央管内。生理正常情况下呈无色透明，内含多种浓度不等的无机离子、葡萄糖、微量蛋白和少量淋巴细胞，处于不断产生、循环和回流的平衡状态中。对中枢神经系统起缓冲、保护、运输代谢产物和调节颅内压等作用。儿童脑脊液检查时为避免损伤脊柱，4岁以下儿童穿刺部位为第四和第五腰椎间隙。正常情况下儿童脑脊液检查各项指标，见表4-8-1。

表4-8-1　脑脊液测定正常值

项目	年龄	正常值
总量/mL	新生儿	5
	儿童	100～150
压力/mmH_2O	新生儿	30～80
	儿童	80～200
细胞数/L	新生儿	$(0\sim34)\times10^6$
	极低体重儿	$(0\sim44)\times10^6$
	婴儿	$(0\sim20)\times10^6$
	儿童	$(0\sim10)\times10^6$

续表

项目	年龄	正常值
蛋白质总量/(g/L)	新生儿	0.2 ~ 1.2
	极低体重儿	0.45 ~ 2.27
	儿童	0.2 ~ 0.4
糖/(mmol/L)	婴儿	3.9 ~ 5.0
	儿童	2.8 ~ 4.5
氯化物/(mmol/L)	婴儿	110 ~ 122
	儿童	117 ~ 127

任务一　化脓性脑膜炎

案例导入

患儿，女，10月龄，因发热3 d，呕吐2次，伴抽搐1次入院。患儿3 d前开始发热，T 39℃左右，持续不降，伴有流涕、咳嗽，烦躁不安。入院当天突然出现呕吐，伴抽搐，表现为意识丧失、双眼上翻、四肢强直，持续2 min。患病以来精神、食欲差，大小便无明显异常。

体格检查：T 39.5 ℃，R 38次/分，P 145次/分。精神萎靡，嗜睡状态。前囟1.0 cm×1.0 cm，隆起，瞳孔等大等圆，对光反射迟钝，颈强直。四肢肌张力增高，腱反射活跃，Kernig征（+）、Brudzinski征（+）、Babinski征（+）。双肺泡呼吸音粗，心律齐，杂音（-），腹软，肝肋下1.5 cm，脾未及。

辅助检查：脑脊液压力235 mmH_2O，外观混浊，白细胞数1 500×10^9/L，多核0.85，单核0.15，蛋白1.3 g/L，糖1.2 mmol/L，氯化物100 mmo/L。血常规白细胞18×10^9/L。胸片未见异常。

请思考：

1. 患儿最可能的临床诊断是什么？
2. 该患儿的主要护理问题有哪些？
3. 该患儿的主要护理措施有哪些？

【概述】

化脓性脑膜炎，也称急性细菌性脑膜炎，多为化脓性细菌感染引起的急性脑膜炎症，部分患儿病变累及脑实质。

化脓性脑膜炎常见致病菌与患儿年龄关系密切。新生儿及出生小于2个月的患儿以革兰氏阴性杆菌为主，如大肠杆菌、副大肠杆菌等；阳性球菌可见金黄色葡萄球菌感染。出生2个月至儿童期时，以流感嗜血杆菌、脑膜炎双球菌和肺炎球菌为主。

致病菌可通过多种途径侵入脑膜，最常见的途径是通过血流，即菌血症抵达脑膜微血管。当儿童免疫防御功能降低时，细菌通过血—脑屏障到达脑膜。致病菌大多由上呼吸道入侵血流，新生儿的皮肤、胃肠道黏膜或脐部也常是感染的侵入门户。在细菌毒素和多种炎症相关细胞因子作用下，形成以软脑膜、蛛网膜和表层脑组织为主的炎症反应，严重者可有血管壁坏死和灶性出血，或发生闭塞性小血管炎而致灶性脑梗死。

【临床表现】

年龄小于3月龄的婴儿和新生儿表现不典型；3月龄以上婴儿典型表现为以下3个方面：

1. 感染中毒及急性脑功能障碍症状 部分患儿病前有数日上呼吸道或胃肠道感染病史；起病后表现为发热、烦躁不安和进行性加重的意识障碍。约30%的患儿有反复的全身或局限性惊厥发作。脑膜炎双球菌感染常有瘀点、瘀斑和休克。

2. 颅内压增高 头痛、呕吐，婴儿前囟饱满、张力增高、头围增大。合并脑疝时，则有呼吸不规则、突发意识障碍加重及瞳孔不等大等体征。

3. 脑膜刺激征 颈项强直、Kernig（+）、Brudzinski（+）。

【并发症】

1. 硬脑膜下积液 主要发生在1岁以下婴儿，多见于经有效治疗48 ~ 72 h后脑脊液有好转，但体温不退或体温下降后再升高或一般症状好转后又出现意识障碍、惊厥、前囟隆起或颅压增高等症状。

2. 脑室管膜炎 患儿在有效抗生素治疗下发热不退、惊厥、意识障碍不改善、进行性加重的颈项强直甚至角弓反张，脑脊液始终异常，以及CT见脑室扩大时需考虑。

3. 脑积水 炎症渗出物粘连堵塞脑室内脑脊液流出通道或炎症致脑脊液重吸收障碍造成。患儿表现为烦躁不安、嗜睡、呕吐、惊厥发作，头基进行性增大，颅缝分离，前囟扩大饱满、头颅破壶音和头皮静脉扩张。严重脑积水由于颅内压增高压迫眼球，形成双目下视，巩膜外露，临床称之为落日眼。

4. 各种神经功能障碍 神经性耳聋、智力障碍、脑性瘫痪、癫痫、视力障碍、行为异常等。

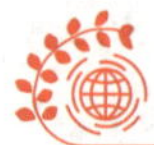

知识拓展

脑性瘫痪

脑性瘫痪，简称脑瘫，是一组因发育中胎儿或婴幼儿脑部非进行性损伤，导致患儿持续存在的中枢性运动和姿势发育障碍、活动受限综合征。脑性瘫痪的运动障碍可伴随感觉、认知、沟通、知觉、行为等异常及癫痫发作，和继发性骨骼肌肉系统异常。多认为与围生期危险因素有关；早发现早康复，容易取得较好疗效。

【诊断性检查】

1. 脑脊液检查 确诊的主要依据。脑脊液压力增高，外观浑浊呈米汤样，白细胞总数显

著增多，≥1×10⁹/L，分类以中性粒细胞升高为主，蛋白质含量显著增高，糖含量明显下降。同时行脑脊液培养加药敏试验，明确致病菌并指导使用抗生素。

2. 常规检查 血培养、皮肤淤点/瘀斑涂片明确有无脑膜炎双球菌等感染；血常规检查白细胞升高，以中性粒细胞为主支持细菌感染；头颅透光检查阳性提示硬脑膜下积液。

3. 神经影像学检查 头部CT/MRI明确感染是否累及脑实质及可尽早发现积液。

4. 硬膜下穿刺 积液量≥2 mL，蛋白定量≥0.4 g/L，可协助诊断硬脑膜下积液。

【治疗原则】

1. 主要治疗 急性期抗生素静脉用药；早期、联合、足量、足疗程，力求用药24 h内杀灭脑脊液中的致病菌，故应选择对病原菌敏感且能较高浓度透过血—脑脊液屏障的药物。一般对肺炎链球菌和流感嗜血杆菌脑膜炎的疗程为10～14 d，脑膜炎球菌的疗程为7 d，金黄色葡萄球菌和革兰氏阴性杆菌脑膜炎的疗程为21 d以上。若有并发症或经过不规则治疗的患者，还应适当延长疗程。

2. 肾上腺皮质激素 不仅可抑制多种炎症因子的产生，还可降低血管通透性，减轻脑水肿和颅内高压。一般连续用2～3 d。

3. 并发症的治疗

（1）硬脑膜下积液：行硬膜下穿刺放出积液。

（2）脑室管膜炎：侧脑室穿刺引流，选择适宜抗生素进行脑室内注入。

（3）脑积水：手术治疗促进脑脊液排出。

（4）神经功能障碍：早期进行神经康复。

4. 对症和支持治疗 稳定生命体征、控制惊厥、降低颅内压等。

【护理评估】

1. 健康史 仔细询问家长有关患儿自本次起病以来的主要症状；既往患儿的疫苗接种；近期有无上呼吸道、消化道等感染病史及接触史；有无颅骨骨折、神经外科手术、皮肤窦道等。

2. 身体状况 生命体征；精神及意识状态；瞳孔是否等大等圆；皮肤情况；头围大小及前囟张力；有无落日眼、惊厥、脑膜刺激征等。

3. 心理-社会状况 了解患儿及家长焦虑、恐惧程度；家长对该病相关知识的认知及掌握程度、经济承受能力和社会支持水平等。

【护理诊断】

1. 体温过高 与细菌感染有关。

2. 营养失调：低于机体需要量 与摄入不足、机体消耗增多有关。

3. 有受伤的危险 与惊厥发作有关。

4. 潜在并发症 颅内压增高、硬脑膜下积液、脑室管膜炎、脑积水。

5. 焦虑（家长） 与家长担心患儿预后有关。

【护理措施】

1. 一般护理

（1）休息与体位 抬高床头15°～30°，保持患儿绝对安静，避免躁动、剧烈咳嗽等，护理操作应集中处理，动作轻柔，避免使颅内压增高。

（2）保证营养供给

①保证充足营养给予患儿高热量、高蛋白、高维生素、易消化的流质或半流质饮食，如牛奶、鸡蛋、鱼类、水果、蔬菜等。

②根据病情调整补充营养的方式。频繁呕吐的患儿，应耐心喂养，少量多餐；意识障碍患儿可给予鼻饲，定期监测电解质，必要时可静脉输注营养液，维持水、电解质平衡。

③定期测量患儿体重，了解营养状况。

2. 维持正常体温

（1）保持病房环境适宜：安静清洁、每日开窗通风3～4次，病房温度控制在18～20℃、湿度50%～60%。

（2）降温处理：体温超过38.5℃及时给予物理降温或遵医嘱药物降温，观察并记录降温效果，每4 h测体温1次。

（3）患儿：鼓励多饮水，注意保暖及时更换因退热而汗湿的衣服。

3. 防止意外伤害

（1）保持环境和患儿安静，专人守护。

（2）患儿惊厥发作时应使其头偏向一侧，阵挛期不要强行放入开口器或压舌板，若发作之前未放入，待患者强直期张口时再放入，以免损伤患者牙齿，应放置于上下臼齿，即磨牙间。拉好床挡，避免惊厥时坠床。患儿躁动时可适当约束。

（3）协助患儿做好个人卫生等生活护理。

4. 密切观察病情变化　监测患儿生命体征，观察患儿的意识状态、面色、瞳孔、囟门、头围等变化，早期预测病情变化。

（1）若患儿体温不降或退而复升、病情不见好转考虑硬脑膜下积液、脑室管膜炎；头围增大迅速、出现落日眼等考虑脑积水。

（2）若呼吸节律深而慢或不规则，瞳孔忽大忽小或两侧不等大，对光反应迟钝，血压升高，应警惕脑疝及呼吸衰竭的发生。

5. 心理护理　加强对家长及患儿的心理护理，对不同年龄段患儿采取相应的心理关怀；给家长介绍该疾病，使其增强战胜疾病的信心，消除焦虑、恐惧情绪。

【健康教育】

（1）告知家长日常应保证儿童营养丰富，坚持锻炼身体，增强体质，积极防治儿童上呼吸道、消化道等感染性疾病，预防皮肤外伤和脐部感染。

（2）针对化脓性脑膜炎的预防，告知家长应及时带儿童接种相关疫苗：一类疫苗为流脑疫苗，均需接种；目前临床上还有二类疫苗，自愿接种形式，即肺炎链球菌疫苗、流感嗜血杆菌疫苗，尤其体质较差的儿童可考虑接种。

（3）化脓性脑膜炎患儿病情稳定后告知家长在康复师指导下尽早制订系统的康复训练方案，促进患儿机体康复，尽量降低化脓性脑膜炎对神经系统功能的影响，减少后遗症的发生。

【护理评价】

（1）评估是否能维持患儿体温在正常范围。

（2）评估患儿是否得到合理、充足的营养，体重是否减轻。

（3）评估颅内高压有无得到缓解。

（4）评估惊厥时是否出现意外受伤。

（5）评估患儿在疾病过程中有无并发症的发生。

（6）评估家长心理状态是否稳定，能否主动积极学习康复训练方法。

任务二　病毒性脑炎

案例导入

患儿，女，5岁，因“发热伴惊厥3 d，昏迷1 d”来诊；家长非常焦虑。

查体：浅昏迷，体温39.5℃，颈强4指，初步考虑病毒性脑炎。

请思考：

1. 诊断该疾病主要的检查是什么，阳性表现是什么？
2. 该患儿主要的护理问题及措施是什么？

【概述】

病毒性脑炎，指病毒感染引起的脑实质炎症。其中部分患儿病变仅累及脑膜，则称之为病毒性脑膜炎；若脑膜和脑实质同时受累，则称之为病毒性脑膜脑炎。

约80%的病毒性脑炎由肠道病毒引起，其次有虫媒病毒、腺病毒、单纯疱疹病毒等。颅内急性病毒感染时大量病毒对脑实质直接入侵和破坏，脑膜和（或）脑实质广泛性充血、水肿，严重者可出现强烈免疫反应，出现脱髓鞘、血管与血管周围脑实质的损伤。

【临床表现】

起病一般情况：急性起病，或先有上呼吸道感染或前驱传染性疾病。主要表现为发热、恶心、呕吐、精神差、嗜睡等。

病毒性脑膜炎，病情相对轻，体征主要表现为脑膜刺激征，无局灶性神经系统体征，很少有严重意识障碍和惊厥表现，且病程有自限性，一般1～2周内。

病毒性脑炎，较脑膜炎严重，病情取决于脑实质受累程度。

（1）大多患儿因弥漫性大脑病变，出现意识障碍、反复惊厥发作、颅内压增高等症状。部分患儿伴有偏瘫、单瘫等神经系统定位体征。若出现呼吸节律不规则或瞳孔不等大，要考虑颅内高压并发脑疝的可能性。

（2）若脑部病变主要累及额叶底部、颞叶边缘系统，患儿主要表现为精神情绪异常，如躁狂、幻觉、失语，以及定向力、计算力与记忆力障碍等，此种情况以单纯疱疹病毒引起最严重。

病程大多2～3周，多数患儿可完全恢复，少数重症脑炎患儿易出现急性期死亡或留下后遗症。

【诊断性检查】

1. 脑电图　以弥漫性或局限性异常慢波背景活动为特征，提示脑功能障碍。

2. 脑脊液检查　确诊的主要依据。压力正常或稍高，外观清亮，白细胞数正常或轻度增多，分类计数早期以中性粒细胞为主，之后逐渐以淋巴细胞为主，蛋白质含量大多正常或轻度增高，糖含量正常。脑脊液涂片和培养无细菌发现。病毒学检查部分患儿可发现特异性抗体检测阳性。

3. 神经影像学检查 头部CT/MRI明确脑实质受累部位，MRI显示病灶更清晰。

【治疗原则】

当前无特异性治疗，主要治疗原则为对症支持治疗利于病情顺利恢复，以降低死亡率和致残率。

（1）维持正常生命体征，密切观察病情变化。

（2）加强护理，保证营养供给，维持水、电解质平衡。

（3）抗病毒药物：病原不明确时首选阿昔洛韦，尤其对单纯疱疹病毒脑炎具有显著疗效；对其他病毒感染可酌情选用干扰素、更昔洛韦。

（4）控制脑水肿，降颅压。

（5）抗惊厥发作，惊厥发作时，可给予地西泮、苯巴比妥等止惊剂。

【护理评估】

1. 健康史 仔细询问家长有关患儿自本次起病以来的主要症状；患儿疫苗接种史；患儿近期有无上呼吸道、消化道等感染病史及接触史等。

2. 身体状况 生命体征；头围大小及前囟张力；精神及意识状态；神经系统体征等。

3. 心理-社会状况 患儿及家长焦虑、恐惧程度；家长对该病相关知识的认知及掌握程度、经济承受能力和社会支持水平等。

【护理诊断】

1. 体温过高 与病毒感染有关。

2. 营养失调：低于机体需要量 与摄入不足、机体消耗增多有关。

3. 躯体活动障碍 与病毒感染使颅内运动中枢受损有关。

4. 有受伤的危险 与惊厥发作有关。

5. 潜在并发症 颅内压增高。

6. 焦虑（家长） 与家长担心患儿预后有关。

【护理措施】

同“任务一 化脓性脑膜炎”，不同之处在于针对出现躯体活动障碍，应注意指导家长在患儿休息时将其肢体置于功能部位，病情稳定后及早进行肢体的被动或主动功能锻炼。

【健康教育】

同“任务一 化脓性脑膜炎”。

【护理评价】

同“任务一 化脓性脑膜炎”。

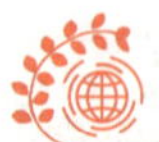

知识链接

三种儿童颅内感染主要特点对比

结核性脑膜炎，简称结脑，由结核分枝杆菌通过血行播散感染脑膜引起，多见于3岁以内婴幼儿，尤其在初染结核3～6个月最易发生，其主要特点与化脓性脑膜炎和病毒

性脑炎进行对比，见表4-8-2。

表4-8-2　三种儿童颅内感染主要特点对比

类型	结核性脑膜炎	化脓性脑膜炎	病毒性脑炎
感染类型	结核分枝杆菌	化脓性细菌（肺炎链球菌、流感嗜血杆菌、脑膜炎双球菌、金黄色葡萄球菌）	肠道病毒
相同临床表现	发热、精神状态差、脑膜刺激征、颅高压（前囟饱满、头围增大）、惊厥等；严重者出现意识障碍甚至脑疝死亡；患儿均有不同程度后遗症如智力障碍、癫痫、脑瘫等		
不同临床表现	早期有性格改变，如少言、易怒等；可伴有脑神经受累，表现为面瘫、眼球活动受限等；极度消瘦等	常伴有并发症如硬脑膜下积液、脑积水等；脑膜炎双球菌感染常伴有皮肤瘀点、瘀斑和休克表现	有脑实质受损，表现为运动功能障碍如偏瘫、不自主运动等；精神情绪异常，如躁狂、幻觉、失语、记忆力差、定向力障碍等
脑脊液（主要检查）	压力↑↑，外观毛玻璃样改变	压力↑↑↑，浑浊/乳白色	压力↑，无明显异常
	蛋白质压力↑↑，糖↓，氯化物↓↓	蛋白质↑↑↑，糖↓↓，氯化物↓	蛋白质↑，糖和氯化物正常
	早期中性粒细胞为主，后期以单核细胞和淋巴细胞为主	中性粒细胞为主，最高可达1×10^{12}/L以上	淋巴细胞为主
	抗酸染色（+）	革兰染色阳性	特异性抗体检测
不同治疗	抗结核治疗	抗生素，结合脑脊液培养+药敏试验结果选用	抗病毒治疗；针对单纯疱疹病毒，首选阿昔洛韦
相同治疗	维持体温正常、控制惊厥、降颅压等对症支持治疗；严重可考虑短期内使用糖皮质激素剂量控制炎症反应；患儿进入恢复期后均应尽早行康复治疗		
护理诊断和措施	大多相似，见化脓性脑膜炎、病毒性脑炎；其中结核性脑膜炎患儿若伴有面瘫，面瘫侧眼睑闭合不全，则要注意保护角膜：睡眠状态时涂眼膏，用无菌纱布覆盖或戴眼罩		

任务三　惊厥

案例导入

患儿，女，11月龄，因“咳嗽、发热3 d，伴惊厥1次”来院就诊。

体检：体温39.8℃，咽充血，前囟平，神经系统检查无异常。

请思考：

1. 该患儿惊厥的原因是什么？

2. 惊厥发作时，该如何护理？

【概述】

惊厥是由于神经元功能紊乱引起脑细胞突然异常放电所致的全身或局部肌肉不自主收缩，通常伴有意识障碍。在儿童时期，由于中枢神经系统未发育完善，神经元即使在较弱刺激下也容易突然异常放电并迅速扩散引发惊厥，故属于较常见的急诊情况之一。约4%的儿童在15岁以前至少有1次惊厥发作，且近半数为热性惊厥。常见病因及分类如下。

1. 感染性病因

（1）颅内感染。中枢神经系统感染性疾病。

（2）颅外感染。肺炎等呼吸系统感染导致的热性惊厥。

2. 非感染性病因

（1）颅内疾病。新生儿窒息、缺氧缺血性脑病、颅内出血、胆红素脑部；癫痫；颅内占位性病变等。

（2）颅外（全身性）疾病。低钙血症、低血糖、苯丙酮尿症等代谢性疾病、法洛四联症、高血压脑病等。

【临床表现】

根据不同病因和神经系统受累部位不同，其发作形式和严重程度也不同：

1. 热性惊厥 多见于3个月～5岁儿童，发热初起或体温快速上升期出现的惊厥，惊厥后神志很快恢复，排除了颅内感染和其他引起惊厥的原因。根据其临床具体特点，分为单纯型高热惊厥和复杂型高热惊厥：

（1）单纯型高热惊厥。多见，占热性惊厥的75%左右。发作表现为全面性发作，无局灶性发作特征；发作持续时间小于15 min；24 h之内或同一热性病程中仅发作1次。

（2）复杂型高热惊厥。具有以下特征之一：发作时间持续15 min以上；局灶性发作；惊厥在24 h之内或同一热性病程中发作2次以上。

2. 非热性惊厥 局灶性发作时部分有先兆，其余多突然发作。以全面性发作最为典型，发作时意识完全丧失、双眼凝视、斜视或上翻、头后仰、面肌及四肢呈强直性或阵挛性抽搐，呼吸暂停甚至紫绀，惊厥后昏睡、疲乏。

其中新生儿惊厥发作不典型，称为轻微发作，表现为凝视、斜视、眨眼运动，面肌抽动似咀嚼、吸吮动作，单一肢体震颤、固定或四肢踩踏板或划船样运动及呼吸暂停发作等。应仔细观察。

【诊断性检查】

1. 实验室检查 血、尿、便常规；生化检查，如血糖、血钙、血镁、血钠、肌酐等；怀疑颅内感染者需做脑脊液检查。

2. 脑电图检查 用于各种类型癫痫的诊断。

3. 影像学检查 头部CT/MRI适用于考虑中枢神经系统异常，怀疑颅内出血、占位性病

变和颅脑畸形者可做头颅CT及MRI检查。头颅B超适用于前囟未闭合的婴儿，对脑室内出血、脑积水有诊断价值。

【治疗要点】

1. 镇静止惊 常用药物如下。

（1）苯二氮卓类：控制惊厥的首选药。常用地西泮及咪达唑仑。地西泮0.3～0.5 mg/kg缓慢静脉注射，推注速度1～2mg/min。必要时5～10 min后可重复应用。过量可致呼吸抑制、血压降低。

（2）苯巴比妥钠：该药肌内注射吸收较慢，不适用于急救。负荷剂量为10 mg/kg，静脉注射，速度＜25 mg/min。维持剂量为3～5 mg/（kg·d），分两次使用。该药常用于新生儿惊厥的初始治疗。

（3）10%水合氯醛：每次0.5 mL/kg（50 mg/kg），稀释至3%灌肠。

2. 对症治疗 维持生命体征及内环境稳定。

3. 病因治疗 针对惊厥的不同病因采取相应治疗措施。

【护理评估】

1. 健康史 仔细询问患儿出生史、疾病史和家族史，本次起病的主要表现。

2. 身体状况 评估患儿生命体征；意识状态；面部有无异常；四肢有无强直阵挛等。

3. 心理-社会状况 患儿及家长有无恐惧再发作心理；家长对该病相关知识的认知及掌握程度、经济承受能力和社会支持水平等。

【护理诊断】

1. 有窒息的危险 与患儿惊厥时意识障碍、气道痉挛、口鼻分泌物增多导致误吸有关。

2. 有受伤的危险 与肌群不自觉收缩痉挛有关。

3. 焦虑/恐惧 与家长担心患儿病情、无法应对惊厥发作有关。

【护理措施】

1. 保持呼吸道通畅 惊厥发作时将患儿去枕仰卧，头偏向一侧（呕吐者可侧卧），解开患儿衣领裤带及时清除呼吸道分泌物及呕吐物。有条件给予氧气吸入。若惊厥停止后自主呼吸未恢复，应实施人工呼吸。备好吸引器、气管插管等急救用物。

2. 防止受伤 就地抢救，不要搬动患儿，移开患儿周围的硬物，如在床位上发作应立即拉起床栏并在床栏处放置棉垫，防止坠床或碰伤；不可强力按压及约束肢体以免造成骨折及关节脱臼；发作过程中不用约束带，发作结束后如患儿烦躁不安可适当用约束带进行约束。如患儿发作过程中口腔呈张开状态可用身边方便的物品放置于患儿上下臼齿/磨牙间，防止口腔突然闭合时咬伤舌头。惊厥发作未超过5 min可任其自行停止。注意观察患儿生命体征、意识、行为、瞳孔、面色、惊厥发作类型及持续时间等。

3. 心理护理 患儿惊厥发作时允许家长陪伴。指导患儿家长做好惊厥发作的急救处理（保持呼吸道通畅、预防受伤）。评估患儿和家长焦虑及恐惧的程度，指导其减轻焦虑及获取支持和资源的方法。

【健康教育】

指导家长和患儿避免引起惊厥的常见诱发因素，如睡眠不足、疲劳、饥饿、便秘、情绪激动、闪光等；针对热性惊厥患儿应指导家长采取降温方法预防惊厥复发。掌握患儿惊厥的急救护理措施。

【护理评价】

（1）评估患儿有无在发作过程中受伤、窒息发生。

（2）评估家长是否学会惊厥的急救护理措施。

（3）评估家长和患儿心理状态是否稳定。

练习题

（一）选择题

1. 某患儿，女，9月龄，因发热、咳嗽、惊厥来院就诊。体检：T 39.9℃，咽充血，前囟平软，该患儿惊厥可能的原因是（　　）。

A. 病毒性脑炎　　B. 中毒性脑病　　C. 低钙惊厥　　D. 癫痫发作
E. 高热惊厥

2. 患儿，女，7月龄医院诊断为化脓性脑膜炎，经抗生素治疗一周后退热，病情好转，复查脑脊液细胞数由1 500×10^9/L降至30×10^9/L，近2 d又出现发热，T 39.9℃，并出现频繁呕吐，该患儿可能并发的疾病是（　　）。

A. 脑性瘫痪　　B. 硬脑膜下积液　　C. 癫痫发作　　D. 肺炎脑病
E. 高热惊厥

（3、4题共用题干）

患儿，男，9月龄。因发热5 d，抽搐2次入院。入院时T 39.8℃，精神差，烦躁不安，前囟区略隆起，颈项强直，Kernig征、Brudzinski征可疑阳性。

3. 为进一步明确诊断，应做的检查是（　　）。

A. 血培养　　B. 脓疱液培养　　C. 头颅CT　　D. 脑脊液检查
E. 血常规

4. 预防化脓性脑膜炎的健康教育应强调（　　）。

A. 限制饮水　　B. 预防细菌引起的上呼吸道感染
C. 预防性使用抗生素　　D. 监测基础体温
E. 限制患者户外活动

（二）填空题

1. 化脓性脑膜炎的主要治疗药物是____________。

2. 化脓性脑膜炎患儿出现头颅叩诊呈破壶音、双目呈落日眼，应考虑的并发症为____________。

3. 病毒性脑炎目前最常见的感染病毒为____________。

4. 控制婴幼儿惊厥发作的首选药物为____________。

（三）名词解释

硬脑膜下积液

（四）简答题

简述化脓性脑膜炎患儿有关颅内压增高的护理措施。

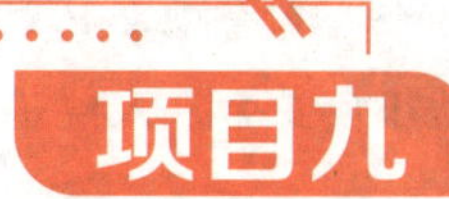

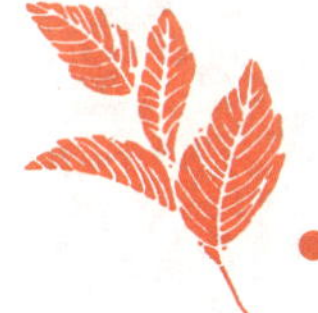

内分泌系统疾病患儿的护理

知识目标： 了解内分泌系统的主要功能，激素的分泌与调节；掌握生长激素缺乏症，性早熟，儿童糖尿病的临床表现、治疗原则、常见护理问题及其护理措施。

能力目标： 能通过护理评估，识别生长激素缺乏症，性早熟，儿童糖尿病，做出全面的护理诊断并给予相应的护理措施。

素质目标： 具备与患儿进行良好互动的能力，在护理患儿的过程中体现细心、耐心、爱心。

课前回顾

机体内各种脏器功能的协调和稳定是由神经、内分泌和免疫三个系统共同构成的网络进行调控的。内分泌系统的主要功能是促进和协调人体生长、发育、性成熟和生殖等生命过程。

激素（hormone）是内分泌系统调节机体生理代谢活动的化学信使，由一系列高度分化的内分泌细胞所合成和分泌，参与细胞内外联系的内源性信号分子和调控分子，进入血液和细胞之间传递信息。在人体内，多数内分泌细胞集中形成经典的内分泌腺体，如脑垂体、甲状腺、甲状旁腺、肾上腺和胰岛等；另一些内分泌细胞则分散存在于某些脏器，或广泛散布于全身组织中。此外，还有些神经细胞具有内分泌功能。内分泌腺体或细胞合成的各种激素通过内分泌、旁分泌、自分泌、并列分泌、腔分泌、胞内分泌、神经分泌和神经内分泌等方式发挥效用。

在正常生理状态时，各种激素在下丘脑－垂体－靶腺轴的各种反馈机制及其相互之间的调节作用而处于动态平衡状态。由于内分泌功能与生长发育密切相关，其功能障碍常导致生长迟缓、性分化异常和激素功能异常，严重影响小儿体格和智能发育，易造成残疾甚至夭折。因此，对小儿内分泌疾病应给予及早的关注。

任务一　生长激素缺乏症

案例导入

患儿，男，10岁，身高130 cm，体重35 kg，患儿家长发现其身高较同龄男童矮小，且身高增长缓慢，每年身高增长小于3 cm，初未予重视，其身高落后逐渐明显，患儿无长期发热、慢性咳嗽，无反复头痛、头晕，无慢性腹泻等，智力正常。平素有挑食、偏食，喜食零食饮料甜品，蔬菜肉类少食，活动量中等，夜眠时间晚，约23：30入睡，大小便正常。入院进行生长激素（GH）激发试验检查，GH峰值为7.51ng/mL。

请思考：

1. 该患儿可能的诊断是什么？
2. 该患儿的护理诊断有哪些？
3. 如何对患儿进行护理？

【概述】

生长激素缺乏症，也称垂体性侏儒症，是因生长激素分子结构异常、受体缺陷或因垂体前叶合成和分泌的生长激素部分或完全缺乏等所致的生长发育障碍性疾病，是儿科临床常见的内分泌疾病之一。生长激素缺乏症会造成小儿身高低于同年龄、同性别、同地区正常小儿平均身高2个标准差（-2SD）以上或在小儿生长曲线第3百分位数以下。患病仅表现为均匀性身材矮小，不影响智力。发生率为2‰～2.5‰，男女比例大约为3∶1。

生长激素缺乏的原因有原发性、获得性和暂时性三种：

1. 原发性　占绝大多数。特发性下丘脑和垂体功能障碍（分泌功能不足，但无病灶）是生长激素缺乏的主要原因，还有遗传因素、垂体发育异常等也会造成生长激素缺乏障碍。

2. 获得性（继发性）　能明确病因，发现器质性病变，继发于下丘脑、垂体或其他颅内肿瘤、感染、放射性损伤和头部创伤等。

3. 暂时性　体质性青春期生长延迟、社会心理性生长抑制、原发性甲状腺功能低下等均可造成暂时性生长激素分泌功能低下，在外界不良因素消除或原发病治疗后可恢复正常。

【临床表现】

1. 原发性生长激素缺乏症

（1）生长障碍。

①身长/高。患儿出生时的身高和体重可正常，1岁以后生长缓慢表现逐渐明显，尤其是身长，正常情况2岁以后每年约增长7 cm，生长激素缺乏症患儿每年增长＜5 cm。但身体比例正常，体形匀称。

②外观。明显小于实际年龄，表现为：圆形头颅，面容幼稚（娃娃脸），脸圆胖，皮肤细腻、头发纤细、手足较小。

（2）骨成熟延迟。出牙及囟门闭合延迟，恒齿排列不整（因下颌骨发育欠佳）。骨化中心发育迟缓，骨龄小于实际年龄2岁以上。

（3）青春发育期推迟。

（4）智力正常。

若同时伴有一种或多种其他垂体激素缺乏，除有生长迟缓外可有其他症状。如伴有促性腺激素缺乏者，性腺发育不全，至青春期仍无性器官和第二性征发育；伴促甲状腺激素缺乏，可有食欲不振、不爱活动等轻度甲状腺功能不足症状；伴有促肾上性腺皮质激素缺乏者，易发生低血糖等。

2. 继发性生长激素缺乏症　可发生于任何年龄，且伴有原发疾病表现。如颅高压、尿崩症等。

【诊断性检查】

1. 生长激素刺激试验 正常人体生长激素（GH）呈脉冲性释放，故随机采血测GH无诊断价值。临床多采用GH刺激试验来判断垂体分泌GH的功能，见表4-9-1。

表4-9-1 生长激素刺激试验

试验	方法	采血时间
生理性试验：用于对可疑患儿的筛查		
1. 运动	禁食4～8 h后，剧烈运动15～20 min	开始运动后20～40 min
2. 睡眠	晚间入睡后用脑电图监护	Ⅲ～Ⅳ期睡眠时
药物刺激试验：有两项不正常方可确诊。各种药物刺激试验均需在用药前（0 min）采血测定GH基础值。一般认为在试验过程中，GH峰值＜10μg/L即为分泌功能不正常		
1. 胰岛素	0.05～0.1 U/kg，静注	0 min、15 min、30 min、60 min、90 min、120 min测血糖、皮质醇、生长激素
2. 精氨酸	0.5 g/kg，用注射用水配成5%～10%溶液，30 min滴完	0 min、15 min、30 min、60 min、90 min、120 min测生长激素
3. 可乐定	0.004 mg/kg，1次口服	0 min、15 min、30 min、60 min、90 min、120 min测生长激素
4. 左旋多巴胺	10 mg/kg，1次口服	0 min、15 min、30 min、60 min、90 min、120 min测生长激素

2. 头颅CT/MRI检查 有助于明确病因。

3. 骨骼X线检查及骨龄测定 常用左手腕、掌、指骨正位片评定骨龄，判断骨骼发育情况。

【治疗原则】

1. 生长激素替代治疗 主要治疗，基因重组人生长激素（recombinant hGH，r-hGH）已被广泛应用。

2. 生长激素释放激素治疗 由于下丘脑功能缺陷、生长激素释放激素（GHRH）释放不足的生长激素缺乏症（GHD）患儿可采用。

3. 性激素治疗 对同时伴有性腺轴功能障碍的生长激素缺乏症患儿，在骨龄达12岁时即可开始用性激素治疗，以促使第2性征发育。男孩用长效庚酸睾酮；女孩用炔雌醇或妊马雌酮。

【护理诊断】

1. 生长发育迟缓 与生长激素缺乏有关。

2. 自我概念紊乱 与生长发育迟缓有关。

【护理措施】

1. 用药护理 指导药物的正确使用方法，为患儿及家长提供有关激素替代治疗的信息和相关教育资料，用药期间应严密随访骨龄发育情况。

2. 饮食护理 激素治疗使患儿生长发育速度加快、食欲增加，应注意及时补充足够的营养物质及维生素，特别注意维生素D及铁剂的补充。

3. 心理护理 鼓励患儿表达自己的情感和想法，提供其与他人及社会交往的机会，帮助其正确地看待自我形象的改变，树立正向的自我概念。

【健康教育】

（1）告知家长日常应保证儿童营养丰富，坚持锻炼身体，增强体质。

（2）指导家长正确测量患儿身高及体重，护理人员应熟悉常用的实验室检查项目，为患儿及家长做好健康指导，以配合医师做好诊断。

【护理评价】

（1）评估患儿身高增长有无明显改善，患儿及家属对治疗效果是否满意。

（2）评估患儿及家属是否掌握用药注意事项。

（3）评估患儿是否树立正确的自我概念。

任务二 性早熟

案例导入

患儿，女，7岁，诉一周前乳房有胀痛感，可触及左侧乳房包块，黄豆大小，无局部皮肤发热红肿不适，平素喜食炸鸡等快餐食物，体形偏胖，MBI 28，无其他性征发育、无阴道出血情况，无服内分泌药物等。查体：左侧乳房可扪及大小约3 cm×4 cm包块，有触痛感，边界清，局部皮肤无明显发热及异常分泌物。

请思考：

1. 该患儿可能的诊断是什么？
2. 该患儿的护理诊断有哪些？
3. 如何对患儿及家长进行健康教育？

【概述】

性早熟是指性发育启动年龄显著提前（较正常儿童平均年龄提前2个标准差）。一般认为女孩在7.5岁、男孩在9岁以前出现性发育征象临床可判断为性早熟。该病女孩多见，男女之比约为1:4。

性早熟按下丘脑-垂体-性腺轴功能是否提前发动，将性早熟分为中枢性和外周性两类。

1. 中枢性性早熟亦称真性或完全性性早熟 因下丘脑—垂体—性腺轴功能过早启动，促性腺激素释放激素脉冲式分泌增强，导致性腺发育和功能成熟。性发育的过程和正常青春期发育的顺序一致，只是年龄提前。主要包括：

（1）特发性性早熟。亦称体质性性早熟，为最常见的病因，是由于下丘脑对性激素的负反馈的敏感性下降，使促性腺激素释放激素过早分泌所致。女性多见。

（2）继发性性早熟。继发于中枢神经系统的器质性病变，如下丘脑肿瘤或占位性病变、先天发育异常等。男孩多见。

（3）其他：少数原发性甲状腺功能减退患儿未及时治疗，可出现中枢性性早熟。

2. 外周性性早熟亦称假性或部分性性早熟 是非受控于下丘脑—垂体—性腺轴功能所引起的性早熟，有性激素水平升高，并促使第二性征发育，但下丘脑垂体性腺轴不成熟，无性腺发育。①性腺肿瘤。卵巢颗粒—泡膜细胞瘤、睾丸间质细胞瘤、畸胎瘤等。②肾上腺疾病。肾上腺肿瘤、肾上腺皮质增生等。③外源性。含雌激素的药物、食物、化妆品等。④其他。肝胚细胞瘤、McCune-Albright综合征等。

【临床表现】

1. 中枢性性早熟的临床特征

（1）提前出现的性征发育与正常青春期发育程序相似，女孩首先表现为乳房发育，男孩首先表现为睾丸增大，但临床变异较大，症状发展快慢不一。有些症状可在性发育一定程度后停顿一段时间再发育，也有症状会消退后再发育。

（2）在性发育的过程中，男孩和女孩皆有骨骼生长加速和骨龄提前，儿童早期身高虽较同龄儿高，但成年后反而较矮小。在青春期成熟后，患儿除身高矮于一般群体外，其余均正常。

2. 外周性性早熟 性发育过程与上述规律迥异。男孩性早熟应注意睾丸的大小。若睾丸容积≥4 mL，提示中枢性性早熟；如果睾丸未增大，但男性化进行性发展，则提示外周性性早熟，其雄性激素可能来自肾上腺。

【诊断性检查】

1. 促性腺激素释放激素（GnRH）刺激试验 可用于鉴别中枢性和外周性性早熟，见表4-9-2。

表4-9-2 促性腺激素释放激素（GnRH）刺激试验

试验	采血时间	血清指标	临床意义
静脉注射戈那瑞林，2.5 μg/kg（最大剂量≤100 μg）	注射前	LH、FSH基础值	—
	注射后30 min、60 min、90 min、120 min	放射免疫检测：LH峰值＞12 U/L（女）或＞25 U/L（男）	性腺轴功能已启动
		免疫化学发光法：LH峰值＞5 U/L；LH/FSH峰值＞0.6～1.0 IU/L	

注：LH—黄体生成素；FSH—卵泡刺激素。

2. 骨龄测定 根据手和腕部X线片评定骨龄，判断骨骼发育是否超前。

3. B超 根据需要，选择盆腔B超检查女孩卵巢、子宫的发育情况；注意男孩睾丸、肾上腺皮质等部位。

4. CT/MRI 有颅内肿瘤或肾上腺皮质病变患儿应选择进行脑部或腹部扫描。

【治疗原则】

中枢性性早熟的治疗目的：①抑制或减慢第二性征发育，特别是阻止女孩月经来潮；②抑制性激素引起的骨骼成熟，改善成人期最终身高；③恢复相应年龄应有的心理行为。

1. 病因治疗　积极寻找病因，如甲状腺功能低下者则给予甲状腺素。

2. 药物治疗

（1）促性腺激素释放激素类似物。可减少垂体促性腺激素的分泌，使雌激素恢复到青春期前水平。患者的性发育及身高增长、骨龄成熟均得以控制。可延缓骨骺愈合，若能尽早治疗可改善成人期最终身高。

（2）性腺激素。采用大剂量性激素反馈抑制下丘脑－垂体促性腺激素分泌，减少垂体促性腺激素的分泌，但不能改善成人期最终身高。

【护理诊断】

1. 生长发育改变　与下丘脑—垂体—性腺轴功能失调有关。

2. 自我概念紊乱　与性早熟有关。

【护理措施】

1. 一般护理　指导患儿家属做好各项检查前的准备。由专人定期用同一标尺对患儿进行身高测量，以保证其准确性。保持会阴部清洁。

2. 用药护理　指导病人按医嘱尽早使用促性腺激素释放激素类似物，可延缓骨骺愈合，改善成人期最终身高；严密观察用药反应；定期进行复查。

3. 心理支持　鼓励患儿表达自己的情感，帮助其正确地看待自我形象，树立正向的自我概念。

【健康教育】

（1）告诫家长避免给患儿购买含有激素的各种保健药和补药，同时注意营养均衡，减少反季节蔬菜和水果、人工养殖虾的过多摄入，尽量避免油炸类食品。

（2）根据患儿的年龄及所处的文化背景，进行适时、适量、适度的性教育，包括生理特点和性卫生保健知识的宣教，使他们能正确对待自身变化，让女孩了解月经期的保健知识。

【护理评价】

（1）评估患儿及家属是否掌握用药注意事项。

（2）评估患儿能否实现严格的自我管理。

任务三　儿童糖尿病

案例导入

患儿，女，12岁，40 kg，多尿、烦躁、消瘦2周。实验室检查：尿糖阳性，空腹血糖增高，糖耐量试验异常。

请思考：

1. 患儿最可能的临床诊断是什么？

2. 应给予患儿哪些适当护理？

3. 该患儿因肺部感染诱发酮症酸中毒，在救护中应采取哪些措施？

4. 该患儿肺部感染治愈，酮症酸中毒症状消失，可以出院。应对家属进行哪些出院指导？

【概述】

糖尿病（diabetes mellitus，DM）是由于胰岛素绝对或相对不足引起的糖、脂肪、蛋白质代谢紊乱，致使血糖增高、尿糖增加的一种病症。绝大多数儿童糖尿病属于1型糖尿病。4～6岁，10～14岁为1型糖尿病的高发年龄，其发病机制可能在遗传易感基因和外界环境的作用下诱发的自身免疫反应。

【临床表现】

儿童糖尿病起病较急，多数患儿常因感染、饮食不当或情绪激惹而诱发。典型症状为三多（多尿、多饮、多食）一少（体重下降）。

注意婴儿多饮、多尿不易被察觉，很快可发生脱水和酮症酸中毒。学龄儿可因遗尿或夜尿增多而就诊。年长儿可表现为精神不振、疲乏无力、体重逐渐减轻等。

【并发症】

1. 糖尿病酮症酸中毒 约有40%患儿首次就诊即处于酮症酸中毒状态，常由于急性感染、过食、诊断延误或突然中断胰岛素治疗等而诱发，且年龄越小者发生率越高。酮症酸中毒患儿除多饮、多尿、体重减少外，还有恶心、呕吐、腹痛、食欲不振，并迅速出现脱水和酸中毒征象：皮肤黏膜干燥、呼吸深长、呼气中有酮味，脉搏细速、血压下降，随即可出现嗜睡、昏迷甚至死亡。体格检查除发现体重减轻、消瘦外，一般无阳性体征。

2. 低血糖 在1型糖尿病患儿中常见，低血糖症状包括肾上腺素能症状（震颤、苍白、心率加快、心悸和出汗）、神经低血糖症状（乏力、昏睡、头痛、行为改变、嗜睡、意识丧失、癫痫发作或昏迷）和行为症状（包括易激惹性、激越状态、情绪化行为、安静或发怒）。

3. Mauriac综合征 病程长，血糖控制不佳，出现生长落后、智能发育迟缓、肝大等。

4. 肾衰 晚期可出现蛋白尿、高血压等糖尿病肾病表现，最后致肾功能衰竭。

【诊断性检查】

1. 尿液检查 尿糖阳性，其颜色的深浅程度可粗略估计血糖水平。餐前半小时内的尿糖定性更有助于胰岛素剂量的调整。尿酮体阳性提示有酮症酸中毒；尿蛋白阳性提示可能有肾脏的继发损害。

2. 血糖 空腹血糖≥7.0 mmol/L或随机静脉血糖≥11.1 mmol/L，都可诊断糖尿病。

3. 糖耐量试验（OGTT） 仅用于无明显临床症状、尿糖偶尔阳性而血糖正常或稍增高的患儿。通常采用口服葡萄糖法：试验当日自0时起禁食，在清晨按1.75 g/kg口服葡萄糖，最大量不超过75 g，每克加水2.5 mL，于3～5 min服完，在口服前（0分）和服后60 min、120 min和180 min，分别采血测定血糖和胰岛素浓度。OGTT 2 h血糖≥11.1 mmo/L可诊断糖尿病。

4. 糖化血红蛋白（HbA1c） 反映过去2～3个月（8～12周）的血糖平均水平。糖尿病患儿HbA1c的控制目标为＜7%。

5. 血气分析 酮症酸中毒时，pH＜7.30，HCO_3^-＜15 mmol/L。

6. 其他 胆固醇、甘油三酯及游离脂肪酸均增高，胰岛细胞抗体可呈阳性。

【治疗原则】

采用“6驾马车”综合治疗方案：包括胰岛素替代、饮食控制、运动锻炼、血糖监测、健康教育和心理支持。治疗目的：消除临床症状，预防并纠正糖尿病酮症酸中毒，纠正代谢紊乱，力求病情稳定；使患儿获得正常生长发育，保证其正常的生活活动；预防并早期诊断并发症。

1. 胰岛素治疗 胰岛素是治疗胰岛素依赖型糖尿病（IDDM）最主要的药物。治疗方案依据患儿情况个体化，并根据血糖情况随时调整用量。

2. 糖尿病酮症酸中毒处理

（1）液体疗法：纠正脱水、酸中毒和电解质紊乱。

（2）胰岛素应用：采用小剂量胰岛素持续静脉输入。

（3）控制感染：酮症酸中毒常并发感染，采用有效抗生素治疗。

【护理评估】

1. 健康史 了解患儿有无糖尿病家族史，以及患儿发病前有无遗尿、乏力、消瘦等情况，既往是否诊断过此病，是否进行过糖尿病治疗及相应的用药情况。

2. 身体状况 了解患儿有无多尿、多饮、多食、体重下降等症状，评估患儿有无呼吸深长、呼吸中有无酮味等糖尿病酮症酸中毒的表现，有无皮肤弹性差，眼窝凹陷，脱水等症状。了解尿液检查、血糖检测、糖耐量试验、糖化血红蛋白等的检查结果。

3. 心理-社会状况 评估患儿及家长是否了解该病治疗的长期性、艰巨性及家长是否因担心疾病预后、学习生活、经济情况等问题而有焦虑和恐惧情绪。评估患儿及家长对糖尿病的认识程度和需求。

【护理诊断】

1. 营养失调：低于机体需要量 与胰岛素缺乏所致代谢紊乱有关。

2. 潜在并发症 酮症酸中毒、低血糖。

3. 有感染的危险 与蛋白质代谢紊乱所致抵抗力低下有关。

4. 知识缺乏 患儿及家长缺乏糖尿病控制的有关知识和技能。

【护理措施】

糖尿病是慢性、终身性疾病，家长及患儿要学会全面护理。

1. 饮食护理 食物的能量要适合患儿的年龄、生长发育和日常活动的需要，每日所需总热量（kcal）=1 000+年龄×（70～100）。饮食成分的分配为：碳水化合物55%～60%、蛋白质15%～20%、脂肪20%～30%。日热量分三餐，早、午、晚分别占1/5、2/5、2/5，每餐留少量食物作为餐后点心。当患儿游戏增多时可给少量加餐或适当减少胰岛素的用量。食物应富含蛋白质和纤维素，限制纯糖和饱和脂肪酸。每日进食应定时、定量，勿吃额外食品。饮食控制以能保持正常体重，减少血糖波动，维持血脂正常为原则。

2. 用药护理

（1）胰岛素的注射：每次注射时尽量用同一型号的1 mL注射器以保证剂量的绝对准确。注射部位可选用股前部、腹壁、上臂外侧、臀部，每次注射须更换部位，一个月内不要在同

一部位注射2次，以免局部皮下脂肪萎缩硬化。

（2）监测：根据血糖、尿糖监测结果，每2～3 d调整胰岛素剂量1次，直至尿糖不超过“++”。鼓励和指导患儿及家长独立进行血糖和尿糖的监测，教会其用纸片法检测末梢血糖值。

（3）防止胰岛素过量或不足：①胰岛素过量会发生 Somogyi现象，即在午夜至凌晨时发生低血糖，随即反调节激素分泌增加，使血糖陡升，以致清晨血糖、尿糖异常增高，只需减少胰岛素用量即可消除。②当胰岛素用量不足时可发生清晨现象，患儿不发生低血糖，却在清晨5～9时呈现血糖和尿糖增高，这是晚间胰岛素用量不足所致，可加大晚间胰岛素注射剂量或将注射时间稍往后移即可。

3. 运动锻炼 糖尿病患儿应每天做适当运动，运动时肌肉对胰岛素的敏感性增高，从而增加葡萄糖的利用，有利于血糖的控制，但注意运动时间以进餐1 h后、2～3 h以内为宜，不在空腹时运动，运动后有低血糖症状时可加餐。

4. 并发症护理 指导家长及患儿学会自我观察及时发现并发症，尽早就诊。

5. 预防感染 让患儿保持良好的卫生习惯，避免皮肤的破损，坚持定期进行身体检查，特别是口腔、牙齿的检查，维持良好的血糖控制。

6. 心理支持 针对患儿不同年龄发展阶段的特征，提供长期的心理支持，帮助患儿保持良好的营养状态、适度的运动，协助其建立良好的人际关系以减轻心理压力。指导家长避免溺爱或干涉患儿的行为，应帮助患儿逐渐学会自我护理，以增强其战胜疾病的自信心。

【健康教育】

（1）指导家长及患儿严格控制饮食的方法，教会患儿及家长正确抽吸和注射胰岛素的方法，并定期随访以便调整胰岛素用量。

（2）指导患儿及家长独立进行血糖和尿糖的检测，教会患儿或家长用纸片法检测末梢血糖值，用班氏试剂或试纸法做尿糖检测。

（3）教育患儿随身携带糖块及卡片，写上姓名、住址、病名、膳食治疗量、胰岛素注射量、医院名称及负责医师，以便任何时候发生并发症可立即救治。

【护理评价】

（1）评估患儿是否发生并发症，或者患儿发生并发症后是否及时发现和处理。

（2）评估患儿是否发生感染。

（3）评估经治疗护理后，患儿是否得到合理、充足的营养。

（4）评估患儿及家长是否掌握了疾病治疗和护理的知识。

练习题

（一）选择题

1. 确诊中枢性性早熟的标准（　　）。

A. 性发育年龄提前　　B. 生长加速

C. 骨龄超前　　D. GnRH刺激试验提示性腺轴已经提前启动

E. 以上都对

2. 关于生长激素缺乏症的描述，哪项错误？（　　）

A. 患儿出生时身高正常　　B. 2～3岁后出现生长发育缓慢

C. 年生长速率小于5 cm　　D. 骨龄延迟一般超过2岁

E. 身高落后于同年龄、同性别正常儿童身高的第10百分位数

（3、4共用题干）

男，8岁，因“身材矮小”就诊。体检：身高100 cm，体重19 kg，身材匀称，面容幼稚，皮肤光滑，心、肺、腹未见异常，双侧睾丸1 mL。足月顺产，出生史正常，无特殊疾病史，学习成绩优秀。父母身高正常。

3. 患儿最可能的诊断为（　　）。

A. 体质性青春期延迟　B. 家族性矮身材　C. 特发性矮身材　D. 生长激素缺乏症

E. 染色体异常

4. 应做哪些检查确定诊断？（　　）

A. 甲状腺功能测定　B. 染色体核型分析　C. GH刺激试验　D. GnRH刺激试验

E. 性激素测定

（二）填空题

1. 儿童糖尿病的诊断：空腹全血≥_____ mmol/L，或患儿有糖尿病症状，尿糖阳性，1d内任意时刻血糖≥_____ mmol/L。

2. 对由于下丘脑功能缺陷、_____的GHD患儿可采用GHRH治疗。

3. 中枢性性早熟主要包括_____、_____两大类。

4. 性早熟发病机制中，下丘脑以脉冲形式分泌_____刺激垂体前叶分泌促性腺激素，促进卵巢和睾丸发育，并分泌雌二醇和睾酮。

（三）名词解释

1. 生长激素缺乏症　　2. 性早熟

（四）简答题

1. 简述小儿生长发育的影响因素。

2. 如何对糖尿病患儿进行饮食指导。

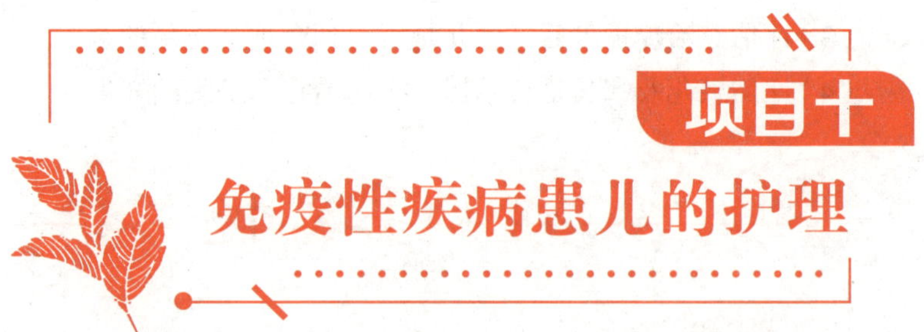

项目十 免疫性疾病患儿的护理

知识目标： 了解儿童免疫系统发育特点。掌握过敏性紫癜、风湿热的临床表现、治疗原则、常见护理问题及其护理措施。

能力目标： 能通过护理评估，对过敏性紫癜、风湿热患儿做出全面的护理诊断并给予相应的护理措施。

素质目标： 具备与患儿进行良好互动的能力，在护理患儿的过程中体现细心、耐心、爱心。

课前回顾

免疫是机体的生理性保护机制，其本质为识别自身，排除异己。具体功能包括防御感染，清除衰老、损伤或死亡的细胞，识别和清除突变细胞以维持自身内环境稳定。免疫功能失调可致异常免疫反应，不仅可出现以感染、易感性增高为主的免疫缺陷表现和免疫监视功能受损而发生恶性肿瘤，也可导致过敏反应、自身免疫反应和过度的炎症反应。

1. 非特异性免疫系统

非特异性免疫是人一出生就具有的天然免疫力，是机体在长期的种族进化过程中不断与各种病原体相互斗争而建立起来的一系列防御功能。主要包括：屏障防御机制、细胞吞噬系统、补体系统和其他免疫分子作用。其作为机体的第一道防线，当病原体入侵时首先发挥作用。

2. 特异性免疫系统

特异性免疫反应是机体在后天生活过程中与抗原物质接触后产生，是一种后天获得性免疫，包括细胞免疫和体液免疫。特异性免疫是在非特异性免疫的基础上，由免疫器官和免疫活性细胞完成的。前者包括骨髓、胸腺、脾、淋巴结；后者主要是T淋巴细胞和B淋巴细胞。T淋巴细胞主要参与细胞免疫，B淋巴细胞主要参与体液免疫。

（1）细胞免疫。出生时，T细胞功能已近完善，但因从未接触过抗原，因而须较强抗原刺激才有反应。

（2）体液免疫。免疫球蛋白（immunoglobulin，Ig）是体液免疫的物质基础。具有抗体活性的Ig是B细胞最终分化为浆细胞的产物，根据理化性状和免疫性状的不同，可分为IgG、IgA、IgM、IgD及IgE五类。这些免疫球蛋白不仅存在于血液中，也存在于体液、外分泌液和B淋巴细胞的细胞膜上，它们的主要功能是参与体液免疫。如IgM是抗革兰氏阴性杆菌的主要抗体，因新生儿血中的IgM含量低，故新生儿易患革兰氏阴性杆菌感染，尤其是易患大肠埃希菌败血症；IgG是唯一可以通过胎盘细胞的免疫球蛋白，它对婴儿的生后数月内防御白喉、脊髓灰质炎、麻疹、肺炎双球菌和乙型溶血性链球菌等感染起着重要作用。来自母体的IgG于出生后6个月时几乎全部消失，故此时小儿容易发生感染；lgA不能通过胎盘获得，但可从母亲初乳中获得部分，故提倡母乳喂养。新生儿、婴幼儿含量均较低，因此新生儿和婴幼儿易患呼吸道和胃肠道感染；IgE可反映机体处于过敏状态，主要参与I型超敏反应。

任务一　风湿热

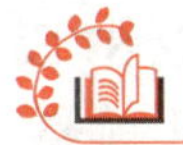

案例导入

男孩，6岁，患上呼吸道感染7 d，未进行特殊治疗，最近2 d感到心慌、乏力。查体：

心率120次/分，心音低钝，心界扩大，诊断为"风湿热"。

请思考：

1. 根据患儿症状，主要治疗要点是什么？

2. 针对该患儿应采取哪些护理措施？

【概述】

风湿热是一种由咽喉部感染A组乙型溶血性链球菌后发生的急性或慢性的风湿性疾病，属于自身免疫性疾病，可反复发作。

最常见于5～15岁的儿童和青少年，以冬春多见。主要累及关节、心脏、皮肤和皮下组织，偶可累及中枢神经系统、血管、浆膜及肺、肾等内脏。以关节炎和心脏炎为主，可伴有发热、皮疹、皮下结节、舞蹈病等。

该病发作呈自限性，急性发作时通常以关节炎较为明显，急性发作后常遗留轻重不等的心脏损害，尤其以瓣膜病变最为显著，形成慢性风湿性心脏病或风湿性心瓣膜病。

【临床表现】

急性风湿热发生前1～6周常有链球菌感染后咽峡炎病史，如发热、咽痛、颌下淋巴结肿大、咳嗽等症状。风湿热多呈急性起病，亦可为隐匿性进程。

1. 一般表现 急性起病者，发热，38～40℃，呈不规则热型，1～2周后转为低热。隐匿起病者仅为低热或无发热。其他表现有精神不振、疲倦、胃纳不佳、面色苍白、多汗、关节痛和腹痛等，个别有胸膜炎和肺炎。如未经治疗，一次急性风湿热发作一般不超过6个月；未进行预防性治疗的患者可反复发作。

2. 心脏炎 是风湿热最严重的表现，40%～50%的风湿热患者累及心脏，是风湿热唯一的持续性器官损害。首次风湿热发作时，一般于起病1～2周出现心脏炎的症状。初次发作时以心肌炎和心内膜炎最多见，同时累及心肌、心内膜和心包膜者，称为全心炎。

（1）心肌炎：轻者可无症状，重者可伴有不同程度的心力衰竭；心率增快，与体温升高不成比例；心脏扩大，心尖搏动弥散；心音低钝，可闻奔马律；心尖部可闻及轻度收缩期吹风样杂音，75%的初发患儿主动脉瓣区可闻及舒张中期杂音。X线检查呈心脏扩大，搏动减弱；心电图示P-R间期延长，伴有T波低平和ST段异常，或有心律失常。

（2）心内膜炎：主要侵犯二尖瓣和（或）主动脉瓣，造成关闭不全。二尖瓣关闭不全表现为心尖部Ⅱ～Ⅲ/Ⅵ级吹风样全收缩期杂音，向腋下传导，有时可闻及二尖瓣相对狭窄所致舒张中期杂音；主动脉瓣关闭不全时胸骨左缘第三肋间可闻及舒张期叹气样杂音。急性期瓣膜损害多为充血水肿，恢复期可逐渐消失。多次复发可造成心瓣膜永久性瘢痕形成，导致风湿性心瓣膜病。超声心动图检查能更敏感地发现临床听诊无异常的隐匿性心瓣膜炎。

（3）心包炎：可有心前区疼痛，有时于心底部听到心包摩擦音，可伴有颈静脉怒张、肝大等心包填塞表现。心包积液量很少时，临床上难以发现；积液量多时心前区搏动消失，心音遥远。X线检查心影向两侧扩大呈烧瓶形；心电图示低电压，早期ST段抬高，随后ST段回到等电线，并出现T波改变；超声心动图可确诊少量心包积液。临床上有心包炎表现者，提示心脏炎严重，易发生心力衰竭。

风湿性心脏炎初次发作有5%～10%患儿发生充血性心力衰竭，再发时发生率更高。风湿性心脏瓣膜病患儿伴有心力衰竭者，提示有活动性心脏炎存在。

3. 关节炎 占急性风湿热总数的50%～60%，典型病例为游走性多发性关节炎，以膝、踝、肘、腕等大关节为主。表现为关节红、肿、热、痛，活动受限，每个受累关节持续数日后自行消退，预后不留畸形，但此起彼伏，可延续3～4周。

4. 舞蹈病 占风湿热患儿的3%～10%，也称Sydenham舞蹈病。表现为全身或部分肌肉的不自主快速运动，如伸舌歪嘴、挤眉弄眼、耸肩缩颈、语言障碍、书写困难、细微动作不协调等，兴奋或注意力集中时加剧，入睡后即消失。患儿常伴有肌无力和情绪不稳定。舞蹈病常在其他症状出现后数周至数月出现；如风湿热其他症状较轻，舞蹈病可能为首发症状。舞蹈病病程1～3个月，个别病例在1～2年内反复发作。少数患儿遗留不同程度神经精神后遗症，如性格改变、偏头痛、细微运动不协调等。

5. 皮肤症状

（1）环形红斑：出现率为6%～25%。环形或半环形边界明显的淡色红斑，大小不等，中心苍白，出现在躯干和四肢近端，呈一过性，或时隐时现呈迁延性，可持续数周。

（2）皮下小结：见于2%～16%的风湿热患儿，常伴有严重心脏炎，呈坚硬无痛结节，与皮肤不粘连，直径0.1～1 cm，出现于肘、膝、腕、踝等关节伸面，或枕部、前额头皮及胸、腰椎脊突的突起部位，经2～4周消失。

【诊断性检查】

1. 血清抗链球菌溶血素O（ASO）试验 最常用，如同时测定抗脱氧核糖核酸酶B（Anti-DNase B）、抗链球菌激酶（ASK）、抗透明质酸酶（AH），阳性率可提高到95%。

2. 风湿热活动指标 包括外周血白细胞计数和中性粒细胞增高、血沉增快、C-反应蛋白阳性、a2球蛋白和黏蛋白增高等，仅反映疾病的活动情况。

3. 心脏彩超、心电图、心肌核素检查ECT 明确心脏有无受损。

4. 其他 免疫球蛋白增高，以IgM和IgG变化较明显；补体C3、C4、C3c增高，C3c在发病第2 d就有变化；循环免疫复合物增高等。

【治疗原则】

风湿热的治疗目标是：清除链球菌感染，去除诱发风湿热的病因；控制临床症状，使心脏炎、关节炎、舞蹈病及风湿热症状迅速缓解，解除风湿热带来的痛苦；处理各种并发症，提高患者身体素质和生活质量，延长寿命。

1. 卧床休息的期限取决于心脏受累程度和心功能状态

（1）无心脏炎者2周，有心脏炎时轻者4周，重者6～12周，伴心力衰竭者待心功能恢复后再卧床3～4周，红细胞沉降率接近正常时方可逐渐下床活动，活动量应根据心率、心音、呼吸、有无疲劳而调节。

（2）一般恢复至正常活动量所需时间是无心脏受累者1个月，轻度心脏受累者2～3个月，严重心脏炎伴心力衰竭者6个月。

2. 清除链球菌感染 应用青霉素80万单位肌注，每日2次，持续2周，以彻底清除链球菌感染。青霉素过敏者可改用其他有效抗生素，如红霉素等。

3. 抗风湿热治疗 心脏炎时宜早期使用糖皮质激素，泼尼松每日2 mg，最大量≤60 mg/d，分次口服，2～4周后减量，总疗程8～12周。无心脏炎的患儿可用非甾体抗炎药，如阿司匹林，每日100 mg/kg，最大量：≤3 g/d，分次服用，2周后逐渐减量，疗程4～8周。

4. 其他对症治疗 有充血性心力衰竭时应视为心脏炎复发及时给予大剂量静脉注射糖皮质激素，如甲泼尼龙每日1次，剂量为10～30 mg/kg，共1～3次。多数情况在用药后2～3 d即可控制心力衰竭。应慎用或不用洋地黄制剂，以免发生洋地黄中毒。予以低盐饮食，必要时给予氧气吸入、给予利尿剂和血管扩张剂。舞蹈病时可用苯巴比妥、地西泮等镇静剂。关节肿痛时应予制动。

【预防和预后】

风湿热预后主要取决于心脏炎的严重程度、首次发作是否得到正确抗风湿热治疗及是否正规抗链球菌治疗。心脏炎者易于复发，预后较差，尤以严重心脏炎伴充血性心力衰竭患儿为甚。

风湿热或风湿性心脏病患儿，当拔牙或行其他手术时，术前、术后应用抗生素以预防感染性心内膜炎。

【护理评估】

1. 健康史 了解患儿发病前有无上呼吸道感染的表现，有无发热、关节疼痛，不自主动作及是否伴有皮疹等，有无精神异常或不自主的动作表现。既往有无心脏病或关节炎。家庭居住的气候、环境条件如何，家族成员中有无类似的疾病。

2. 身体状况 测量生命体征，注意心率加速与体温升高是否成比例，听诊有无心音减弱、奔马律及心脏杂音；检查四肢的大、小关节有无红、肿、热、痛表现，有无活动受限；有无皮疹，尤其应注意躯干和关节伸侧。同时了解心电图、实验室检查结果。

3. 心理-社会状况 因风湿热常反复发作，产生心脏损害，易导致慢性风湿性心脏病，严重地影响患儿的生命质量。所以应注意评估家长有无焦虑，对该病的预后、疾病的护理方法、药物的副作用、复发的预防等知识的认识程度。对年长儿还需注意评估有无因长期休学带来的担忧、由于舞蹈症带来的自卑等。了解患儿家庭环境及家庭经济情况，以往有无住院的经历。

【护理诊断】

1. 心排血量减少 与心脏受损有关。

2. 疼痛 与关节受累有关。

3. 体温过高 与感染的病原体毒素有关。

4. 焦虑 与发生心脏损害有关。

5. 知识缺乏 家长及年长患儿缺乏该病的防护知识。

【护理措施】

1. 防止发生严重的心功能损害

（1）限制活动：根据病情限制活动量。

（2）监测病情：注意患儿面色、呼吸、心率、心律及心音的变化，如有烦躁不安、面色

苍白、多汗、气急等心力衰竭的表现，应及时处理。

（3）加强饮食管理：给予患儿易消化、富有蛋白质、糖类及维生素C的饮食，有充血性心力衰竭患儿适当地限制盐和水，宜少量多餐，并详细记录出入水量，以及保持大便通畅。

（4）按医嘱抗风湿治疗：有心力衰竭者加用洋地黄制剂，同时配合吸氧、利尿、维持水电解质平衡等治疗。

2. 缓解关节疼痛 关节疼痛时，可让患儿保持舒适的体位，避免患肢受压，移动肢体时动作要轻柔，也可用热水袋热敷局部关节止痛。注意患肢保暖，避免寒冷潮湿，并做好皮肤护理。

3. 体温正常 密切观察患儿体温变化，注意热型。

4. 用药护理 抗风湿治疗疗程较长，重症用泼尼松总疗程8～12周；轻症用阿司匹林总疗程3～6周。心衰患儿用洋地黄易中毒，见表4-10-1。

表4-10-1 风湿热常用药物的不良反应及处理

药物	常见不良反应	处理
阿司匹林	胃肠道反应、出血等	餐后服用。保护胃黏膜药物以降低胃部不适，建议适当补充维生素K预防出血
泼尼松	满月脸、肥胖、消化性溃疡、骨质疏松、血压升高、血糖升高、电解质紊乱、免疫抑制等	补充钙、维生素D，预防骨折；观察有无腹痛、呕血、黑便；监测血压、血糖、电解质
洋地黄	恶心、呕吐、心律不齐、黄绿视等	停药、补钾、纠正心律失常

5. 心理护理 向患儿耐心解释各项检查、治疗、护理措施的意义，以争取其配合。关心爱护患儿及时解除各种不适感，如发热、出汗、疼痛等，以利于缓解急躁情绪，增强其战胜疾病的信心。

【健康教育】

（1）让患儿积极锻炼身体，增强体质，预防上呼吸道感染；发生链球菌感染时，应及时彻底治疗。

（2）合理安排患儿的日常生活，避免剧烈的活动，防止受凉。向患儿及家长讲解疾病的有关知识和护理要点，使家长学会观察病情、预防感染和防止疾病复发的各种措施。

（3）定期到医院门诊复查，强调预防复发的重要性，预防药物首选长效青霉素肌内注射，每3～4周1次，至少持续5年，最好持续到25岁，有风湿性心脏病者，宜终身药物预防。对青霉素过敏者可改用红霉素类药物口服。

（4）服药期间注意观察药物副作用。

【护理评价】

（1）评估患儿生命体征是否恢复正常。

（2）评估患儿疼痛是否减轻并能进行自理活动。

（3）评估患儿是否表现出放松和舒适，积极参与护理计划，配合治疗和护理。

任务二　过敏性紫癜

案例导入

患儿，男，6岁，因“发热7 d，咳嗽4 d，出现双侧小腿腓肠肌疼痛”入院。诊断为过敏性紫癜。

患儿入院时意识清醒，体温正常，呼吸音粗，右下肺可闻及湿啰音，心率110次/分，主诉双侧腓肠肌压痛，无肿胀，活动受限，无关节疼痛。入院当天21：00出现呕吐，开始为胃内容物，同时发现患儿双踝关节及双耳后出现红色皮疹，高出皮面，压之不褪色，无痒感。后又呕吐数次，呕吐物可见数个暗红色小血块，主诉腹痛，遵医嘱给予开塞露通便后排便1次，可见暗红色血水，约200 mL，后又排血便3次。

请思考：

1. 根据患儿病情变化，护理观察的重点是什么？

2. 根据患儿过敏原检测结果，医嘱给予患儿免鱼虾肉蛋奶饮食，护士应与患儿家长沟通的内容是什么？

【概述】

过敏性紫癜是以小血管炎为主要病变的系统性血管炎。临床特点为血小板不减少性紫癜，常伴有关节肿痛、腹痛、便血、血尿和蛋白尿。多发生于2～8岁儿童，男孩多于女孩；四季均可发病，以春秋季多见。

该病有一定遗传倾向，有家族史；另外可能发病也受环境影响，如食物过敏（蛋类、乳类、豆类等）、药物（阿司匹林、抗生素等）、微生物（细菌如链球菌、病毒、寄生虫等）、疫苗接种、麻醉、恶性病变等有关，病因尚未明确。

【临床表现】

多为急性疾病，各种症状出现可能先后不一。首发症状以皮肤紫癜为主，少数病例以腹痛、关节炎或肾脏症状首先出现。起病前1～3周常有上呼吸道感染史，可伴有低热、食欲缺乏、乏力等全身症状。

1. 皮肤紫癜　反复出现皮肤紫癜为该病特征，无其他不适，称单纯性紫癜，临床最常见。多见于下肢及臀部，对称分布，伸侧较多，分批出现。初起呈紫红色斑丘疹，高出皮面，压之不褪色，数日后转为暗紫色，最终呈棕褐色而消退。一般在4～6周后消退，可复发。部分病例可伴有荨麻疹和血管神经性水肿。少数重症患儿紫癜可融合成大疱伴出血性坏死。

2. 胃肠道症状　约见于2/3病例，由血管炎引起的肠壁水肿、出血、坏死或穿孔是产生肠道症状及严重并发症的主要原因。一般以阵发性剧烈腹痛为主，常位于脐周或下腹部，疼痛剧烈，可伴呕吐，但呕血少见。部分患儿可有黑便或血便，偶见并发肠套叠、肠梗阻或肠穿孔者。皮疹伴胃肠道症状，称腹型紫癜。

3. 关节症状　约1/3病例可出现膝、踝、肘、腕等大关节肿痛，活动受限。关节腔有浆

液性积液，但一般无出血，可在数日内消失，呈游走性，不留后遗症。皮疹伴关节症状称关节型过敏性紫癜。

4. 肾脏症状　30%～60%病例有肾脏受损的临床表现，多数患儿出现血尿、蛋白尿和管型尿，多数病人在3～4周内恢复，也可反复发作，严重者可发展为慢性肾炎或肾病综合征，出现血压增高、水肿，甚至发生尿毒症。皮疹伴肾脏症状称为紫癜性肾炎。

5. 混合型过敏性紫癜　皮肤紫癜合并上述两种以上临床表现。

【诊断性检查】

无特异性诊断试验，通过辅助检查如肾功能和尿常规检查判断有无肾损伤；粪便隐血试验判断有无消化道少量出血；腹部平片判断有无肠穿孔、肠梗阻等。

【治疗原则】

1. 一般治疗　消除可能的致病因素（如感染、过敏等）；给予抗组胺药和改善血管通透性药物。

2. 糖皮质激素　抑制抗原抗体反应，减轻炎症渗出，改善血管通透性等作用；对急性期腹痛和关节痛可予缓解，但不能预防肾脏损害的发生。一般用泼尼松口服。

3. 对症治疗　腹痛较重者，可予以阿托品或山莨菪碱（654-2）解痉；关节痛可考虑止痛药；伴发呕血、血便者可用奥美拉唑等治疗。

4. 其他　如上述治疗效果不佳或近期内反复发作者，可考虑免疫抑制剂（硫唑嘌呤、环孢素、环磷酰胺）；抗凝治疗（适用于肾型紫癜）；中医中药（以凉血、解毒、活血化瘀为主，适用于慢性反复发作或肾型紫癜）。

【护理诊断】

1. 皮肤完整性受损　与血管炎有关。

2. 疼痛　与关节肿痛、肠道炎症有关。

3. 潜在并发症　消化道出血、紫癜性肾炎。

4. 知识缺乏　家长及年长患儿缺乏该病的防护知识。

【护理措施】

1. 恢复皮肤的正常形态和功能

（1）观察患儿皮疹的形态、颜色、数量、分布及消退时间，是否反复出现，可绘成人体图形，每日详细记录皮疹变化情况。

（2）保持患儿皮肤清洁，防擦伤和小儿抓伤，如有破溃及时处理，防止出血和感染。

（3）患儿衣着应宽松、柔软，保持清洁、干燥。

（4）避免患儿接触可能的各种致敏原，同时按医嘱使用止血药、脱敏药等。

2. 缓解关节疼痛　观察患儿关节疼痛及肿胀程度，尽量减少活动，协助患肢保持功能位。据病情给予热敷，必要时遵医嘱给予糖皮质激素和止痛药。

3. 监测病情并防止并发症的发生

（1）观察患儿有无腹痛、便血等情况，同时注意腹部体征并及时报告和处理。有消化道出血时，应卧床休息，限制饮食，给予无渣流食，出血量多时要考虑输血并禁食，经静脉补充营养。

（2）观察患儿尿色、尿量，定时做尿常规检查，若有血尿和蛋白尿，提示紫癜性肾炎，按肾炎护理。

【健康教育】

（1）该病以春、秋二季多发，故在这两个季节应向小儿及家长宣传预防感染的重要性，特别是A组溶血性链球菌感染，防止受凉，尽量避免去人群集中的公共场所。

（2）告知家长及患儿病情发展与预后情况，帮助其树立战胜疾病的信心。

（3）指导家长和患儿学会观察病情，指导其尽量避免接触各种可能的过敏原及定期去医院复查。

【护理评价】

（1）评估患儿生命体征是否恢复正常。

（2）评估患儿皮肤是否恢复正常形态和功能

（3）评估患儿疼痛是否减轻并能进行自理活动。

（4）评估患儿及家长是否掌握了疾病治疗和护理的知识。

练习题

（一）选择题

1. 关于风湿热，下列叙述不正确的是（　　）。

A. 风湿热的病因，目前认为与A族乙型溶血性链球菌感染有关

B. 该病可能由细菌直接侵犯结缔组织所致

C. 该病可能是人体对溶血性链球菌感染引起的一种自身免疫反应的结果

D. 发病与年龄有关，8岁左右最常见

E. 四季均可发病，以冬季较多见

2. 风湿性关节炎特点描述错误的是（　　）。

A. 游走性　　B. 多发性

C. 主要累及大关节　　D. 关节红、肿、热、痛及功能障碍

E. 关节发生畸形和强直

（3～7题共用题干）

男孩，9岁，因双下肢反复皮疹4 d，呕吐、腹痛、便血1 d就诊。查体：神志清醒，痛苦面容，腹痛剧烈，生命体征平稳，双下肢见密集的、大小不等的红色皮疹，呈对称分布，压之不褪色，高出皮面。

3. 该患儿可能的诊断是（　　）。

A. 幼年特发性关节炎　　B. 风湿性关节炎

C. 结核性关节炎　　D. 过敏性紫癜

E. 皮肤黏膜淋巴结综合征

4. 患儿首要的护理诊断是（　　）。

A. 营养失调　　B. 皮肤完整性受损

C. 知识缺乏　　D. 潜在的并发症

E. 疼痛

5. 根据上述护理诊断，应立即给予的护理措施是（　　）。

A. 卧床休息，做好皮肤护理　　B. 遵医嘱应用解痉剂

C. 热敷腹部缓解疼痛　　D. 快速静脉输液

E. 讲解疾病相关知识

6. 为了预防紫癜型肾炎的发生，需要定期检查的是（　　）。

A. 血常规　　B. 粪隐血试验　　C. 尿常规　　D. ESR和CRP

E. 毛细血管脆性试验

7. 病程1个月时尿常规：RBC（+），蛋白（+），应考虑（　　）。

A. 急性肾小球肾炎　　B. IgA肾病　　C. 过敏性紫癜肾炎　　D. 慢性肾小球肾炎

E. 肾病综合征

（二）填空题

1. 风湿热的初发与再发常见的致病菌是________。

2. 能通过胎盘屏障的免疫球蛋白是________。

（三）名词解释

1. 风湿热　　2. 过敏性紫癜

（四）简答题

1. 简述风湿热患儿护理措施。

2. 简述过敏性紫癜临床表现。

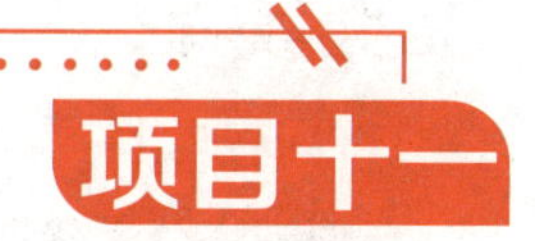

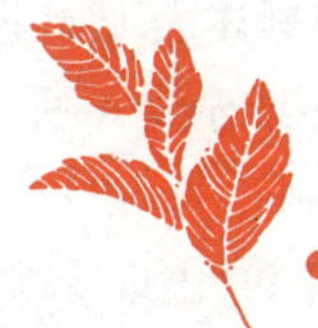

项目十一 感染性疾病患儿的护理

知识目标： 掌握麻疹、水痘、流行性腮腺炎、猩红热、寄生虫病的临床表现、治疗原则、常见护理问题及其护理措施。

能力目标： 能通过护理评估，对麻疹、水痘、流行性腮腺炎、猩红热、寄生虫病等患儿做出全面的护理诊断并给予相应的护理措施。

素质目标： 具备从事儿童感染性疾病护理工作的科学精神和职业素质，并能积极参与感染性疾病/突发公共卫生事件的处理与预防。

任务一 麻疹

案例导入

麻疹患儿，体温40.5℃，皮疹已出，无并发症。

请思考：

1. 为预防传染，患儿的隔离期是多长？
2. 针对麻疹患儿，我们应进行的健康教育是什么？

【概述】

麻疹是由麻疹病毒引起的传染性极强的严重疾病。目前尽管已有安全有效的疫苗，但麻疹仍是全球儿童死亡的主要原因之一。该病临床上以冬春季节发病为多，以发热、上呼吸道炎、结膜炎、口腔麻疹黏膜斑（柯氏斑）、全身斑丘疹及疹退后遗留色素沉着伴糠麸样脱屑为特征。麻疹患者出疹前后的5 d均有传染性，如有并发症的患者传染性可延长至出疹后10 d。病后大多可获得终身免疫。

麻疹患者是唯一的传染源。感染早期，病毒在患者呼吸道大量繁殖，含有病毒的分泌物经过患者的呼吸、咳嗽或喷嚏排出体外并悬浮于空气中，通过呼吸道进行传播，与患者密切接触或直接接触患者的鼻咽分泌物亦可传播。麻疹病毒通过鼻咽部进入人体后，在呼吸道上皮细胞和局部淋巴组织中繁殖并侵入血液，通过血液的单核细胞向其他器官传播，如脾、胸腺、肺、肝脏、肾脏、消化道黏膜、结膜和皮肤，引起广泛性损伤继而出现一系列临床表现。在此时期患儿全身组织，如呼吸道上皮细胞和淋巴组织内均可找到病毒，并出现在鼻咽分泌物、尿液及血液中。由于患者免疫反应受到损害，常并发喉炎、支气管肺炎、脑炎或导致结核病复发，特别是营养不良或免疫功能缺陷的儿童，可发生重型麻疹或因严重肺炎、脑炎等并发症导致死亡。

【临床表现】

典型麻疹分潜伏期、前驱期、出疹期和恢复期，各期具体表现如下：

1. 潜伏期 大多6～18 d，平均10 d。主要表现为低热或全身不适。

2. 前驱期 常持续3～4 d。主要表现为。

（1）发热和眼、鼻卡他症状。多为中度以上，在发热同时出现咳嗽、喷嚏、咽部充血等，特别是流涕、结膜充血、眼睑水肿、畏光、流泪等。眼、鼻卡他症状是该病特点。

（2）麻疹黏膜斑。是麻疹早期的特异性体征，常在出疹前1～2 d在口腔出现。开始时见于上下磨牙相对的颊黏膜上，如沙砾大小的灰白色小点，周围有红晕，常在1～2 d内迅速增多，可累及整个颊黏膜并蔓延至唇部黏膜，于出疹后逐渐消失，可留有暗红色小点。

（3）其他。部分病例可有一些非特异症状，如全身不适、食欲减退、精神不振等。婴儿可有呕吐、腹泻等消化道症状。

3. 出疹期 多在发热3～4 d后出现皮疹，此时全身中毒症状加重，体温可突然高达40℃，咳嗽加剧，伴嗜睡或烦躁不安，重者有谵妄、抽搐。皮疹先出现于耳后、发际，渐及

额、面、颈部，自上而下蔓延至躯干、四肢，最后达手掌与足底。皮疹初为红色斑丘疹，呈充血性，疹间可见正常皮肤，不伴痒感。以后部分融合成片，颜色加深呈暗红。此期肺部可闻干、湿性啰音。

4. 恢复期 出疹3～4 d后体温开始下降，食欲、精神等全身症状逐渐好转，皮疹按出疹的先后顺序开始消退，疹退后皮肤留有棕褐色色素沉着伴糠麸样脱屑，一般7～10 d后消退。

【并发症】

1. 呼吸系统常见喉炎、肺炎等 其中，肺炎是麻疹最常见的并发症，主要见于重度营养不良或免疫功能低下的小儿，临床症状较重、体征明显，预后较差，占麻疹患儿死因的90%以上。由麻疹病毒本身引起的间质性肺炎多数不严重，常在出疹及体温下降后消退。继发性肺炎病原体多为细菌性，常见金黄色葡萄球菌、肺炎链球菌、流感嗜血杆菌等，易并发脓胸和脓气胸。部分为病毒性肺炎，也可为多种病原体混合感染。喉炎，2～3岁以下儿童多见，继发于细菌感染导致的喉部组织水肿，分泌物增多。患儿主要表现为声音嘶哑、犬吠样咳嗽，严重者出现喉梗阻，表现为呼吸困难、发绀甚至意识障碍等。

2. 心肌炎 常见于营养不良和并发肺炎的患儿。轻者仅有心音低钝、心率增快和一过性心电图改变，重者可出现心力衰竭、心源性休克。

3. 麻疹脑炎 发病率为1‰～2‰，患儿常在出疹后的2～6 d再次发热，临床表现和脑脊液改变与病毒性脑炎相似，与麻疹轻重无关。病死率高。存活者中可伴有智力障碍、瘫痪、癫痫等后遗症。

4. 营养不良与维生素A缺乏症 由于麻疹病程中持续高热，食欲缺乏或护理不当，可致营养不良和维生素缺乏。有研究显示，麻疹患者的体内维生素A浓度与麻疹症状的严重程度呈负相关。由于维生素A缺乏，可出现视力障碍，甚至角膜穿孔、失明。

【诊断性检查】

（1）血常规：外周血白细胞计数升高和中性粒细胞增高为主，淋巴细胞相对增多。

（2）多核巨细胞：检查于出疹前2 d至出疹后1 d，取病人鼻、咽分泌物或尿沉渣涂片，瑞氏染色后直接镜检，可见多核巨细胞或包涵体细胞，阳性率较高。

（3）血清学检查：采用酶联免疫吸附试验（ELISA法）进行麻疹病毒特异性IgM抗体检测，敏感性和特异性均好，出疹早期即可发现阳性。

（4）病毒抗原检测、病毒分离：用于早期诊断。

【治疗原则】

麻疹没有特异性治疗方法，主要为对症治疗、加强护理和预防并发症。WHO推荐给予麻疹患儿补充大剂量维生素A可减少并发症的发生，有利于疾病的恢复。没有并发症的患儿大多在发病后的2～3周内康复。

【护理评估】

1. 健康史 了解患儿的年龄，有无麻疹的接触史及接触方式，有无接种麻疹减毒活疫苗及接种时间等；进行初步营养评估，注意患儿的饮食习惯，是否存在营养不良等；了解患儿既往健康状况，近期有无患其他急性传染病等。

2. 身体状况 评估患儿生命体征，尤其是监测体温；观察皮疹特征：包括皮疹出现的顺序、性质、颜色及疹间皮肤是否正常，发热与皮疹的关系；出疹前有无发热、咳嗽、喷嚏、畏光、流泪及口腔黏膜改变等。评估患儿有无神志、情绪等改变及是否有肺炎、喉炎、脑炎等并发症表现。了解血常规、血清学检查结果及有无检测到麻疹病毒特异性TgM抗体，或分离出麻疹病毒。

3. 心理–社会状况 了解患儿及其家长对疾病的心理反应及应对方式，对疾病的防治是否有积极的态度；了解患儿家庭的居住环境、卫生习惯等及对疾病的认知程度、防治态度及条件。

【护理诊断】

1. 体温过高 与病毒血症、继发感染有关。

2. 皮肤完整性受损 与麻疹病毒引起的皮疹有关。

3. 营养失调：低于机体需要量 与食欲下降、高热消耗增加有关。

4. 有感染传播的危险 与麻疹病毒可经呼吸道或直接接触传播有关。

5. 潜在并发症 肺炎、喉炎、心肌炎、脑炎等。

6. 知识缺乏 家长及年长患儿缺乏该病的防护知识。

【护理措施】

1. 维持体温正常 密切监测患儿体温变化，处理高热时需兼顾透疹，禁用冷敷及乙醇擦浴，以免出现皮肤血管收缩、末梢循环障碍，使皮疹不易诱发或突然隐退。体温超过40℃时可用小量的退热药，以免发生惊厥。

2. 保持皮肤黏膜的完整性

（1）皮肤护理：保持室内空气清新，温湿度适宜，保持衣被清洁、合适及时更换汗湿的衣服。剪短指甲，避免因抓伤皮肤引起继发感染。

（2）眼部的护理：眼部避免强光刺激；眼痂应用生理盐水洗净后，再滴入抗生素眼药水或眼膏，一日数次，可遵医嘱加服鱼肝油预防干眼症。

3. 营养摄入均衡 给予清淡、易消化、营养丰富的流质或半流质饮食，少量多餐。鼓励患儿多喝温开水，以利于排毒、退热、透疹。恢复期应添加高蛋白、高能量及多种维生素的食物。无须忌口。

4. 预防感染传播

（1）管理传染源：隔离患儿至出疹后5 d，并发肺炎者延长至出疹后10 d。对接触麻疹的易感儿应隔离观察3周，并给予被动免疫。

（2）切断传播途径：房间通风换气并用紫外线照射消毒；衣物应在阳光下暴晒2 h；减少不必要的探视；接触者离开后立即在阳光下或流动空气中停留30 min；戴口罩，操作前后应洗手、更换隔离衣。

（3）保护易感儿：流行期间易感儿应避免去公共场所，出入戴口罩。8个月以上未患过麻疹者均应接种麻疹减毒活疫苗，18～24月龄时进行复种。此外，根据麻疹流行病学情况，在一定范围、短时间内对高发人群开展强化免疫接种。体弱易感儿接触麻疹患者后应于5 d内及早注射免疫血清球蛋白，以预防发病或减轻症状。麻疹暴发期间，WHO建议基于当地流行病学进行研判，是否在6月龄进行第一次接种。

5. 密切监测病情 及早发现并发症。

【健康教育】

无并发症的轻症患儿可在家中隔离，居家隔离期间限制探视，指导家长做好消毒隔离、皮肤护理等，防止继发感染。

向患儿的家长介绍麻疹传染性较强，注意隔离；未接种麻疹疫苗患儿应及时接种。

【护理评价】

(1)评估患儿体温是否降至正常。

(2)评估患儿皮疹是否出齐、出透；皮肤是否完整，有无合并其他感染。

(3)评估患儿营养状况是否得到改善，并能满足机体需要。

(4)评估家长及患儿是否掌握疾病防治基本知识，密切接触者是否发生感染或得到及时隔离与处理。

(5)患儿的并发症是否得到有效预防，已发生的并发症是否得到及时发现和处理。

任务二　水痘

案例导入

水痘患儿，皮疹已出，无并发症。

请思考：

1. 水痘的传播方式是什么？
2. 患儿如何做好皮肤护理？

【概述】

水痘是由水痘-带状疱疹病毒(varicella-zoster virus，VZV)引起的具有高度传染性的儿童期出疹性疾病。冬春季节多发，通过飞沫或接触传染，其临床特点为皮肤黏膜相继出现和同时存在斑疹、丘疹、疱疹和结痂等各类皮疹。

水痘-带状疱疹病毒感染后可获得持久免疫力，但以后可以发生带状疱疹。水痘患者为该病的传染源。通过呼吸道飞沫或直接接触感染者的皮肤损伤处传染。传染期从出疹前1～2 d至病损结痂。人群普遍易感，主要见于儿童，以2～6岁为高峰，20岁以后发病者＜2%。

主要损害部位在皮肤和黏膜，偶尔累及内脏。

【临床表现】

1. 典型水痘　出疹前可出现前驱症状，如低热、不适和厌食等。24～48 h出现皮疹。皮疹特点：①向心性分布：首发于头、面和躯干，继而扩展到四肢，末端稀少；②最初的皮疹为红色斑疹和丘疹，继之变为透明饱满的水疱，24 h后水疱浑浊并中央凹陷，水疱易破溃，2～3 d左右迅速结痂；③皮疹陆续分批出现，伴明显痒感，在疾病高峰期可见到斑疹、丘疹、疱疹和结痂同时存在；④黏膜皮疹还可出现在口腔、眼结膜、生殖器等处，易破溃形成浅溃疡。水痘为自限性疾病，全身症状和皮疹较轻，10 d左右痊愈。皮疹结痂后一般不留瘢痕。

2. 并发症 最常见为皮肤继发细菌感染，如脓疱疮，甚至由此导致脓毒症等。

知识链接

水痘与手足口病

水痘与手足口病的对比，见表4-11-1。

表4-11-1 水痘与手足口病对比

疾病	水痘	手足口病
多发人群	2～6岁为高峰	3岁以下、学龄前儿童
病毒	水痘-带状疱疹病毒	肠道病毒
皮肤表现	头、面和躯干皮肤黏膜相继出现和同时存在斑疹、丘疹、疱疹和结痂等各类皮疹，继而扩展到四肢，末梢稀少	手足出现斑丘疹和疱疹，口腔黏膜出现充血红色疹、疱疹或溃疡
分布	向心性	离心性
隔离时间	隔离患儿至皮疹全部结痂或出疹后7 d为止，易感儿接触后应检疫3周	隔离至体温正常、皮疹消退2周
抗病毒药	阿昔洛韦	暂无
疫苗	水痘活疫苗	肠道病毒71型灭活疫苗

另外，水痘和手足口病发现处理及时，一般不会引起其他并发症。护理诊断和措施类似，不同之处，如下：

（1）消毒方式均需房间通风和紫外线消毒、物品煮沸和暴晒，但因手足口病感染病毒对外界抵抗力强，室温下可存活数日，污水和粪便中可存活数月，故手足口病患儿呕吐物和粪便还需用含氯消毒液处理2 h后倾倒。

（2）手足口病患儿口腔溃疡的护理。给予患儿营养丰富、易消化、流质或半流质饮食，如牛奶、粥类等。饮食定时定量，避免刺激性食物，以减少对口腔黏膜的刺激。保持口腔清洁，进食前后用温水或生理盐水漱口。有口腔溃疡者可涂金霉素、鱼肝油、西瓜霜、冰硼散、珠黄散等可促进溃疡面愈合。患儿因疼痛会拒食、拒水，可能造成脱水、酸中毒，应注意观察，必要时给予补液以纠正水、电解质和酸碱平衡紊乱。

【诊断学检查】

1. 血常规 外周血白细胞计数，正常或稍低。

2. 病原学检查 取水痘疱疹液、咽部分泌物或血液进行病毒培养分离；刮取新鲜疱疹基底组织和疱疹液涂片，瑞氏染色见多核巨细胞；苏木素-伊红染色可查到细胞核内包涵体。亦可取疱疹液直接荧光抗体染色查病毒抗原，简洁有效。

3. 血清学检查 血清水痘病毒特异性IgM抗体检测，可帮助早期诊断；双份血清特异性

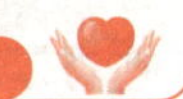

IgG抗体滴度4倍以上增高也有助诊断。

【治疗原则】

水痘是自限性疾病，无合并症时以一般治疗和对症处理为主。

1. 抗病毒治疗 水痘发病24 h内使用阿昔洛韦，也可选用干扰素。

2. 皮肤瘙痒 可局部使用炉甘石洗剂；继发细菌感染时给予抗生素治疗。

3. 其他 皮质激素对水痘病程有不利影响，可导致病毒播散，不宜使用。

【护理诊断】

1. 皮肤完整性受损 与水痘病毒继发感染有关。

2. 有感染传播的危险 与经呼吸道及疱液排出病毒有关。

3. 潜在并发症 皮肤化脓性感染、丹毒、蜂窝织炎、脓毒症、肺炎、脑炎等。

4. 知识缺乏 家长及年长患儿缺乏该病的防护知识。

【护理措施】

1. 保持皮肤完整性 保持室内空气新鲜，温湿度适宜。衣被清洁、平整，不宜过厚，以免患儿不适而增加皮肤瘙痒感；保持皮肤清洁、干燥；剪短指甲，小婴儿可戴连指手套，避免搔破皮疹，引起继发感染；为减少皮疹痛痒，可在疱疹未破溃处涂炉甘石洗剂或5%碳酸氢钠溶液或遵医嘱服用抗组胺药物；疱疹已破溃、有继发感染者，局部用抗生素软膏，或遵医嘱使用抗生素。

2. 预防感染传播

（1）管理传染源：隔离患儿至皮疹全部结痂或出疹后7 d为止，易感儿接触后应检疫3周。

（2）切断传播途径：居室定时通风换气并消毒，物品可用煮沸或暴晒等方法消毒，限制探视，病房保持通风并定时紫外线照射消毒；戴口罩，接触患儿前后应洗手。

（3）保护易感儿：对正在使用大剂量激素、免疫功能受损、恶性病者，接触过患儿的孕妇及患水痘母亲所产新生儿，在接触水痘72 h内肌内注射水痘-带状疱疹免疫球蛋白，可起到被动免疫作用。

3. 监测体温及时发现并发症 高热应给予退热药，但禁用阿司匹林，易诱发Reye综合征。

【健康教育】

无并发症的患儿可在家中隔离治疗，向家长介绍水痘传染性强，皮疹瘙痒明显，指导家长的隔离知识和时间；指导家长对患儿的皮肤护理措施，防止出现继发感染。

重点加强预防知识教育，如及时接种疫苗、流行期间避免易感儿童去公共场所。

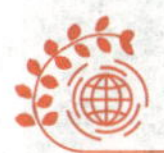

知识链接

Reye综合征

Reye综合征是儿童在病毒感染（如流感、感冒或水痘）康复过程中得的一种罕见的病，以服用水杨酸类药物（如阿司匹林）为重要病因，如果不及时治疗，会很快导致肝肾衰竭、脑损伤甚至死亡。

【护理评价】

（1）评估患儿皮疹是否出齐、出透。

（2）评估皮肤是否完整，有无合并其他感染。

（3）评估患儿的并发症是否得到有效预防，已发生的并发症是否得到及时发现和处理。

（4）评估家长及患儿是否掌握疾病防治基本知识，密切接触者是否发生感染或得到及时隔离与处理。

任务三　流行性腮腺炎

案例导入

患儿，男，7岁，昨日起右侧腮部肿胀疼痛，今日晨起测体温38.5℃，来院就诊。

入院查体：T 38℃，P 90次/分，R 30次/分，BP 100/70 mmHg。诊断为流行性腮腺炎。

请思考：

1. 该患儿目前诊断是什么？
2. 目前该患儿的主要治疗和护理措施是什么？

【概述】

流行性腮腺炎是由腮腺炎病毒引起的急性呼吸道传染病，临床上以腮腺非化脓性炎症、腮腺肿痛为特征，伴发热、咀嚼受限，腮腺炎病毒对腺体组织和神经组织具有高度亲和性，故常可累及其他多种腺体组织（性腺、胰腺等）及神经系统。

流行性腮腺炎以冬春季多见，易发于1～15岁的儿童和青少年，一次感染后可获得终身免疫。该病传染性较强，主要传播途径为通过飞沫经呼吸道传播，或直接接触被病毒污染的物品传播。腮腺炎患者和隐性感染者是该病的传染源。患儿在腮腺肿大前7 d至肿大后2周内均可从唾液中分离出腮腺炎病毒，具高度传染性。

【临床表现】

流行性腮腺炎潜伏期为8～30 d，平均18 d，主要表现如下。

1. 腮腺炎　常为首发症状，表现为腮腺肿胀和疼痛。常先见一侧（图4-11-1），位于下颌骨后方和乳突之间，以耳垂为中心向前、后、下发展，边缘不清，表面发热，触之有弹性感并有触痛。3～5 d内达高峰，开口咀嚼或吃酸性食物时胀痛加剧；腮腺肥大可持续5 d左右，以后逐渐消退，部分患儿伴有发热、头痛、乏力等，严重者颌下腺、舌下腺、颈淋巴结可同时受累。

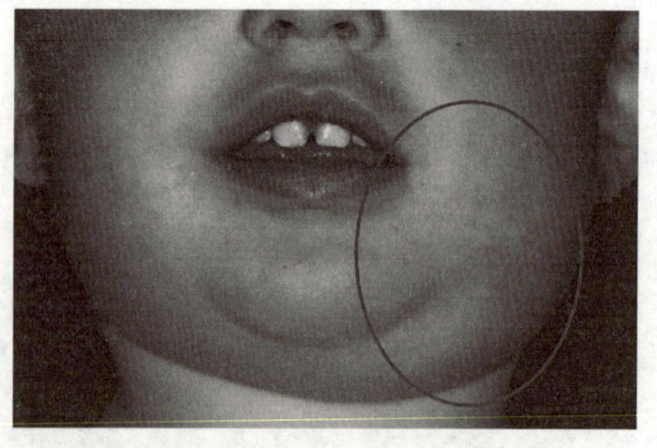

图4-11-1　左侧腮腺肿胀

2. 并发症

（1）脑膜脑炎：是儿童期最常见的并发症。常在腮腺炎高峰时出现，表现为发热、头痛、呕吐、颈项强直、克氏征阳性等。脑脊液的改变与其他病毒性脑炎相似。预后大多良好，常在1周内恢复正常。

（2）睾丸炎：是男孩最常见的并发症，多为单侧。常发生在腮腺炎起病后的4～5 d、肿大的腮腺开始消退时，睾丸开始疼痛，随之肿胀伴剧烈触痛，可并发附睾炎、鞘膜积液和阴囊水肿。大多数患儿有严重的全身反应，如突发高热、寒战等，一般10 d左右消退。1/3～1/2的病例发生不同程度的睾丸萎缩，如双侧受累可导致不育症。

（3）其他：如卵巢炎症状多较轻，可出现下腹疼痛及压痛、月经不调等，一般不影响受孕；胰腺炎表现为上腹部剧痛和触痛，伴发热、寒颤、恶心、反复呕吐等。

【诊断学检查】

（1）血、尿淀粉酶测定。90%患者发病早期血清和尿淀粉酶由轻至中度增高，约2周恢复正常，血脂肪酶同时增高有助于胰腺炎的诊断。

（2）血清学检查。血清学检查可以早期快速诊断（前提是1个月内未接种过腮腺炎减毒活疫苗）。双份血清特异性IgG抗体效价出现4倍以上增高有诊断意义。亦可用PCR技术检测腮腺炎病毒RNA，有很高的敏感性。

（3）病毒分离于病程早期，自唾液、血液、脑脊液、尿液标本中分离出腮腺炎病毒，可以确诊。

【治疗要点】

无特异性抗病毒治疗，以对症处理为主。发病早期可使用利巴韦林抗病毒；对重症患者可短期使用肾上腺皮质激素治疗，疗程3～5 d。

【护理诊断】

1. 疼痛　与腮腺非化脓性炎症有关。

2. 体温过高　与病毒感染有关。

3. 有感染传播的危险　与腮腺炎病毒可经呼吸道或直接接触传播有关。

4. 潜在并发症　脑膜炎、睾丸炎、胰腺炎等。

5. 知识缺乏　家长及年长患儿缺乏该病的防护知识。

【护理措施】

1. 局部疼痛护理

（1）给予患儿清淡、易消化的半流质或软食，忌酸、硬、辣等刺激性食物，以免因刺激唾液分泌及咀嚼使疼痛加剧。注意保持患儿口腔清洁，进食后用生理盐水或4%硼酸溶液漱口；鼓励患儿多饮水，防止发生继发感染。

（2）腮腺肿胀处可局部冷敷，以减轻炎症充血及疼痛。亦可用中药湿敷。发生睾丸炎时可用丁字带托起阴囊，局部间歇冷敷以减轻疼痛。

2. 维持正常体温　发热伴有并发症者建议卧床休息至体温正常。高热者给予物理或药物降温。

3. 预防感染传播

（1）管理传染源：按呼吸道传染病隔离患儿至腮腺肿大完全消退后3d。易感儿童接触后应隔离观察3周。

（2）切断传播途径：居室定时通风并进行消毒；物品暴晒消毒；限制探视；接触患儿前后应洗手；流行期间不带易感儿去人多密集的公共场所。

（3）保护易感儿：易感儿可接种腮腺炎减毒活疫苗，接种麻疹、风疹、腮腺炎三联疫苗也具有良好的保护作用。流行期间应加强托幼机构的晨检。

4. 密切观察病情 及时发现并发症。

【健康教育】

（1）腮腺炎传染性较强，应向家长说明隔离治疗的重要性，使其能积极配合。

（2）无并发症者可在家中隔离治疗，指导家长做好隔离、发热、饮食、清洁口腔、用药等护理，学会观察病情，若有并发症表现，应及时送医院就诊。

【护理评价】

（1）评估患儿是否有疼痛及疼痛的控制效果。

（2）评估住院期间患儿体温是否正常。

（3）评估患儿有无感染的发生。

（4）评估患儿的并发症是否得到有效预防，已发生的并发症是否得到及时发现和处理。

（5）评估家长及患儿是否掌握疾病防治基本知识，密切接触者是否发生感染或得到及时隔离与处理。

任务四 猩红热

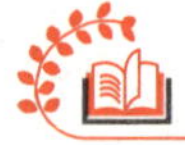

案例导入

患儿，女，5岁，发热、咽痛1 d后出疹就医。

查体：体温39.5℃，颜面潮红，口周苍白圈，咽喉红肿，咽部可见脓性分泌物和假膜形成，颈部、躯干、四肢见弥漫性红疹，高出皮肤，扪之粗糙，压之褪色，有痒感，疹间无正常皮肤。初步诊断为猩红热。

请思考：

1. 该患儿目前诊断是什么？
2. 该患儿目前的治疗与护理措施是什么？

【概述】

猩红热以春季多见，3～7岁儿童发病率高，是由A组乙型溶血性链球菌引起的急性传染病，临床以发热、咽峡炎、草莓舌、全身弥漫性鲜红色皮疹和退疹后片状脱皮为特征。

病人及带菌者为传染源，自发病前24 h至疾病高峰传染性最强。主要通过空气飞沫直接传播，亦可由食物玩具、衣服等物品间接传播。链球菌及其毒素侵入机体后，主要产生3种病变：

（1）化脓性病变。引起咽峡炎、化脓性扁桃体炎等。

（2）中毒性病变。引起发热等全身中毒症状及出现典型猩红热皮疹。

（3）变态反应性病变。病后2～3周，少数患儿出现心脏、肾脏及关节的非化脓性炎症。

【临床表现】

流行期间，大多患者表现如下：

（1）发热：多为高热，伴头痛、乏力、全身不适等。

（2）咽峡炎：咽部、扁桃体充血肿胀，表面有脓性渗出物。

（3）皮疹：多在发热后第2 d出现，始于耳后、颈部及上胸部，迅速波及全身。皮疹特点为针尖大小的充血性皮疹压之褪色，触之有砂纸感，疹间无正常皮肤，有痒感（见表4-11-2）。皮疹于48 h达高峰，持续1周左右，按出疹顺序消退伴脱皮。躯干为糠皮样脱屑，手掌足底可见大片状脱皮，呈“手套”“袜套”状。无色素沉着。

表4-11-2　猩红热典型皮疹

典型改变	部位	产生原因
帕氏线	肘窝、腹股沟	皮疹密集，易摩擦出血呈紫红色线状
口周苍白圈	面部	面部仅有充血而无皮疹，口鼻周围充血不明显，相比之下略显苍白
草莓舌、杨梅舌	舌	病初舌被覆白苔，舌乳头红肿凸出于白苔之上，似草莓；3～4 d后白苔脱落，舌面光滑呈肉红色，舌乳头仍突起，似杨梅

（4）并发症：常见并发症为变态反应性疾病，主要有急性肾小球肾炎、风湿热等。

【诊断性检查】

（1）血常规：白细胞总数增高，中性粒细胞占80%以上。

（2）病原学检查：从咽拭子或其他病灶内取标本做细菌培养。

【治疗原则】

青霉素为首选药物，对青霉素过敏或耐药者可用红霉素或头孢菌素治疗；对症支持治疗。

【护理评估】

1. 健康史　了解患儿的年龄，有无猩红热的接触史；进行初步营养评估，注意患儿的饮食习惯，是否存在营养不良等；了解患儿既往健康状况，近期有无患其他急性传染病等。

2. 身体状况　评估患儿生命体征，尤其是监测体温。评估患儿咽峡部有无疼痛、充血和脓性渗出物；观察皮疹特征：包括皮疹出现的顺序、性质、颜色及疹间皮肤是否正常，有无典型的皮损特点。评估患儿有无神志、情绪等改变及是否有化脓性中耳炎、败血症、中毒性心肌炎、感染性休克等并发症表现。了解血常规、血清学检查结果有无链球菌感染。

3. 心理-社会状况　了解患儿及其家长对疾病的心理反应及应对方式，对疾病的防治是否有积极的态度；了解患儿家庭的居住环境、卫生习惯等及对疾病的认知程度、防治态度及条件。

【护理诊断】

1. 体温过高　与感染、毒血症有关。

2. 疼痛 与炎症反应及皮疹有关。

3. 皮肤完整性受损 与细菌产生的毒素有关。

4. 潜在并发症 急性肾小球肾炎、风湿热、中耳炎、脑膜炎等。

【护理措施】

1. 发热护理 急性期绝对卧床，给予患儿适当物理降温及药物降温，忌用冷水或乙醇擦浴；让患儿多饮水，有利于散热及排泄毒素；给予患儿营养丰富、富含维生素且易消化的流质、半流质饮食。

2. 保持皮肤、黏膜完整 保持患儿口腔清洁，可用盐水漱口；避免吃干硬、辛辣的食物；勤换衣服，温水洗浴；脱皮时可涂凡士林或液状石蜡，有大片脱皮时嘱患儿不要用手强行撕脱，须用消毒剪刀剪掉，以防加重皮损和感染。

3. 密切观察病情及时发现并发症 观察患儿尿量、尿色变化，警惕急性肾小球肾炎的发生；观察患儿有无关节肿痛等风湿热的迹象，发现异常及时通知医生给予相应治疗。

4. 预防感染的传播

（1）隔离患儿：隔离至症状消失后1周，连续咽拭子培养3次阴性。有化脓性并发症者应隔离至治愈为止。

（2）切断传播途径：室内通风换气并用紫外线照射进行消毒，被患儿分泌物污染的食具玩具、衣被等采用消毒液浸泡擦拭、蒸煮或日光暴晒等措施。

（3）保护易感人群：密切接触者需观察7 d。

【健康教育】

向家长讲解猩红热的治疗和护理知识，指导家长做好隔离、饮食、皮肤护理等，学会观察病情。该病流行时避免带患儿去公共场所。

【护理评价】

（1）评估患儿体温是否降至正常。

（2）评估患儿皮疹是否完全消退；皮肤是否完整，有无合并其他感染。

（3）评估患儿营养是否能满足机体需要。

（4）评估家长及患儿是否掌握疾病防治基本知识，密切接触者是否发生感染或得到及时隔离与处理。

（5）评估患儿的并发症是否得到有效预防，已发生的并发症是否得到及时发现和处理。

任务五　寄生虫病

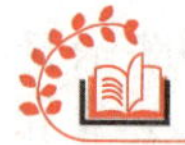

案例导入

患儿，女，6岁，诊断为蛔虫病，无并发症。

请思考：

1. 该患儿常见护理诊断问题是什么？

2. 针对该患儿给予的健康教育是什么？

【概述】

儿童时期寄生虫病较为常见，与生吃未洗净的食物、未及时做好儿童的手及周边物品卫生及吸入虫卵等有关。患儿是主要的传染源。常见寄生虫病有蛔虫病和蛲虫病，两者主要特点对比见表4-11-3。

表4-11-3　蛔虫病和蛲虫病主要特点对比

疾病	蛔虫病	蛲虫病
寄生部位	小肠	小肠下段、盲肠、结肠
临床表现	①幼虫移行至肺部：干咳、胸闷、血丝痰或哮喘样症状 ②成虫：腹痛、异食癖、影响食欲，部分患儿烦躁易惊或萎靡、磨牙 ③还可引起荨麻疹、哮喘等过敏症状	①最常见肛周、会阴皮肤强烈瘙痒和睡眠不安 ②局部皮肤可因瘙损而发生皮炎和继发感染 ③全身症状：胃肠激惹现象、焦虑不安、失眠、夜惊、易激动、注意力不集中等
并发症	胆道蛔虫病（最常见）、蛔虫性肠梗阻、肠穿孔、腹膜炎	阑尾炎、阴道炎、盆腔炎
诊断性检查	血常规：嗜酸性粒细胞↑；大便镜检发现虫卵等；蛔虫病可借助X线排查并发症	
治疗	驱虫治疗、防治并发症；恩波吡维铵是治疗蛲虫感染的首选药物。蛲虫感染每晚睡前清洗会阴和肛周，局部涂擦蛲虫软膏杀虫止痒或用噻嘧啶栓剂塞肛	

注：蛔虫虫卵被吞食后，幼虫破卵侵入肠壁经门静脉系统移行至肝脏，经右心、肺泡腔、支气管、气管到咽部再次被吞咽至小肠并逐步发育为成虫。成虫有向别处移行和钻孔的习性，可引起胆道蛔虫病、蛔虫性肠梗阻等。

【护理诊断】

1. 蛲虫病

（1）有皮肤完整性受损的危险，与肛周皮肤瘙痒有关。

（2）知识缺乏，患儿及家长缺乏蛲虫病的防治知识。

2. 蛔虫病

（1）疼痛：与蛔虫寄生于体内引起各器官病变有关。

（2）营养失调：低于机体需要量 与蛔虫吸收肠腔内食物及妨碍正常消化吸收有关。

（3）潜在并发症：胆道蛔虫病、蛔虫性肠梗阻、肠穿孔、腹膜炎。

（4）知识缺乏：患儿及家长缺乏蛔虫病的有关预防及治疗知识。

【护理措施】

1. 维持皮肤完整　蛲虫感染患儿每次排便后及每晚睡前，均用温水清洁肛周及会阴部，遵医嘱涂抹蛲虫膏或用栓剂塞肛，连用3～5d。

2. 腹痛的护理　蛔虫感染后患儿腹痛，需观察病情警惕并发症：

（1）突起剑突下偏右侧剧烈绞痛，屈体弯腰，伴恶心呕吐，应警惕胆道蛔虫病的发生及时报告并遵医嘱予镇痛、解痉驱虫等治疗，必要时遵医嘱进行术前准备。

（2）如患儿突然出现脐周或右下腹阵发性剧痛，呕吐出食物、胆汁，甚至蛔虫，应注意是否发生肠梗阻，遵医嘱予禁食、胃肠减压、解痉、止痛等处理。完全性肠梗阻时积极行术前准备。

（3）如患儿有肠穿孔及腹膜炎的表现，应及时通知医生并及早进行术前准备。

【健康教育】

向患儿及家长讲解寄生虫病的传播方式、防治知识，强调在药物治疗的同时必须与预防相结合，否则难以彻底治疗，措施主要有：①培养患儿良好的卫生习惯，保证手的卫生，如饭前便后洗手、勤剪指甲、不吮手指等；②提倡儿童穿封裆裤，并注意玩具、图书、用品等的清洗和消毒；③不生食未洗净的瓜果、蔬菜、不饮生水。

患儿服用驱虫药物后要注意观察有无虫体排出。考虑蛲虫感染的患儿，应指导家长进行病情观察，可在夜间患儿入睡后1～3 h，观察肛周、会阴部皮肤皱褶处有无乳白色小线虫，并用透明胶纸或蘸过生理盐水的棉花获取虫卵；指导家长每日将患儿内衣裤煮沸消毒或开水浸泡、阳光暴晒，可连续10 d，以彻底杀灭虫卵。

家长注意观察患儿食欲，如食欲减退，可依据患儿喜好，经常变换食物种类，以增加食欲，必要时遵医嘱给予静脉补充营养。

定期随访，防止重复感染。

【护理评价】

1. 蛲虫病

（1）评估患儿皮肤是否完整，有无肛周皮肤瘙痒感。

（2）评估家长及患儿是否掌握疾病防治基本知识。

2. 蛔虫病

（1）评估患儿是否有疼痛及疼痛的控制效果。

（2）评估患儿营养是否能满足机体需要。

（3）评估有无其他并发症发生。

（4）评估家长及患儿是否掌握疾病防治基本知识。

练习题

（一）选择题

1. 流行性腮腺炎患儿，经隔离至腮腺肿胀消退已满3 d，此时应采取的措施是（　　）。

A. 解除隔离　　B. 继续隔离3 d　　C. 接种腮腺炎减毒活疫苗

D. 检查患儿唾液中有无腮腺炎病毒　　E. 检查患儿血清中有无特异性IgM抗体

2. 下列关于手足口病临床表现的描述，不正确的是（　　）。

A. 急性起病，发热伴咳嗽、食欲缺乏等非特异性症状

B. 口腔黏膜疱疹多见于舌、颊黏膜和硬腭

C. 皮肤斑丘疹、疱疹呈向心性分布

D. 皮疹消退后一般不留瘢痕

E. 重症患儿可出现脑膜炎、脑炎等并发症

3. 典型麻疹皮疹的特点是（　　）。

A. 皮肤普遍充血，有鲜红粟粒疹　　B. 疹间无正常皮肤
C. 出血性斑丘疹　　D. 玫瑰色斑丘疹
E. 红色斑丘疹疹退后有色素沉着及脱屑

（4～6题共用题干）

患儿，2岁，4 d前发热，伴咳嗽、流涕、流泪，今晨发现耳后、颈部、发际边缘有红色斑丘疹，疹间皮肤正常，眼结膜充血，口腔黏膜红肿，体温39.8℃，精神不振，心、肺正常。

4. 最有可能的诊断是（　　）。
A. 幼儿急疹　　B. 风疹　　C. 麻疹　　D. 猩红热
E. 水痘

5. 该病诊断已明确，下列处理哪项不正确（　　）。
A. 高热可适当给予物理降温　　B. 静脉注射利巴韦林
C. 口服止咳糖浆　　D. 静脉注射青霉素
E. 口服退热剂

6. 该患儿应隔离至出疹后（　　）。
A. 3 d　　B. 5 d　　C. 7 d　　D. 10 d
E. 14 d

（二）填空题

1. 流行性腮腺炎患儿腮腺肥大围绕的中心部位是＿＿＿＿＿。
2. 指导患儿家长检查蛲虫成虫的合适时间是＿＿＿＿＿。
3. 典型麻疹出疹的顺序是＿＿＿＿＿。
4. 水痘的临床特征是＿＿＿＿＿。

（三）名词解释

1. 流行性腮腺炎　　2. 蛲虫病

（四）简答题

1. 简述典型麻疹患儿各期临床表现。
2. 简述手足口患儿护理措施。

儿童护理

实践操作篇

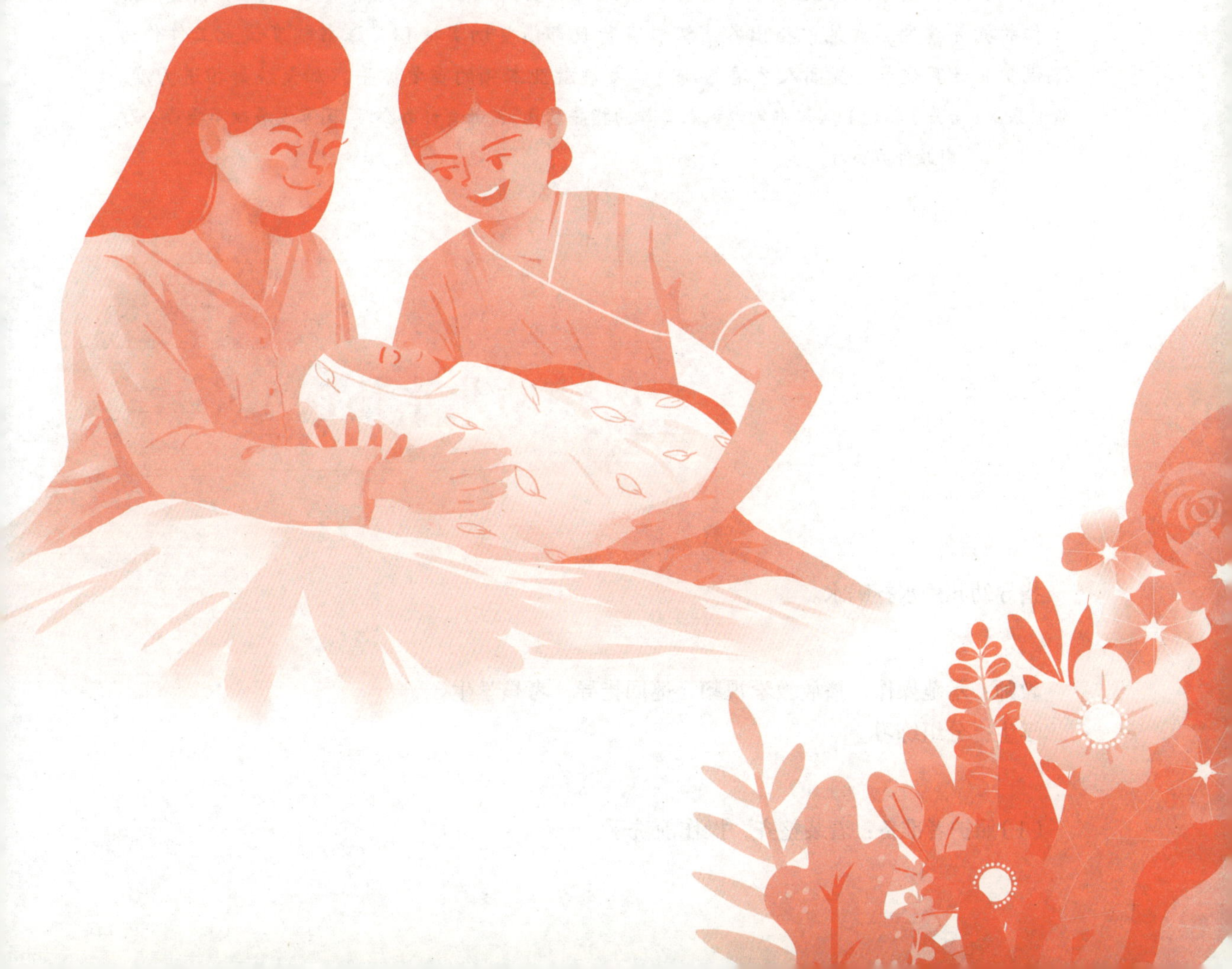

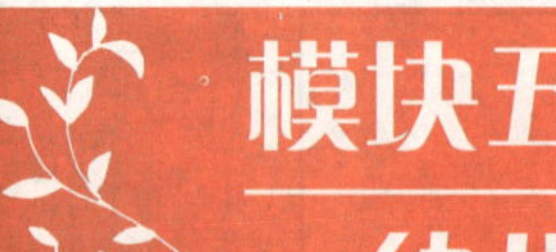

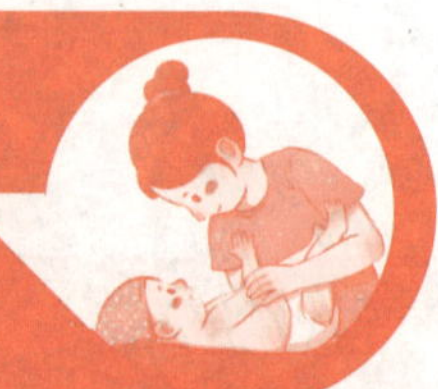

模块五 幼儿日常照护技能

随着1+X幼儿照护、母婴照护证书的推广，学生未来既可以选择进入临床医院儿科病房或儿童保健科室从事临床护理工作，也可以进入月子中心、托育机构、从事婴幼儿照护工作，在这些领域工作，护生均应熟练掌握常见幼儿日常照护技能，本模块重点学习幼儿水杯饮水、刷牙、进餐、如厕、遗尿现象干预、冷水浴锻炼、早期发展的指导共七个项目。

思政链接

1+X证书制度（幼儿照护）（节选）

为贯彻《国务院关于印发国家职业教育改革实施方案的通知》（国发〔2019〕4号），实施好《教育部等四部门印发〈关于在院校实施“学历证书+若干职业技能等级证书”制度试点方案〉的通知》（教职成〔2019〕6号），积极稳妥推进1+X证书制度试点工作，教育部办公厅、国家发展改革委办公厅、财政部办公厅给出了关于推进1+X证书制度试点工作的指导意见。意见中指出各省级教育行政部门要切实把1+X证书制度试点工作作为深化职业教育改革、提高人才培养质量、拓展就业本领的重要抓手，加大统筹推进力度。

资料来源：《关于推进1+X证书制度试点工作的指导意见》，教育部办公厅 国家发展改革委办公厅 财政部办公厅。

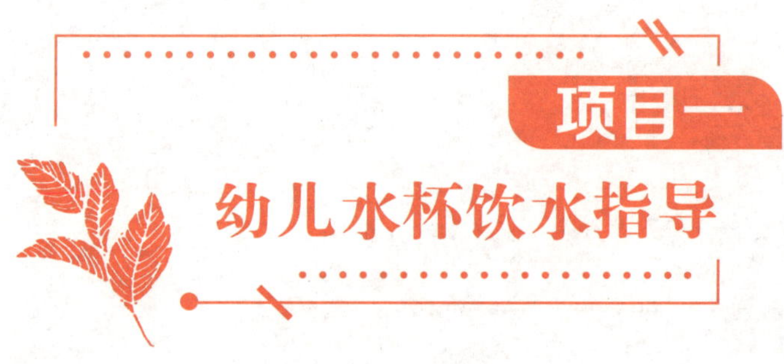

项目一 幼儿水杯饮水指导

【实践目的】

指导幼儿用水杯喝水。

【教学方法】

教师：示范操作、播放教学视频、巡回指导、考核学生。

学生：分组练习。

【准备】

（1）照护者准备：着装整齐，操作前洗手。

（2）环境准备：干净、整洁、安全、温湿度适应。

（3）用物准备：手消毒剂、敞口杯2个、记录本和笔。

【操作流程】

1. 评估 评估幼儿意识状态、饮水情况、心理情况、配合程度。

2. 实施

（1）检查幼儿饮水情况。

（2）评估幼儿目前饮水情况。

（3）挑选宝宝喜爱的水杯。

（4）给予幼儿适当的鼓励。

（5）给予幼儿正确的示范。

（6）给予幼儿实物引导学习。

（7）采用游戏的方式。

（8）整理用物，安排幼儿休息。

（9）洗手。

（10）记录幼儿饮水情况。

【注意事项】

（1）操作规范，动作熟练。

（2）幼儿良好饮水习惯培养。

（3）指导过程动作轻柔。

（4）态度和蔼，关爱幼儿。

项目二 幼儿刷牙指导

【实践目的】

（1）能说出口腔的常见疾病。

（2）能简述影响幼儿口腔卫生的因素 。

（3）能正确指导幼儿刷牙。

【教学方法】

教师：示范操作、播放教学视频、巡回指导、考核学生。

学生：分组练习。

【准备】

（1）照护者准备：着装整齐，操作前洗手。

（2）环境准备：干净、整洁、安全、温湿度适宜。

（3）用物准备：儿童牙刷、儿童牙膏、儿童漱口杯、毛巾、温水适量、手部消毒剂、记录本和笔。

【操作流程】

1. 评估　评估幼儿目前的生命体征、意识状态、心理状态。

2. 实施

（1）评估口腔情况、牙齿清洁状况等，并向家长解释正确刷牙的方法和注意事项。

（2）将牙刷用温水浸泡 1 ~ 2 min。

（3）取适量牙膏置于牙刷上。

（4）手握牙刷柄后1/3。

（5）先刷前牙唇侧，再刷上牙前腭面，下牙舌面；再刷后牙颊面，再刷后牙舌面。

（6）用温水含漱数次，直至牙膏泡沫完全清洗干净。

（7）擦洗幼儿嘴角及面部。

（8）整理用物，安排幼儿休息。

（9）洗手。

（10）记录幼儿的照护措施及口腔情况。

【注意事项】

（1）操作规范，动作熟练。

（2）幼儿口腔清洁干净。

（3）态度和蔼，操作过程动作轻柔，关爱幼儿。

（4）与家属沟通有效，取得合作。

项目三　幼儿进餐指导

【实践目的】

（1）能进行幼儿餐前教育。

（2）能保持幼儿愉快的进餐情绪。

（3）指导幼儿正确进餐。

【教学方法】

教师：示范操作、播放教学视频、巡回指导、考核学生。

学生：分组练习。

【准备】

（1）照护者准备：着装整齐，操作前洗手。

（2）环境准备：干净、整洁、安全、温湿度适应。

（3）用物准备：幼儿餐具1套（小碗、勺子、水杯）、幼儿餐椅1把、围嘴、手帕、幼儿仿真模型、手部消毒剂、记录本和笔。

【操作流程】

1. 评估 评估幼儿年龄、饮食习惯、饮食环境、心理状态。

2. 实施

（1）协助幼儿洗净双手。

（2）协助幼儿做好餐前准备。

（3）注意饮食卫生和就餐礼貌。

（4）训练幼儿使用餐具。

（5）合理控制进餐时间。

（6）幼儿进食速度适当。

（7）幼儿进食总量要适度，不挑食。

（8）幼儿进餐结束后协助清洁卫生。

（9）整理用物，安排幼儿休息 。

（10）洗手。

（11）记录幼儿进餐情况。

【注意事项】

（1）操作规范，动作熟练。

（2）幼儿能愉快完成进餐。

（3）态度和蔼，操作过程动作轻柔，关爱幼儿。

（4）与家属沟通有效，取得合作。

项目四 幼儿如厕指导

【实践目的】

（1）能说出影响幼儿如厕的因素。

（2）能识别幼儿如厕训练的时机。

（3）能正确指导幼儿如厕。

【教学方法】

教师：示范操作、播放教学视频、巡回指导、考核学生。

学生：分组练习。

【准备】

（1）照护者准备：着装整齐，操作前洗手。

（2）环境准备：干净、整洁、安全、温湿度适应。

（3）用物准备：幼儿内裤1条、长裤1条、手部消毒剂、记录本和笔。

【操作流程】

1. 评估 评估幼儿独立意识、如厕习惯、如厕意愿、心理情况。

2. 实施

（1）如厕前准备：让幼儿了解如厕训练。

（2）激发幼儿训练的学习热情。

（3）识别幼儿“排便信号”。

（4）协助幼儿脱裤子。

（5）坐在便器上。

（6）排便。

（7）清洁屁股。

（8）洗手。

（9）整理用物，安排幼儿休息。

（10）洗手。

（11）记录照护措施及幼儿情况。

【注意事项】

（1）操作规范，动作熟练。

（2）幼儿能正确如厕。

（3）态度和蔼，操作过程动作轻柔，关爱幼儿。

（4）与家属沟通有效，取得合作。

项目五 幼儿遗尿现象的干预

【实践目的】

具备纠正幼儿遗尿习惯的相关知识。

【教学方法】

教师：示范操作、播放教学视频、巡回指导、考核学生。

学生：分组练习。

【准备】

（1）照护者准备：着全套工作服，操作前洗手。

（2）环境准备：干净、整洁、安全、温湿度适宜。

（3）用物准备：幼儿仿真模型、幼儿睡前读物、音乐播放器、小夜灯、手消毒剂、室温计、签字笔和记录本。

【操作流程】

1. 评估

（1）评估幼儿目前是否有遗尿现象，目前的心理精神状况；以往遗尿的时间、次数和遗尿量。

（2）环境干净、整洁、安全，温湿度适宜。

2. 实施

（1）询问家长，幼儿有无疾病导致遗尿。

（2）询问家长，幼儿睡前有无摄入大量饮料、水分及汤类；家庭成员最近相处是否和睦；家中环境是否适合睡眠等。

（3）创造适于幼儿睡眠的环境：准备安静的环境，整洁的床铺，光线及温湿度适宜，尽量减少不良干扰因素。

（4）给幼儿读准备好的睡前读物，播放有助于入睡的音乐，与幼儿聊天，消除幼儿担心、害怕、紧张的情绪。

（5）限制和控制幼儿行为：睡前忌进食、饮水过多，禁饮料；保证幼儿心情平稳与安静。

（6）引导幼儿定时排尿：在日间嘱幼儿尽量延长排尿间隔时间，逐渐由每0.5～1 h 1次延长至 3～4 h 1次，以扩大膀胱容量。也可以让幼儿排尿过程中中断排尿，数1～10下以后再把尿排尽，从而增强膀胱功能。

（7）营造温馨的家庭环境：父母及其他照护者不要在幼儿面前争吵，维持和睦的关系。

（8）及时就医：若通过非医疗手段，幼儿遗尿习惯得不到纠正，应及时就医，查找原因，遵医治疗，照护者积极配合。

（9）整理用物、洗手、记录幼儿照护措施及记录尿床次数、心理状态，睡眠质量。

【注意事项】

（1）和家长沟通，了解幼儿既往情况及心理精神状况，争取理解和配合。

（2）为幼儿创造良好的睡眠环境。

（3）操作过程中要注意安抚幼儿，消除紧张心理。

【实践目的】

熟练掌握幼儿冷水浴的操作流程。

【教学方法】

教师：示范操作、播放教学视频、巡回指导、考核学生。

学生：分组练习。

【准备】

（1）照护者准备：着全套工作服，操作前洗手。

（2）环境准备：干净、整洁、安全、温湿度适宜。

（3）用物准备：水温计、浴盆、大毛巾、喷水壶、热水瓶、杯子（装少量温的糖水）、手消毒剂、签字笔、记录本。

【操作流程】

1. 评估　评估幼儿的身体状况、精神与情绪状态。

2. 实施

（1）浴盆里放好适宜的温水。

（2）给幼儿做热身运动，让其站在盛有温水的浴盆里。

（3）提起冷水壶（水温为28℃左右）冲淋 。

（4）按照上肢—胸背—下肢的顺序操作。

（5）冲淋时不可冲头部，动作要迅速。

（6）口述：淋浴时喷头不宜高过婴幼儿头顶40 cm。

（7）口述冷水浴的适宜选择要点：冷水浴适用于较大的幼儿（2岁左右）；最好从夏季开始，具体的开始时间因人而异。

（8）观察情况：操作过程中密切关注幼儿的情况，若幼儿感觉寒冷、出现寒战应立即停止，擦干身体，给予保暖和室内休息，适当口服温开水或糖水，并随时观察。

（9）整理记录：用大毛巾给幼儿擦干身体，要求擦至皮肤发红。安排幼儿休息，整理用物、洗手，记录幼儿表现和照护措施。

【注意事项】

（1）操作规范，动作熟练。

（2）态度和蔼，动作轻柔，与幼儿沟通有效，取得合作。

（3）安全意识强，操作中保护和关爱幼儿。

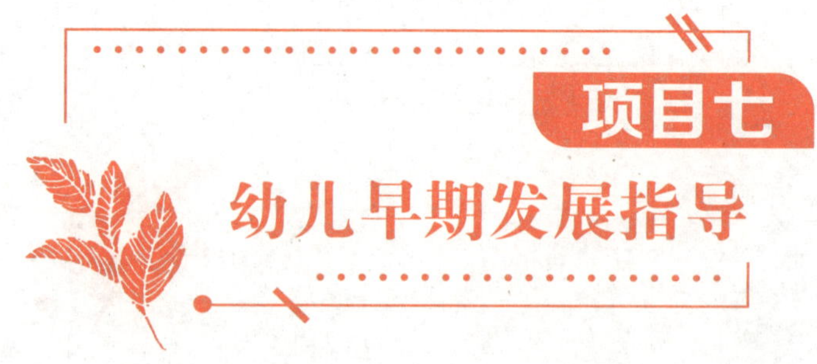

项目七 幼儿早期发展指导

【实践目的】

熟练进行幼儿领域活动（粗大动作、精细动作、认知、语言、社会性领域）设计与实施。

【教学方法】

教师：示范操作、播放教学视频、巡回指导、考核学生。

学生：分组练习。

【准备】

（1）照护者准备：着装整齐，适宜组织活动；普通话标准。

（2）环境准备：干净、整洁、安全、温湿度适宜，创设适宜的活动环境。

（3）用物准备：洗手液、爬行垫、签字笔、A4纸、早教教具（根据领域活动具体而定，要求干净、无毒、无害）。

【操作流程】

1. 评估　评估幼儿情况：①经验准备；②精神状态良好，情绪稳定。

2. 实施

（1）活动设计要求。

①围绕目标组织教学，重点突出。

②教学思路清晰，教学环节包含导入部分、主体部分、结束部分，环节过渡自然，时间分配合理。

③能恰当运用多元化教学方法和手段，采用适宜的指导策略。

④教学语言简洁流畅，用语准确，有启发性和感染力，有利于激发幼儿主动学习的兴趣。

⑤操作时动作规范。

⑥教态自然大方，生动活泼，有亲和力。

⑦活动过程中具有一定的安全意识。

（2）活动评价。

①记录课堂中每个幼儿的表现并进行评估。

②与家长沟通幼儿表现，并进行个别化指导。

（3）整理。整理用物，安排幼儿休息。

【注意事项】

（1）设计的活动方案要趣味性强且符合幼儿年龄特点，使活动能顺利开展。

（2）活动过程中要注意幼儿安全。

（3）能体现认知领域活动的特征，并恰当融合其他领域。

（4）有机整合知识、能力、情感三个维度的发展要求。

表5-7-1为认知领域活动方案。

表5-7-1　认知领域活动方案《交通工具》

活动名称：交通工具　适宜年龄：30～36月龄 适宜场地：室内教室　适宜人数：4名幼儿 领域：认知领域	
活动目标	1. 知识目标：认识水、陆、空三类常见交通工具的特点、前进方式； 2. 能力目标：能根据外观特点判断交通工具的类型，并准确地放到嵌板上；能用海绵刷给交通工具涂色； 3. 情感目标：能积极地参与游戏活动，感受到集体活动的快乐

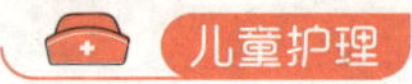

续表

<table>
<tr><td colspan="4">活动名称：交通工具　适宜年龄：30 ~ 36个月
适宜场地：室内教室　适宜人数：4名幼儿
领域：认知领域</td></tr>
<tr><td>活动准备</td><td colspan="3">照护人员准备：着装整齐，禁止佩戴任何首饰，洗净双手
用物准备：动画片《交通工具》、游戏垫、交通卡片、交通嵌板、玩具方向盘、海绵刷、涂色颜料。要求材料均环保、无毒、无害
环境准备：干净，安全，整洁，温湿度适宜
幼儿准备：无须经验准备，精神状况良好，情绪稳定，适宜开展本次活动</td></tr>
<tr><td rowspan="5">活动环境</td><td colspan="3">导入部分：中文问好歌</td></tr>
<tr><td colspan="3">主体部分：3个活动</td></tr>
<tr><td>游戏1
学习交通工具的特点</td><td>游戏2
操作交通嵌板</td><td>游戏3
给交通工具涂色</td></tr>
<tr><td>方案：
1. 依次摆出数张水中/陆地/空中的交通工具卡片，引导小朋友认识水、陆、空三类常见交通工具的共同特点
2. 教师依次使用玩具方向盘、双臂平举做飞机飞行状、模仿划船动作带小朋友走线，使小朋友认识交通工具的前进方式</td><td>方案：
请小朋友排队领交通工具嵌板，按老师指令，将交通工具放置相应的位置上，以判断小朋友是否掌握水、陆、空交通工具的共同特点并进行个别化指导</td><td>方案：
通过观看交通工具的动画片，让幼儿有进一步的认识。
给幼儿交通工具涂色卡，让幼儿自行选择卡片和颜料，用海绵刷进行涂色。
注意强调不能将涂料色颜料放入口中</td></tr>
<tr><td colspan="3">结束部分：再见歌</td></tr>
<tr><td>与家长沟通</td><td colspan="3">1. 幼儿情况，个别化指导。
2. 延伸活动与指导：指导幼儿认识更多的交通工具及其特点，并指导交通规则</td></tr>
<tr><td colspan="4">整理用物、洗手</td></tr>
<tr><td colspan="4">记录课堂中每个幼儿的表现并进行评估</td></tr>
</table>

模块六 儿科常用护理技术

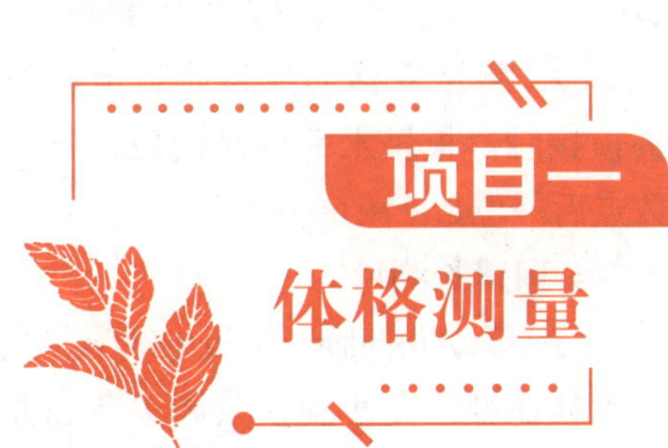

项目一 体格测量

【实践目的】

（1）熟悉儿童生长发育的规律。

（2）掌握儿童常用生长发育指标的测量方法计算方法及正常值，通过分析测量结果，正确评价儿童生长发育状况。

【教学方法】

教师：示范操作、播放教学视频、巡回指导、考核学生。

学生：分组练习。

【准备】

（1）环境准备：保持适宜的环境温度（26～28℃），室内安静。

（2）物品准备：磅秤、身高计、软尺、坐高计等。

（3）护士准备：着装整洁、操作前剪指甲、洗手、戴口罩。了解婴儿年龄、基本情况，选择恰当的测量方式。

【操作流程】

1. 体重测量

（1）测量前校正调零磅秤。

（2）让儿童脱鞋，只穿轻便衣物，衣物不便脱去时应减去衣服重量。

（3）准确读数。采用盘式杠杆秤测量时，将小婴儿小心放置在测量盘上，电子秤直接读数，机械秤记录读数到10 g；采用坐式杠杆秤测量时，让儿童坐于杠杆秤座椅上，机械秤记录读数到50 g；采用站式杠杆秤测量时，请儿童站到磅秤上，机械秤记录读数到100 g。

2. 身长测量

（1）婴幼儿脱帽、鞋、袜及外衣，仰卧于量板中线上。

（2）助手将婴幼儿头扶正，使其头顶接触头板。

（3）测量者一手按直婴幼儿膝部，使下肢伸直，一手移动足板使其紧贴婴幼儿两侧足底并与底板相互垂直，当量板两侧数字相等时读数，记录至小数点后一位数（图6-1-1）。

3. 身高测量

（1）儿童脱鞋、帽，直立，背靠身高计的立柱或墙壁，两眼正视前方，挺胸抬头，腹微收，两臂自然下垂，手指并拢，脚跟靠拢，脚尖分开约60°，使两足后跟、臀部、肩胛间和头部同时接触立柱或墙壁。

（2）测量者移动身高计头顶板与儿童头顶接触，板呈水平位时读数，记录至小数点后一位数（图6-1-2）。

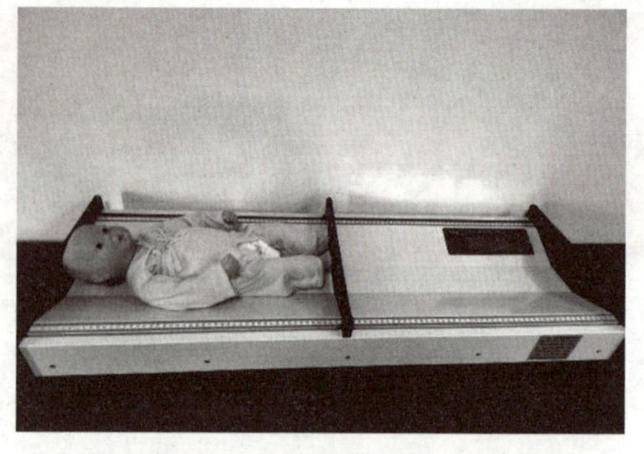

图6-1-1　适用于3岁以下婴幼儿测量体重、身长

4. 顶臀长测量

（1）婴幼儿仰卧于量板中线上，测量者一手握住婴幼儿小腿使其膝关节屈曲，骶骨紧贴底板，大腿与底板垂直，一手移动足板紧压臀部。

（2）量板两侧刻度相等时读数，记录至小数点后一位数。

5. 坐高测量

（1）儿童坐于坐高计凳上，骶部紧靠量板再挺身坐直，大腿靠拢紧贴凳面与躯干呈直角，膝关节屈曲呈直角，两脚平放于地面。

（2）测量者移动下头板与头顶接触，板呈水平位时读数，记录至小数点后一位数。

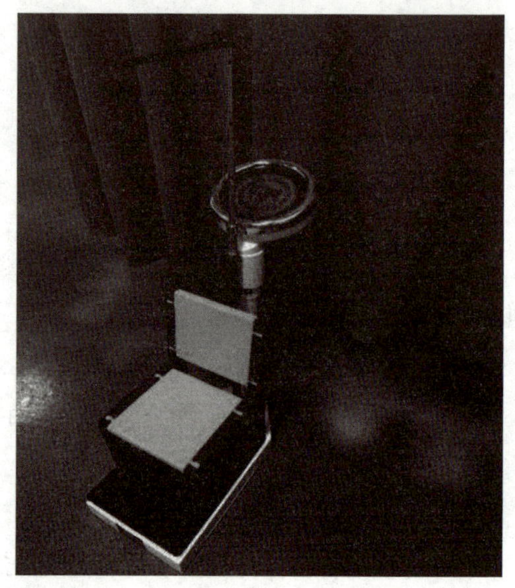

图6-1-2　适用于3岁以上儿童测体重、身高和坐高

6. 头围测量

（1）婴幼儿取立位或坐位。

（2）测量者左手拇指将软尺0点固定于婴幼儿头部右侧眉弓上缘。

（3）左手中、示指固定软尺与枕骨粗隆，手掌稳定婴幼儿头部；右手使软尺紧贴头皮（头发过多或有小辫者应将其拨开）绕枕骨结节最高点及左侧眉弓上缘回至0点读数，记录至小数点后一位数。

7. 胸围测量

（1）儿童可取卧位或立位，两手自然平放或下垂。

（2）测量者一手将软尺0点固定于儿童一侧乳头下缘（乳腺已发育的女孩，固定于胸骨中线第4肋间），一手将软尺紧贴皮肤，经背部两侧肩胛骨下缘回至0点。

（3）取平静呼吸时的中间读数，或吸、呼气时的平均数，记录至小数点后一位数。

【注意事项】

（1）测量体重时儿童不可接触其他物体或晃动，并注意保护儿童防止跌倒。

（2）一般3岁以下婴幼儿测身长，3岁以上儿童测身高。

（3）一般3岁以下婴幼儿测顶臀长，3岁以上儿童测坐高。

（4）3岁以上儿童测量胸围取立位。

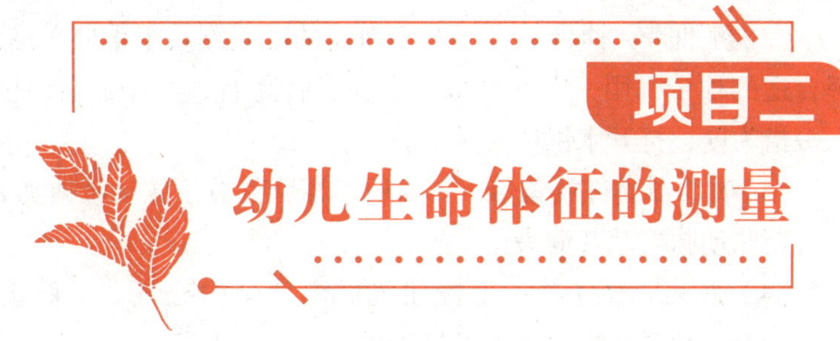

项目二 幼儿生命体征的测量

【实践目的】

具备生命体征测量的操作技能和相关知识。

【教学方法】

教师：示范操作、播放教学视频、巡回指导、考核学生。

学生：分组练习。

【准备】

（1）环境准备：保持适宜的环境温度（26～28℃），保持安静。

（2）物品准备：幼儿仿真模型、体温计、弯盘、纱布、消毒液纱布（棉球）、手消毒剂、有秒针的表、血压计、听诊器、笔、记录本等。

（3）护士准备：着全套工作服、操作前剪指甲、洗手。评估患儿目前年龄、性别、病情及治疗情况，操作前30 min有无剧烈活动和情绪波动，哭闹等影响测量结果的因素。

【操作流程】

1. 测量体温

（1）再次核对，取准确体位。向患儿及家属说明注意事项，解开衣扣，擦干腋下。

（2）正确指导：将体温计水银端置腋窝深处紧贴皮肤，指导/协助患儿屈臂过胸夹紧。

（3）测量时间：10 min后取出，检测读数。

（4）读数及记录：读数准确、记录及时。

2. 测量脉搏

（1）再次核对，取准确体位：协助患者采取舒适的姿势，手臂轻松放置于床上或桌面。

（2）正确测量：将患儿手臂上抬，用食指、中指、无名指的指腹按压肱动脉，力度适中，以能感受到脉搏波动为宜，平放于测量处测试30 s，如有异常可测量1 min。

3. 测量呼吸

（1）有效沟通，患儿放松：将手仍按在肱动脉处，观察患者胸或腹部起伏。

（2）测量正确：数30 s乘以2。

（3）异常呼吸测量：如有异常数1 min气息微弱或不易观察者用少许棉花，观察棉花吹动次数。

（4）正确记录：呼吸记录为次/分，脉搏记录为次/分。

4. 测量血压

（1）核对、解释，取合适体位：临床上儿童常取坐位，婴幼儿取仰卧位，露出手臂至肩部，伸直肘部，手掌向上，放平血压计，使血压计水银柱的零刻度和肱动脉、心脏处于同一水平面。

（2）缠袖带：袖带的大小对于血压的准确测量很重要。通常根据被测儿童的上臂大小选择合适的袖带，用一次性袖带垫巾缠于肘窝上2～3 cm，在垫巾上缠绕好袖带，松紧以能放入一指为度，打开水银槽开关。

（3）听诊器胸件放置恰当：将听诊器胸件放于肱动脉搏动处，轻轻加压固定，关闭气门，打气至肱动脉搏动音消失。

（4）加压与放气：一手握住气球向袖带内充气，至肱动脉搏动音消失，再升高20～30 mmHg，然后慢慢放气（以每秒4 mmHg 的速度）。

（5）血压读数准确：准确测量收缩压、舒张压的数值。

（6）正确记录：血压记录为收缩压/舒张压。

（7）物品初步处理：关闭血压计，将一次性垫巾放入医用垃圾袋中。

（8）整理床单位：取舒适体位。

（9）告知患儿及家长测量结果，健康教育到位。

（10）按要求分类处理用物，洗手，取口罩。

【注意事项】

1. 测量体温

（1）测量体温前应清点体温计数量，并检查有无破损。定期检查体温计的准确性。

（2）婴幼儿、精神异常、昏迷、口腔疾患、口鼻手术、张口呼吸者禁忌口温测量。腋下有创伤、手术、腋下出汗较多者，肩关节受伤或消瘦夹不紧体温计者禁忌腋温测量。直肠或肛门手术、腹泻、禁忌肛温测量；心肌梗死患儿不宜测肛温，以免刺激肛门引起迷走神经反射，导致心动过缓。

（3）婴幼儿、危重患儿、躁动患儿，应设专人守护，防止意外。

（4）测口温时，若患儿不慎咬破汞温度计，首先应及时清除口腔内玻璃碎屑，以免损伤唇、舌、口腔、食管、胃肠黏膜，再口服蛋清或牛奶，以延缓汞的吸收。

（5）发现体温和病情不符时，要查找原因，予以复测。

2. 测量脉搏：

（1）勿用拇指诊脉，因拇指小动脉的搏动较强，易与患儿的脉搏相混淆。

（2）异常脉搏应测量1 min；脉搏细弱难以触诊应测心尖搏动1 min。

3. 测量呼吸：

（1）呼吸受意识控制，因此测量呼吸前不必解释，在测量过程中不使患儿察觉，以免紧张，影响测量的准确性。

（2）危重患儿呼吸微弱，可用少许棉花置于患儿鼻孔前，观察棉花被吹动的次数，计时1 min。

4. 测量血压：

（1）测量前，检查血压计：玻璃管无裂损，刻度清晰，加压气球和橡胶管无老化、不漏气。袖带宽窄合适，水银充足、无断裂；检查听诊器：橡胶管无老化、衔接紧密，听诊器传导正常。

（2）对需持续观察血压者，应做到“四定”，即定时间、定体位、定部位、定血压计，有助于测定的准确性和对照的可比性。

（3）发现血压听不清或异常，应重测。重测时，待水银柱降至“0”点，稍等片刻后再测量。必要时作双侧对照。

（4）注意测压装置（血压计、听诊器）、测量者、受检者、测量环境等因素引起血压测量的误差，以保证测量血压的准确性。

（5）对血压测量的要求：应相隔1～2 min重复测量，取2次读数的平均值记录。如果收缩压或舒张压的2次读数相差5 mmHg以上，应再次测量，取3次读数的平均值记录。首次时要测量两上臂血压，以后通常测量较高读数一侧的上臂血压。

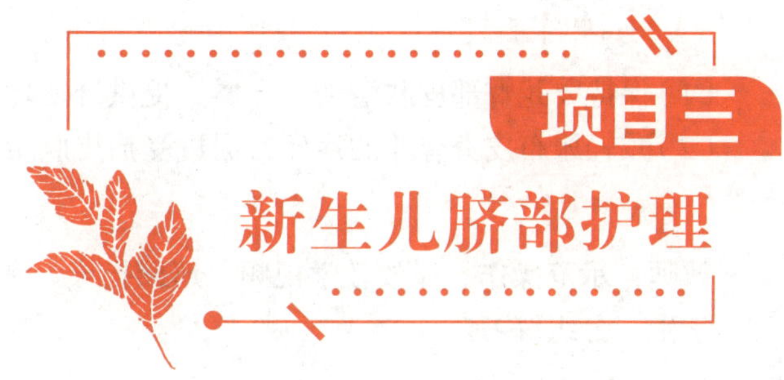

项目三 新生儿脐部护理

【实践目的】

保持新生儿脐部清洁，预防脐炎发生。

【教学方法】

教师：示范操作、播放教学视频、巡回指导、考核学生。

学生：分组练习。

【准备】

（1）环境准备：病室温度适宜（26～28℃），关闭门窗，避免对流风。

（2）物品准备：治疗盘、75%乙醇、无菌棉签、护脐用品、弯盘。

（3）护士准备：衣帽整洁，戴口罩，洗净双手；于新生儿沐浴或换尿布后操作。评估新生儿精神状态，体温，脐部有无红肿、炎性渗出等。

【操作流程】

（1）携治疗卡至床旁，与家属核对新生儿信息（床号、姓名、性别、住院号），做好解释，推新生儿至治疗室。

（2）打开新生儿襁褓，暴露脐部，并注意保暖。

（3）观察新生儿脐部。将脐带上的棉线轻轻牵拉抬起，用75%乙醇环形消毒脐带根部及断端2～3次，再用棉签擦干。

（4）用护脐用品包扎脐部。

（5）为新生儿穿好衣物。将新生儿推至母亲身旁，并核对手圈、胸牌、母亲床号、姓名、住院号。向家属交代注意事项。

（6）洗手，处理用物，做好记录。

【注意事项】

（1）护士操作前注意手的卫生，防止感染脐部。

（2）操作时动作熟练，避免操作时间过长使新生儿受凉。

（3）要指导家长学会护理脐部。

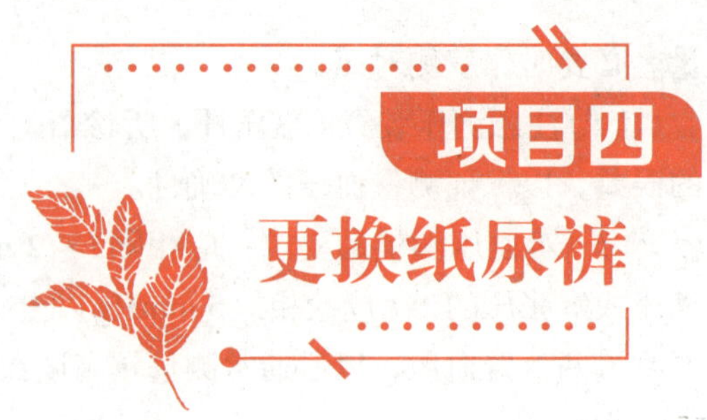

项目四 更换纸尿裤

【实践目的】

（1）保持婴儿臀部皮肤清洁、干燥，提供舒适环境，预防尿布皮炎的发生。

（2）减轻尿布皮炎患儿的疼痛，促进受损皮肤康复。

【教学方法】

教师：示范操作、播放教学视频、巡回指导、考核学生。

学生：分组练习。

【准备】

（1）环境准备：病室温度适宜（26～28℃），关闭门窗，避免对流风。

（2）物品准备：纸尿裤、纸尿裤桶、小盆、温水、软毛巾、护臀霜（根据需要备鞣酸软膏或其他治疗药物）、消毒植物油、无菌棉签等。

（3）护士准备：衣帽整洁，戴口罩，洗净双手；观察患儿臀部皮肤情况。

【操作流程】

（1）携用物至床旁，核对患儿信息，拉下床栏，准备好纸尿裤，备用。

（2）揭开盖被，松解污湿的纸尿裤，一手握住患儿双脚轻轻提起，露出臀部；如有大便，观察大便性质（必要时留取标本送检），另一手用原纸尿裤清洁处由前向后轻轻擦净会阴部及臀部，并以此盖上污湿部分置于臀部下面。

（3）用蘸温水的小毛巾从前向后洗净会阴、臀部，注意洗净皮肤的皱褶部位，并用软毛巾将水吸干。

（4）用一手轻轻提起患儿双足，使臀部略抬高，另一手取下污湿的纸尿裤，将污湿部分向内卷折后放入纸尿裤桶内。

（5）将预防或治疗尿布皮炎的软膏或治疗药物涂于患儿臀部。

（6）将清洁的一次性纸尿裤垫于患儿腰下，放下双足，将纸尿裤前部折到患儿腹部给予固定，用食指轻划患儿腿部的纸尿裤，让其纸尿裤包裹患儿的臀部，松紧适宜，拉平衣服，盖好被子整理床单。

（7）清理用物，根据需要称重纸尿裤，洗手，做好记录。

【注意事项】

（1）每次更换纸尿裤前需用肥皂和清水洗手，避免手中细菌污染纸尿裤。用物携带齐全，避免操作中离开患儿。

（2）选择纸尿裤：柔软、透气、吸水性强，以增进患儿的舒适度。

（3）更换纸尿裤时注意保暖，动作轻柔，避免暴露时间过长。

（4）纸尿裤为一次性卫生用品，不要超时使用，以防渗漏或产生尿布皮炎。

（5）使用纸尿裤时，若发现过敏现象，应立即停止使用。

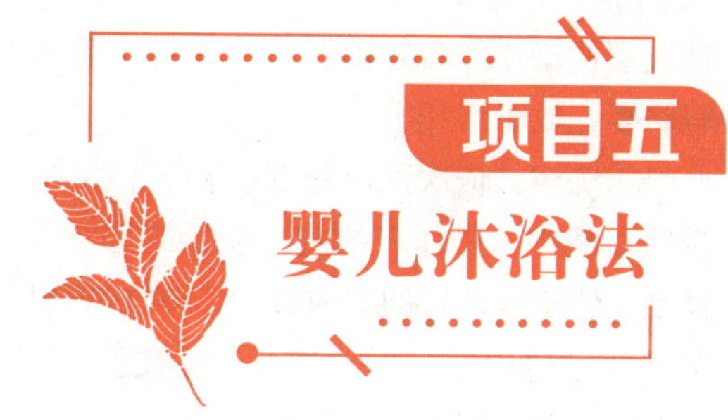

项目五 婴儿沐浴法

【实践目的】

（1）清洁皮肤，使患儿感到舒适。

（2）帮助患儿活动肢体和肌肉，促进血液循环，增强皮肤排泄及散热功能。

（3）有助于观察患儿全身情况，尤其是皮肤的情况。

【教学方法】

教师：示范操作、播放教学视频、巡回指导、考核学生。

学生：分组练习。

【准备】

（1）环境准备：浴室内安静，关闭门窗、屏风遮挡，室温26～28℃。

（2）物品准备：浴盆、体温计、水温计、热水、婴儿洗发液、婴儿沐浴液、大毛巾、小面巾、浴巾、衣服、纸尿裤、护理弯盘内放石蜡油、护臀霜（或鞣酸软膏）、消毒植物油、75%乙醇、指甲剪、棉签及皮肤护理用物等，必要时备磅秤。

（3）护士准备：衣帽整洁，戴口罩，洗净双手；于患儿喂奶前或喂奶后1 h操作。了解患儿诊断、病情、体温、全身皮肤的情况。

【操作流程】

（1）携用物至沐浴室，按使用顺序摆好，系上围裙。摆放一条大毛巾于浴托上，以免洗浴时婴儿滑入洗浴盆内。调节水温至37～39℃上。如患儿体温发热，水温比体温低1℃。

（2）与家长核对婴儿腕带信息，包括姓名、性别、住院号。抱婴儿至沐浴处，松解衣服，检查全身情况。脱去衣服，保留纸尿裤（若污湿时更换纸尿裤，依需要测体重），用大毛巾包裹婴儿全身。

（3）面部擦洗：用小毛巾的不同部位依次擦洗双眼（内眦→外眦）→前额→面颊→下颌→耳部。注意擦洗耳后皮肤，用棉签清洁鼻孔。

（4）头部洗浴：抱起婴儿，左手托住枕部，左手拇指和中指分别将双耳廓向前反折，遮盖外耳道口，以防止水流入耳内。左臂及腋下夹住婴儿躯干及下肢，右手将沐浴液涂于头部进行洗浴，洗浴完毕用清水冲净，用大毛巾吸干头发（图6-5-1）。

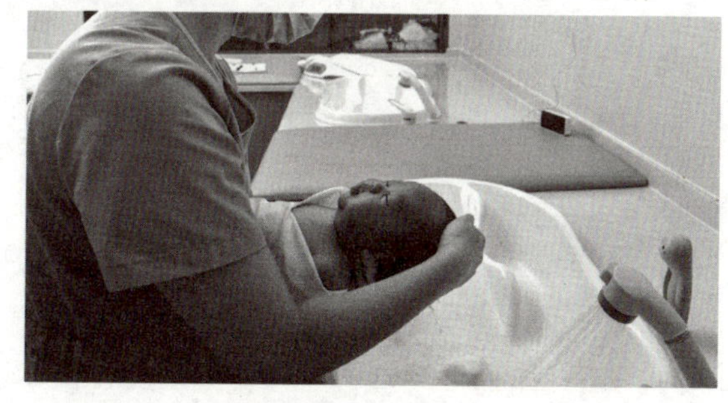

图6-5-1 婴儿洗头法

（5）身体洗浴。

①入盆：去除包被、纸尿裤。测试水温，温热浴托。操作者左手握住婴儿左臂靠近肩处，

使其颈枕于操作者左前臂，再以右前臂托住婴儿左腿，右手握住婴儿左腿靠近腹股沟处，轻轻将婴儿放于浴托上。

②洗浴：依次洗浴颈部、胸部、腹部、腋下、上肢及手、会阴、下肢，边洗边冲净。在洗浴过程中，操作者的左手应始终握牢婴儿左肩处。洗背部及臀部时，左、右手交接婴儿，使婴儿俯于操作者的右前臂上，依次洗浴后颈部、背部、臀部。女婴自上而下轻轻清洗阴唇；男婴洗净包皮处污垢。注意观察皮肤情况，洗净皮肤皱褶处，如颈部、腋下、腹股沟、手（足）指（趾）缝等。

（6）沐浴后护理。

①洗浴完毕将婴儿抱回浴巾上，迅速用浴巾包裹并吸干全身的水渍。

②脐部护理：脐带未脱落时用75%乙醇消毒脐带残端和脐周。

③皮肤和臀部护理：在皮肤皱褶处扑少许爽身粉，必要时臀部涂抹护臀霜，穿好纸尿裤，穿上清洁衣裤。检查指甲及腕带，视情况修剪指甲，裹好小毛毯。

④鼻、耳护理：用消毒棉签吸净外鼻孔及外耳道可能残存的水渍。

（7）再次与家长核对手腕带信息，体位安置妥当，送回婴儿。告知家属喂奶后将婴儿头偏向一侧，以防呛奶。

（8）整理用物，洗手并记录。

【注意事项】

（1）沐浴应在婴儿进食后1 h进行，以免发生呕吐或溢奶。头皮痂不得用力清洗，可用液体石蜡浸润后清洗，切不可用力擦拭，以免出血。

（2）动作轻稳，不可将婴儿单独留在操作台上防止坠落；注意保暖，减少暴露时间；注意水温，防止烫伤。

（3）沐浴过程中，注意观察婴儿面色、呼吸，如有异常应立即停止操作；注意洗净皮肤皱褶处，并轻轻吸干水分。

（4）脐带残端未脱落时，应使用脐带贴保护，避免脐部被水浸湿。

（5）清洗会阴部及臀部时，将女婴阴唇分开，用棉签蘸清水由前至后轻轻擦拭，如为男婴，则向上提拉包皮，暴露尿道外口，用棉签蘸清水环形擦洗干净后将包皮恢复原状。有尿布皮炎时可用鱼肝油（或氧化锌软膏）涂擦局部。

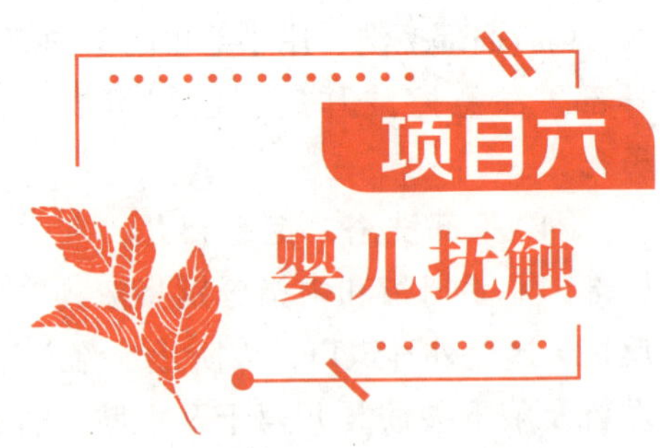

项目六 婴儿抚触

【实践目的】

促进婴儿与父母的情感交流，促进神经系统的发育，提高免疫力，加快食物的消化和吸收，减少婴儿哭闹，增加睡眠。

【教学方法】

教师：示范操作、播放教学视频、巡回指导、考核学生。

学生：分组练习。

【准备】

（1）环境准备：调节室温至26～28℃，关闭门窗，避免对流风，播放舒缓的音乐。

（2）物品准备：平整的操作台、温度计、润肤油、干毛巾、婴儿尿布及衣服、包被。

（3）护士准备：穿着全套工作服、操作前剪指甲、洗手、戴口罩。于患儿沐浴后进行为宜；评估患儿精神状态，皮肤完整情况、体温情况等。

【操作流程】

（1）核对患儿信息，解开婴儿包被和衣服。

（2）将适量润肤油倒在手中，揉搓双手温暖后进行抚触。

（3）进行抚触动作，动作开始要轻柔，慢慢增加力度，每个动作重复4～6次。抚触的步骤：头面部→胸部→腹部→上肢→下肢→背部。

①头部抚触。

a. 两拇指指腹从眉间滑向两侧至太阳穴，并轻压数秒。

b. 两拇指从下颌部中央向两侧向上滑动呈微笑状。

c. 一手轻托婴儿头部，另一手指腹从婴儿一侧前额发际抚向枕后，避开囟门，中指停在耳后乳突部轻压数秒，同法抚触另一侧。

②胸部抚触：两手掌分别从胸部的外下方，靠近两侧肋下缘处向对侧外上方滑动至婴儿肩部，交替进行。

③腹部抚触：双手指腹交替从婴儿右下腹部开始，按顺时针方向抚触至左下腹部，避开脐部和膀胱。

④四肢抚触。

a. 两手呈半圆形交替握住婴儿的上臂向腕部滑行，在滑行过程中，从近端向远端依次挤捏上肢。

b. 用拇指在手掌心进行画圈样抚触。

c. 从手指两侧轻轻提拉每个手指；同法依次抚触婴儿的对侧上肢和双下肢。

⑤背部抚触：使婴儿呈俯卧位，以脊柱为中线，两手掌分别于脊柱两侧由中央向两侧滑行，从背部上端开始逐渐下移到臀部，最后由头顶沿脊椎抚触至臀部。

（4）帮助婴儿活动各关节，伸展四肢。

（5）包好尿布、用干毛巾擦除润肤油、穿衣。

（6）清理用物、洗手并记录。

【注意事项】

（1）根据婴儿状态决定抚触时间，避免在饥饿和进食后1 h内进行，最好在婴儿沐浴后进行，时间10～15 min。

（2）注意用力适当，避免过轻或过重。头部按摩应避开囟门，胸部按摩应避开乳头，腹部按摩应避开脐部。抚触过程中注意观察婴儿的反应，如果出现体温下降、哭闹、肌张力提高、兴奋性增加、肤色改变等，应暂停抚触，反应持续1 min以上应停止抚触。

（3）抚触时保持环境安静，光线柔和，可以播放音乐，注意与婴儿进行语言和目光的交流。

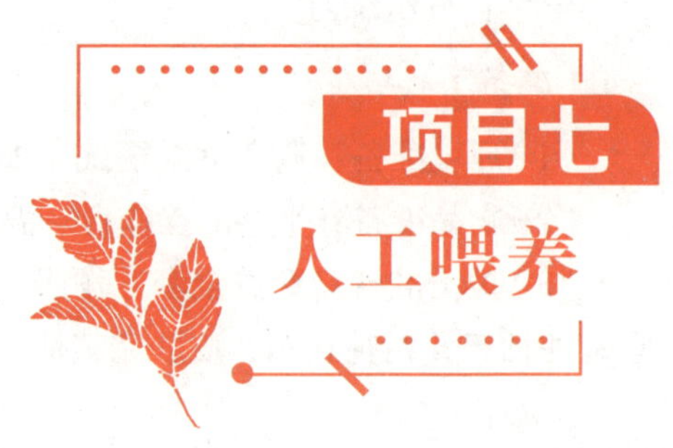

项目七 人工喂养

【实践目的】

（1）熟悉儿童物质代谢的特点及营养需要。

（2）掌握婴幼儿喂养方法及热量计算。

（3）掌握食物转换的原则及方法。

【教学方法】

教师：示范操作、播放教学视频、巡回指导、考核学生。

学生：分组练习。

1. 鼻饲喂养

【目的】

经口不能摄取食物的患儿，可通过胃管灌注流质食物、水分和药物，以维持患儿营养和治疗的需要。

【准备】

（1）环境准备：保持适宜的环境温度（26～28℃）。

（2）物品准备：弯盘、纱布2块、棉签、一次性药碗、等渗氯化钠注射液250 mL×1瓶、20 mL注射器、别针、胶布、胃管、听诊器、记号笔、一次性手套、治疗巾、手电筒、标示贴；牛奶或药物、温开水。

（3）护士准备：穿着全套工作服、操作前洗手、戴口罩。评估患儿病情、鼻饲史、饮食过敏史、鼻腔情况等。

【操作流程】

（1）至患儿床前，核对、解释。

（2）安置患儿，平卧，头侧向一侧。

（3）检查患儿鼻腔是否有畸形破损、息肉等，清洁鼻孔、准备胶布。

（4）颌下铺治疗巾、弯盘置口角旁。

（5）戴手套；测量胃管长度并做好标记，插入深度可为前额发际—剑突或鼻尖—耳垂—剑突。

（6）用生理盐水溶液润滑胃管前段，插胃管。

（7）检查胃管在胃内后固定胃管，并在胶布外缘用红色记号笔做好标记。在胃管的末端贴上标示贴，注明插管的日期、时间并签名。

（8）试温。

（9）全部食物或药物鼻饲完成后，再注入少量温水。

（10）鼻饲完毕后，将胃管开口反折，包好夹紧，放于枕边。

（11）记录药物或鼻饲流质的名称、液量及鼻饲时间。

【注意事项】

（1）每次鼻饲前都需要确认胃管在胃内，方可进行鼻饲。

（2）每次注入食物时速度应慢，以免引起患儿不适，造成对胃部的损伤。

2. 奶瓶喂养

【目的】

保证营养及水分的摄入。

【准备】

（1）环境准备：保持适宜的环境温度。

（2）物品准备：温好的牛奶、奶瓶、清洁的乳头套、小毛巾。

（3）护士准备：着全套工作服、操作前洗手、戴口罩。评估患儿病情、吸吮和吞咽能力。

【操作步骤】

（1）核对床号、姓名；牛奶的种类、量及时间。

（2）选择合适的乳头套套于奶瓶口。

（3）斜抱患儿，患儿头部枕于喂奶者肘窝处，呈头高足低位。

（4）小毛巾围于患儿颈部。

（5）再次检查奶嘴孔的大小是否合适。

（6）右手将奶瓶倾斜，奶嘴头内充满乳液，滴1～2滴奶液于手腕内侧试温。

（7）喂奶。

（8）喂奶后用毛巾一角轻擦患儿口角旁的乳汁。

（9）竖抱患儿，将患儿头部靠于喂奶者肩部，轻拍患儿的背部，排出胃内的空气。

（10）患儿右侧卧位并抬高床头30°，喂奶后半小时内勤巡回。

【注意事项】

（1）根据患儿年龄选用适合大小的奶嘴。

（2）喂哺前应测试奶液的温度。

（3）喂哺时持奶瓶呈斜位，使奶嘴及奶瓶的前半部充满奶汁，避免婴儿在吸奶的同时吸入空气。

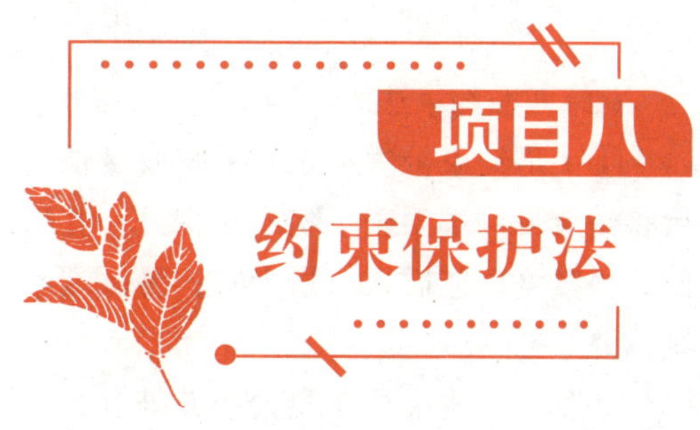

项目八 约束保护法

【实践目的】

（1）限制患儿活动，便于治疗及护理操作的顺利进行。

（2）保护躁动不安或神志不清的患儿的安全，防止发生意外事故。

【教学方法】

教师：示范操作、播放教学视频、巡回指导、考核学生。

学生：分组练习。

【准备】

（1）环境准备：室内整洁安静，温湿度适宜，光线充足。

（2）物品准备：

根据患儿的约束部位，选择合适的约束器具。

①全身约束法。凡能包裹患儿全身的物品皆可使用，如大单、浴巾、大毛巾、童毡、宽布绑带等。

②四肢约束法。手足约束带、棉垫、绷带等。

（3）护士准备：衣帽整洁，戴口罩，洗净双手；了解患儿的病情、约束的目的及家长的心理，做好解释说服工作，尽量取得理解和合作，注意避免引起患儿情绪不安。

【操作流程】

（1）全身约束法。

①将大毛巾（或毛毯）折叠成能盖住患儿肩部至踝部的宽度。

②放置患儿平卧于大毛巾中间，将靠近操作者一侧的大毛巾紧裹患儿同侧上肢、躯干和双下肢，至对侧腋窝处，将大毛巾整齐地压于患儿后背（图6-8-1 a）。

③再用同法将另一侧包裹好，将大毛巾剩余部分塞于近侧肩身下（图6-8-1 b、图6-8-1 c）。

④如患儿躁动明显，可用宽布绑带围绕双臂打活结系好。

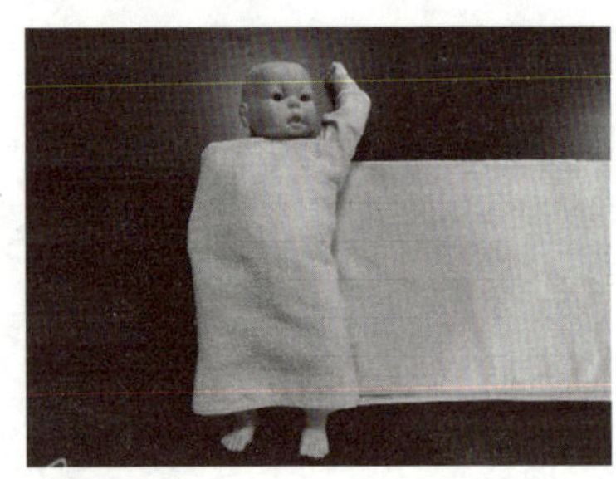

a

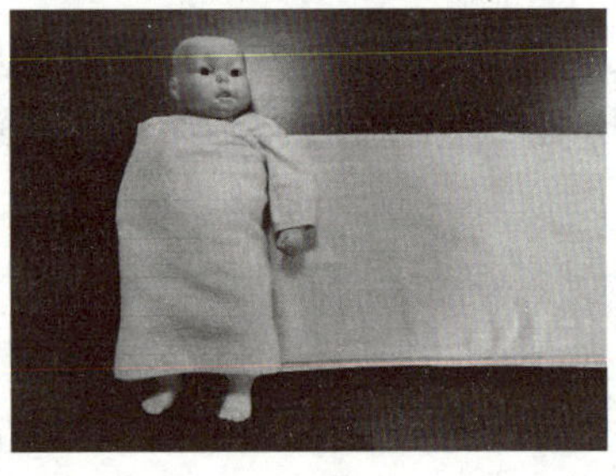

b

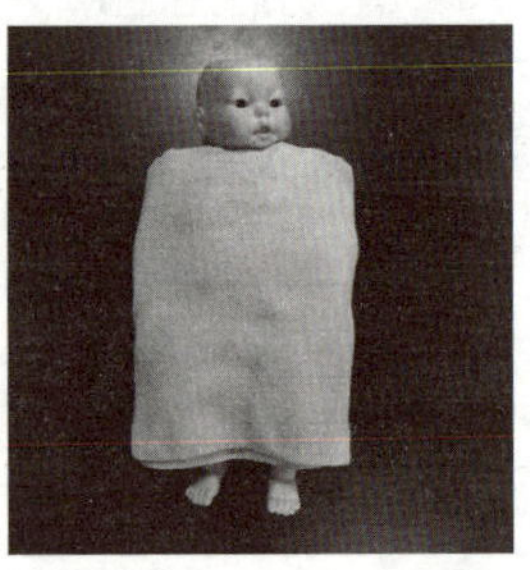

c

图6-8-1　全身约束法

（2）四肢约束法。

①手足约束带法：先在手腕或足踝处垫棉垫，然后将约束带一端系于手腕或足踝处，并打结在棉垫外侧，松紧度以能插入一指为宜；另一端系于床的主体结构处（图6-8-2）。

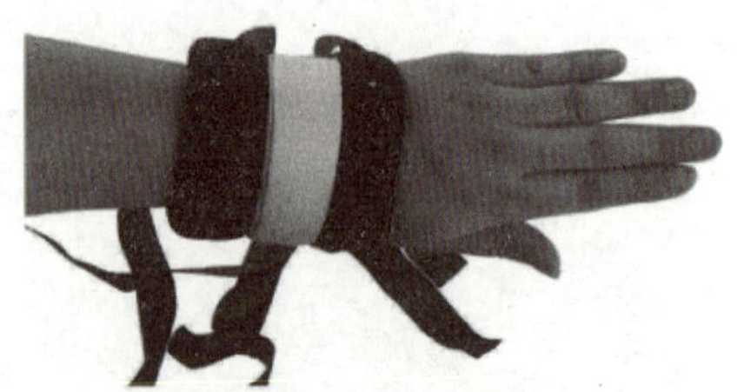

图6-8-2　手足约束法

②肘关节约束法：脱去患儿外衣，拉平内衣，将约束带放于肘部，开口与腕横纹平齐。包裹好肘关节

部位，并将带子系好。

③手套约束法：为避免患儿抓伤伤口或自身皮肤，给患儿戴并指手套，起保护作用。

④夹板约束法：为保证患儿四肢静脉输液的顺利进行，在患儿输液的肢体下放置一衬有棉垫的小夹板，其长度应超过关节部位，以绷带固定并绑在床挡上。

（3）沙袋约束法。

根据固定约束部位的不同，来决定沙袋放置的位置。

①头部固定：将两个沙袋呈“人”字形放在患儿头部两侧，防止其头部移动。

②体位固定：患儿需侧卧时，为防止患儿翻身，可将沙袋放于患儿背后。

【注意事项】

（1）约束前了解患儿的病情，向家长解释约束的目的，做好说服工作，尽量取得理解和配合，并签署约束具使用知情同意书。

（2）约束应松紧适宜。约束期间，每小时巡视一次，注意观察患儿的皮肤颜色、温度，掌握血液循环情况。

（3）保持患儿姿势舒适，如长时间约束，每2 h进行一次松懈和放松，并经常改变患儿的姿势，减少疲劳。必要时局部按摩，以促进血液循环。

（4）完整记录约束具使用观察表，做好交接班工作。

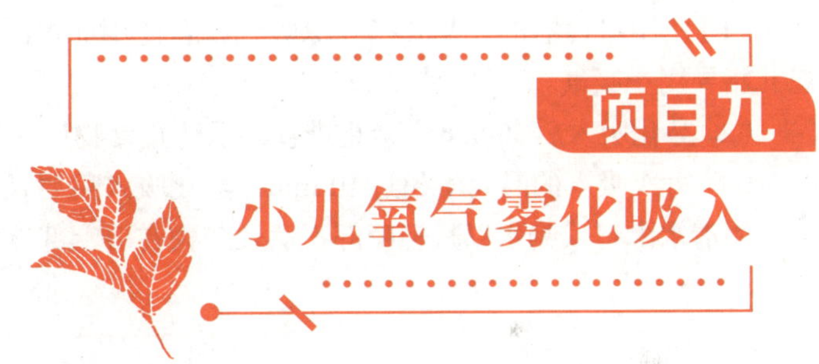

项目九 小儿氧气雾化吸入

【实践目的】

（1）治疗患儿呼吸道感染，消除炎症，减轻咳嗽，稀释痰液，帮助祛痰。

（2）改善通气功能，解除支气管痉挛，保持呼吸道通畅。

（3）常用于心、胸部手术前后预防呼吸道感染。

【教学方法】

教师：示范操作、播放教学视频、巡回指导、考核学生。

学生：分组练习。

【准备】

（1）环境准备：室内整洁安静，温湿度适宜，光线充足。

（2）物品准备：治疗盘、雾化器1个、氧气流量表、治疗巾、毛巾、根据医嘱备药、一次性注射器、速干手消毒剂。

（3）护士准备：衣帽整洁，洗手，戴口罩，备物；评估患儿的进食时间及肺部痰液情况。向患儿家长或较大年龄的患儿讲解雾化吸入的目的、方法、药物的作用、不良反应及注意事项，取得患儿及家长配合，指导家长为患儿及时更换尿不湿或协助年龄较大患儿在操作前排便；根据患儿的年龄、配合程度选择口含器或面罩。

【操作流程】

（1）护士检查用物的质量及有效期，按照医嘱正确配制雾化药液，备齐用物携至患儿床边。

（2）核对患儿信息，检查喷雾器装置是否完好，安装口含器或面罩，正确连接雾化装置，将药液注入储药瓶内。

（3）将流量表装于中心供氧设备带上，调节氧气流量为4～6 L/min。重症肺炎的患儿在原有氧流量的基础上，相应提高氧流量1～2 L/min，在进行雾化治疗时，可应用间歇雾化法，即一次雾化分为2～3次完成。

（4）协助患儿取舒适体位，开始进行雾化吸入治疗。如雾化吸入时，患儿出现咳嗽、气促，可暂停雾化，给予拍背、吸痰、给氧等处理，待缓解后视患儿病情允许再行雾化吸入治疗。

（5）治疗结束，移去雾化器，关闭氧气。

（6）协助患儿洗脸、漱口或擦洗口鼻，取舒适体位。协助及指导家属为患儿进行有效的拍背，告知患儿家属雾化吸入后的注意事项。重症患儿必要时吸痰。

（7）整理物品，雾化器消毒处理，洗手，取口罩，记录。

【注意事项】

（1）使用口含器的患儿要指导深吸气；若使用面罩的患儿，面罩要完全罩住口鼻，年长患儿指导用鼻吸气。

（2）雾化吸入后30 min内禁止进食，以防止食物反流导致呛咳和窒息。

（3）每次吸入的时间不超过10 min，雾化吸入后要及时洗脸以减少面部皮肤对药物的吸收，用清水漱口或喝水以减轻咽部不适及药物在口咽部停留而造成白色念珠菌感染。

项目十 头皮静脉输液法

【实践目的】

（1）使药物快速进入体内，治疗疾病。

（2）补充液体、营养，维持体内水、电解质平衡。

【教学方法】

教师：示范操作、播放教学视频、巡回指导、考核学生。

学生：分组练习。

【准备】

（1）环境准备：光线明亮，保持适宜的环境温度（26～28℃），保持安静。

（2）物品准备：治疗盘、输液器、液体及药物、头皮针、消毒液、棉签、弯盘、无菌敷贴、治疗巾，根据需要备剃刀和纱布。

（3）护士准备：穿着全套工作服、操作前剪指甲、洗手、戴口罩。了解用药情况和头皮静脉情况，协助排尿或更换尿布。

【操作流程】

（1）检查药液、输液器，按医嘱加入药物，连接输液器，关闭调节器。

（2）携用物至床旁，核对患儿信息，查对药液，将输液瓶挂于输液架上，排尽空气，备好胶布。

（3）将枕头放于床沿，枕上铺治疗巾，协助患儿取舒适卧位，头枕于枕上，必要时用全身约束法约束患儿。如两人操作，则一人固定患儿头部，另一人立于患儿头端便于操作。

（4）选择头皮静脉，常选用额上静脉、颞浅静脉及耳后静脉（图6-10-1），根据需要剃去穿刺部位的毛发。

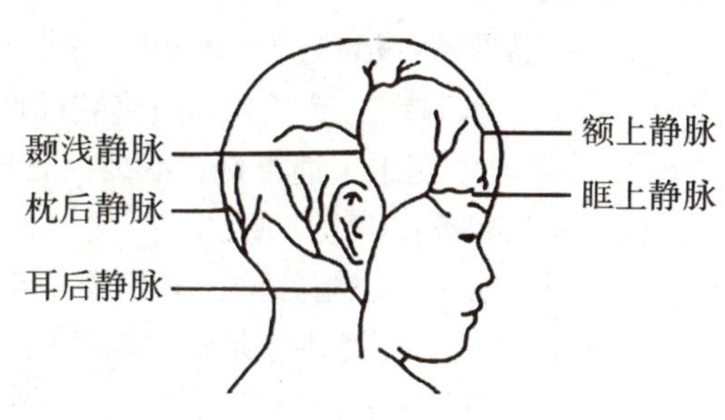

图6-10-1　小儿头皮静脉

（5）乙醇消毒皮肤，再次核对后，操作者左手拇、示指固定绷紧穿刺点前后皮肤，右手持头皮针在距静脉最清晰点后0.3 cm处，针头与皮肤成15°～20°角刺入皮肤，沿血管徐徐进针，见到回血后固定针头，打开调节器，确定通畅无渗出后用无菌敷贴妥善固定。

（6）根据患儿病情、年龄、药物性质调节滴速，再次核对，签字并交代患儿家长注意事项。

（7）清理用物，洗手，记录。

【注意事项】

（1）严格执行查对制度和无菌原则，注意药物配伍禁忌，注意区分头皮动、静脉。

（2）密切观察输液是否通畅，局部是否肿胀，针头有无移动和脱出，特别是输注刺激性较强的药物时，应注意观察。

（3）如误入动脉血管，立即拔针头重新注射。头皮针和输液管的固定应牢固，防止头皮针移动脱落。

项目十一　婴幼儿灌肠法

临床婴幼儿灌肠法根据病情需要分为保留灌肠法和不保留灌肠法，下面将分别介绍：

一、保留灌肠法

保留灌肠是自肛门灌入药物，保留在直肠或结肠内，通过肠黏膜吸收，达到治疗目的。

【实践目的】

（1）治疗肠道感染的患儿。

（2）镇静、催眠患儿。

【教学方法】

教师：示范操作、播放教学视频、巡回指导、考核学生。

学生：分组练习。

【准备】

（1）环境准备：光线明亮，保持适宜的环境温度（26～28℃），保持安静。关闭门窗，必要时备屏风。

（2）物品准备：治疗盘、50 mL注射器、液状液体石蜡、棉签、卫生纸、清洁手套、治疗巾、弯盘、水温计、治疗碗（内盛装灌肠液）、肛管1～2根、水杯（内盛装温开水或生理盐水）、小垫枕、速干手消毒剂，必要时备屏风。

（3）患儿准备：排大小便。

（4）护士准备：衣帽整洁，操作前洗手、戴口罩，备物；评估患儿病情（直肠、结肠和肛门手术后及大便失禁的患儿不宜灌肠）、年龄、进食的时间、排便情况及肛周皮肤有无红臀及破溃。向患儿家属讲解灌肠的目的、方法、配合要点及操作中患儿可能出现的不适症状，取得患儿家属的同意及配合；根据患儿的年龄选择合适的肛管。

【操作流程】

（1）备齐用物，携至患儿床边。再次核对患儿信息并向患儿家属讲解保留灌肠的目的、方法、配合要点及操作中患儿可能出现的不适症状。

（2）便器上铺好便盆巾，放置在床旁椅上。

（3）松开床尾盖被，协助患儿取左侧卧位，双膝屈曲，退裤至膝部或打开尿布，暴露臀部，将臀部移动至床沿，注意保护患儿隐私，注意保暖。

（4）用小垫枕将臀部抬高10 cm，治疗巾垫于臀下，弯盘放于臀旁，拉起对侧床栏，盖好被子。

（5）检查水温为38℃，戴好手套，用注射器抽取药液。

（6）将注射器与肛管连接，排气，润滑肛管前端。

（7）一手分开臀部，暴露肛门，嘱患儿深呼吸，一手将肛管轻轻插入直肠，肛管插入深度为15～20 cm。

（8）扶住肛管，缓慢注入溶液。注药完毕，再注入5～10 mL温开水，抬高肛管尾端，使管内药液全部流入，并维持原卧位30 min。

（9）密切观察并询问患儿有无不适。

（10）擦净患儿肛门，撤去用物。脱掉手套，协助忠儿穿好裤子或尿布，取舒适体位。

（11）再次核对患儿信息，整理床单位，询问家属有无需求。

（12）洗手，取口罩，记录。

二、不保留灌肠法

【实践目的】

（1）刺激肠蠕动，软化和清洁粪便，以达到清洁肠道的目的。

（2）排除肠内积气。

（3）为手术做准备，以减少术中粪便的污染，降低并发症的发生。

【教学方法】

教师：示范操作、播放教学视频、巡回指导、考核学生。

学生：分组练习。

【准备】

（1）环境准备：光线明亮，保持适宜的环境温度（26～28℃），保持安静。关闭门窗，必要时备屏风。

（2）物品准备：治疗盘、一次性灌肠器1套、肛管1～2根，液状液体石、棉签、卫生纸、清洁手套、治疗巾、弯盘、水温计、量杯、灌肠液、便盆及便盆巾、速干手消毒剂、医疗垃圾桶、输液架，必要时备屏风。

（3）患儿准备：排大小便。

（4）护士准备：衣帽整洁，操作前洗手、戴口罩，备物。评估患儿病情（直肠、结肠和肛门手术后及大便失禁的患儿不宜灌肠）、年龄、进食物的时间、排便情况及肛周皮肤有无红臀及破溃。向患儿家属讲解灌肠的目的、方法、配合要点及操作中患儿可能出现的不适症状，取得患儿家属的同意及配合；根据患儿的年龄选择合适的肛管。

【操作流程】

（1）备齐用物，在治疗室配制好灌肠溶液并测量水温，携至患儿床边。再次核对患儿信息并向患儿家属讲解不保留灌肠的目的、方法、配合要点及操作中患儿可能出现的不适症状。

（2）便器上铺好便盆巾，放置在床旁椅上，松开床尾盖被，协助患儿取左侧卧位，双膝屈曲，退裤至膝部或打开尿布，暴露臀部，将臀部移动至床沿，注意保护患儿隐私，保暖。

（3）将治疗巾垫于臀下，弯盘放于臀旁，拉起对侧床栏，盖好被子。

（4）戴好手套，将灌肠器导管夹闭，用量杯将量好的灌肠液倒入灌肠器内，并挂于输液架上，应高于肛门40～60 cm。

（5）连接肛管，排气，夹管，润滑肛管前端。

（6）一手分开臀部，暴露肛门，嘱患儿深呼吸，一手将肛管轻轻插入直肠。

（7）扶住肛管，打开活塞开关，缓慢注入溶液。

（8）护士一手始终扶住肛管前端，同时观察液体下降的速度及患儿有无病情变化，如患儿出现哭闹加剧，烦躁、出冷汗、气急等，应立即停止灌肠，并与医生联系，给予处理。

（9）当灌肠器内液体流尽时，夹闭导管，用卫生纸包裹肛管并轻轻拔出，擦拭肛门。

（10）撤去用物，嘱患儿尽量保留5～10 min再排便，年龄较小的患儿可轻轻夹紧患儿两侧臀部数分钟，协助患儿排便。

（11）脱手套，协助患儿穿好裤子或尿布，取舒适体位。

（12）再次核对患儿信息，整理床单位，询问家属有无需求。

（13）洗手，取口罩，记录。

【注意事项】

（1）婴幼儿需使用等渗液灌肠，灌肠液量遵医嘱而定，见表6-11-1。

表6-11-1　0～3岁每次灌肠液量

月(年)龄	小于6月龄	6月龄～1岁	1～2岁	2～3岁
灌肠液量/(mL/次)	50	100	200	300

(2)灌肠过程中注意保暖，避免受凉。

(3)选择粗细适宜的肛管，动作应轻柔，如溶液注入或排出受阻，可协助患儿更换体位或调整肛管插入的深度，排出不畅时可以按摩腹部，促进排出。

(4)灌肠过程中及灌肠后，应注意观察病情，发现婴幼儿面色苍白、异常哭闹、腹胀或排出液为血液时，应立即停止灌肠，并遵医嘱给予处理。

(5)准确测量灌入量和排出量，达到出入量基本相等或排出量大于注入量。

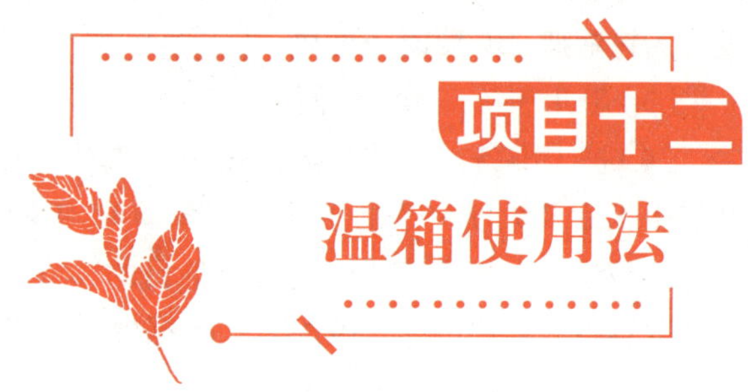

项目十二 温箱使用法

【实践目的】

为新生儿创造一个温度和湿度均相适宜的环境，以保持患儿体温的恒定。

【教学方法】

教师：示范操作、播放教学视频、巡回指导、考核学生。

学生：分组练习。

【准备】

(1)环境准备：保持适宜的环境温度(26～28℃)，保持安静。

(2)物品准备：预先清洁消毒的温箱(图6-12-1)、蒸馏水、体温计、尿布、护理记录单。

(3)护士准备：衣帽整洁，操作前洗手、戴口罩。评估患儿体温，了解胎龄、出生体重、日龄等。

【操作流程】

(1)检查温箱，温箱水槽内加入蒸馏水。

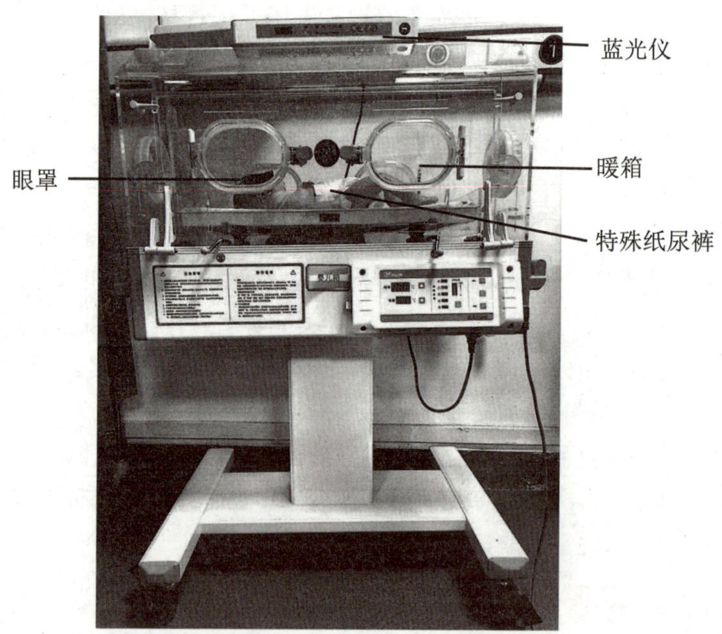

图6-12-1　温箱、蓝光仪

（2）接通电源，预热箱温，达到所需的温湿度。一般温箱的温度应根据患儿体重及出生日龄而定（表6-12-1），维持在适中温度，暖箱的湿度一般为55%～65%（60%～80%）。如果患儿体温不升，箱温应设置为患儿体温高1℃，预热时间需30～60 min。

（3）温箱达到预定温度，核对患儿信息后，患儿入箱，如果使用温箱的肤控模式调节箱温时，应将温度探头设置患儿腹部较平坦处，通常用胶布固定探头于上腹部，一般设置控制探头肤温在36～36.5℃。

（4）在最初2 h，应30～60 min测量体温1次，体温稳定后，1～4 h测量体温1次，记录箱温和患儿体温。

（5）患儿出箱后，应对温箱进行终末清洁消毒处理。

表6-12-1　不同出生体重早产儿适宜的温度

出生体重/kg	温箱温度			
	35℃	34℃	33℃	32℃
1.0	出生10 d内	10 d以后	3周以后	5周以后
1.5	—	初生10 d内	10 d以后	4周以后
2.0	—	初生2 d	2 d以后	3周以后
＞2.5	—	—	初生2 d	2 d以后

【入暖箱条件】

体重＜2 000 g 婴儿，体温偏低或不升者，如：硬肿症等；需要保护性隔离者，如剥脱性皮炎等。

【出暖箱条件】

体重增加到2 000 g以上，室温22～24℃时能维持正常体温，一般情况良好，吸吮良好有力者，可给予出暖箱，在暖箱中生活1个月以上，体重不到2 000 g，一般情况良好者，遵医嘱可出温箱。

【注意事项】

（1）严格执行操作规程，定期检查温箱性能。

（2）注意保持患儿体温维持在36.5～37.5℃，使用温控模式时应注意探头是否脱落，造成患儿体温不升的假象，导致箱温调节失控。

（3）温箱所在房间室温应维持在22～26℃，以减少辐射散热，避免放置在阳光直射、有对流风或取暖设备附近，以免影响箱内温度。

（4）操作应尽量在箱内集中进行，如喂奶换尿布及检查等，并尽量减少开门次数和时间，以免箱内温度波动。

（5）接触患儿前，必须洗手，防止交叉感染。

（6）注意观察患儿情况和温箱状态，如温箱报警，应及时查找原因，妥善处理。严禁骤然提高温箱温度，以免患儿体温上升造成不良后果。

（7）保持温箱的清洁，每天清洁温箱，并更换蒸馏水。每周更换温箱1次，彻底清洁、消毒、定期进行细菌监测。

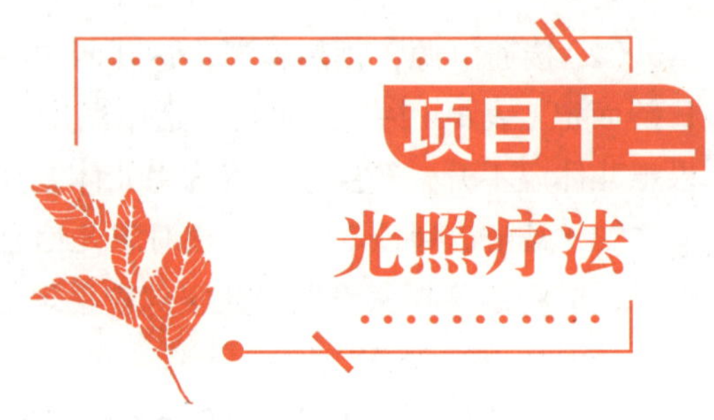

项目十三 光照疗法

【实践目的】

治疗新生儿高胆红素血症，降低血清胆红素浓度。

【教学方法】

教师：示范操作、播放教学视频、巡回指导、考核学生。

学生：分组练习。

【准备】

（1）环境准备：保持适宜的环境温度（26～28℃），保持安静。

（2）物品准备：遮光眼罩，特殊纸尿裤，光疗箱、光疗灯或光疗毯，光疗灯管和反射板应清洁无灰尘，光疗箱需预热至适中温度，光疗记录单。

（3）护士准备：衣帽整洁，操作前洗手、戴口罩。了解患儿日龄、体重、黄疸、胆红素检查结果、生命体征及反应等情况。

【操作流程】

（1）接通电源，检查光疗箱是否在功能状态，核对医嘱，做好解释工作。

（2）将患儿全身裸露，戴遮光眼罩，用尿布遮盖会阴部，尿布应尽量缩小面积，或用柔软的带子将折叠或裁剪的尿布穿过患儿会阴后系于腰间，男婴注意保护阴囊。光疗箱或光疗灯附近如有其他患儿，也应有遮挡设备，避免对其他患儿造成影响。

（3）治疗前给患儿剪短指甲，双足外踝处用透明薄膜保护性粘贴，防止患儿烦躁引起皮肤抓伤。

（4）记录开始照射时间。每4 h测量体温、脉搏、呼吸1次，每3 h喂乳1次，根据患儿体温调节箱温，维持患儿体温恒定。

（5）光疗时需经常更换患儿体位，仰卧、俯卧交替，定时巡视，防止患儿窒息，保持光疗箱的清洁。

（6）观察患儿的精神反应、呼吸、脉搏、皮肤颜色和完整性、大小便，四肢张力有无变化及黄疸进展程度并记录。

（7）光疗结束后测量体温，脱下眼罩，更换尿布，清洁全身皮肤。患儿出箱后清洁消毒光疗设备，记录出箱时间及灯管使用时间。

【注意事项】

（1）患儿入箱前须进行皮肤清洁，禁忌在皮肤上涂粉剂和油类。

（2）患儿光疗时随时观察患儿眼罩、会阴遮盖物有无脱落，注意皮肤有无破损。

（3）患儿光疗时较烦躁，容易移动体位，因此在光疗过程中，注意观察患儿在光疗箱中的位置及时纠正不良体位。

（4）患儿光疗时，体温应维持在36.5～37.2℃，如体温高于37.8℃或低于35℃，应暂时停止光疗。

（5）光疗过程中患儿出现烦躁、嗜睡、高热、皮疹、呕吐、拒奶、腹泻及脱水等症状时及时与医生联系及时处理。

（6）光疗超过24 h会造成体内核黄素缺乏，一般光疗同时或光疗后应补充核黄素，以防止继发的红细胞谷胱甘肽还原酶活性降低导致的溶血。

（7）保持灯管及反射板的清洁，每日擦拭，防止灰尘影响光照强度，光疗后要做好清洗和消毒。

（8）灯管与患儿的距离需遵照设备说明调节，灯管使用时间达到300 h后灯管能量减弱20%，900 h后减弱35%，灯管使用1 000 h后必须更换。

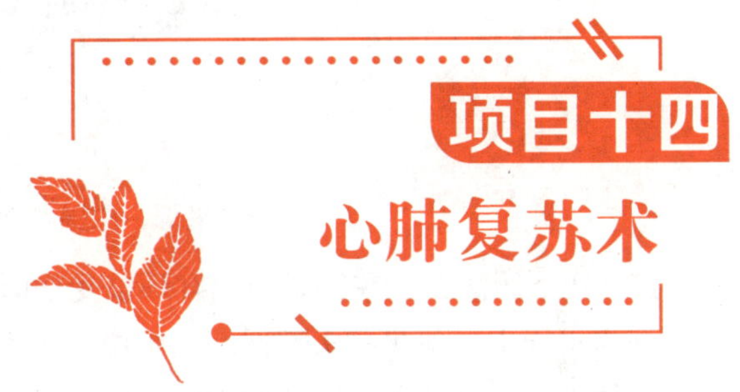

项目十四 心肺复苏术

【实践目的】

（1）掌握新生儿、幼儿的心肺复苏术。

（2）培养护士对儿童的人文关怀意识。

【教学方法】

教师：示范操作、播放教学视频、巡回指导、考核学生。

学生：分组练习。

【评估与准备】

1. 评估 迅速评估和启动急救医疗服务系统，包括快速评估患儿的反应、呼吸，检查大血管搏动（婴儿触摸肱动脉，年长儿触摸颈动脉），10 s内做出判断。

指征：新生儿无自主呼吸或为无效喘息，有自主呼吸但心率＜100次/分及用80%浓度的氧仍有中心性紫绀时即可进行正压通气复苏。年长儿心率＜30次/分，婴儿心率＜60次/分为胸外心脏按压的指征。

2. 准备

（1）物品准备：一次性呼吸膜或纱布、手电筒。

（2）环境准备：环境安全，适宜抢救。

（3）患儿准备：将患儿仰卧于硬板上，双手放于两侧，身体无扭曲。

【操作流程】

应争分夺秒地进行，以保持呼吸道通畅→建立呼吸→胸外按压的顺序进行，以保证心、脑等重要脏器的血液灌流及氧供应。

1. 保持呼吸道通畅 立即清除口、鼻、咽及气道内异物；开放气道，新生儿在其肩部以布卷垫高2～2.5 cm；对婴儿和幼儿行仰头抬颏法和托下颌法，可以解除由于舌后坠或软腭引起的气道阻塞。

（1）仰头抬颏法：将一只手的小鱼际置于患者前额发际，用力向后压使其头部后仰，另一只手示指、中指并拢置于颏部的骨性部分向上提起，使得下颌角与耳垂的连线与地面呈90°角，如图6-14-1所示。

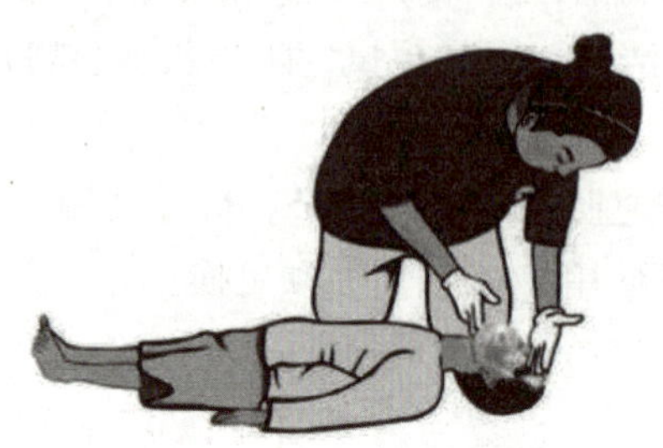

图6-14-1　仰头抬颏法

（插图来源：中国红十字会总训练中心）

（2）托下颌法：仅在怀疑患儿有颈椎受伤时，双手放在患儿头部两侧，双肘置于患儿背部同一水平面上，使患儿头部保持正中位，分别用两手拇指置于患儿口角旁，其余四指托住患儿下颌部位，在保证头部和颈椎固定的情况下，用力向上托起下颌，使下颏向前，头向后仰，同时拇指可将下唇下拉，如图6-14-2所示。

2. 建立呼吸　新生儿可通过触觉刺激拍打足底和摩擦背部来促使呼吸出现；患儿呼吸道通畅后仍无自主呼吸时应采取人工辅助通气，维持气体交换。

（1）医院急救中，使用复苏气囊（图6-14-3）。正确的面罩大小应该能保证将空气密闭在面部，从鼻梁到下颏间隙盖住口鼻，但露出眼睛。用一只手将面罩固定在脸上并将头或下颌向上翘起。对婴幼儿，术者第4、5指钩住下颌角向上抬，第3指根部抵住下颌，保证面罩与面部紧密接触。在面罩吸氧时，一定程度的头部伸展能保证气道通畅。婴儿和幼儿最好保持在中间的吸气位置，而不要过度伸展头部，以免产生气道压迫梗阻。

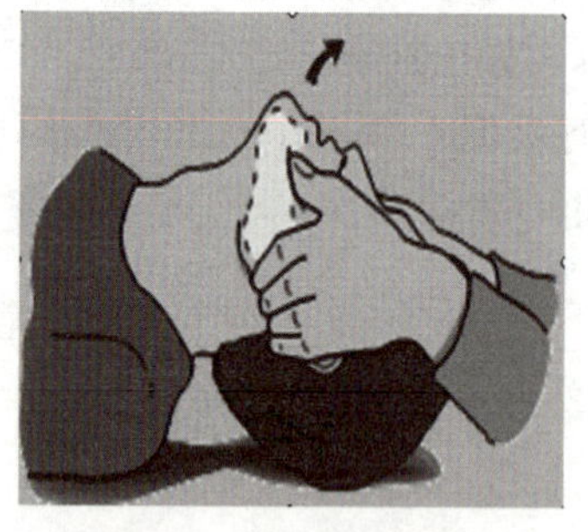

图6-14-2　托下颌法

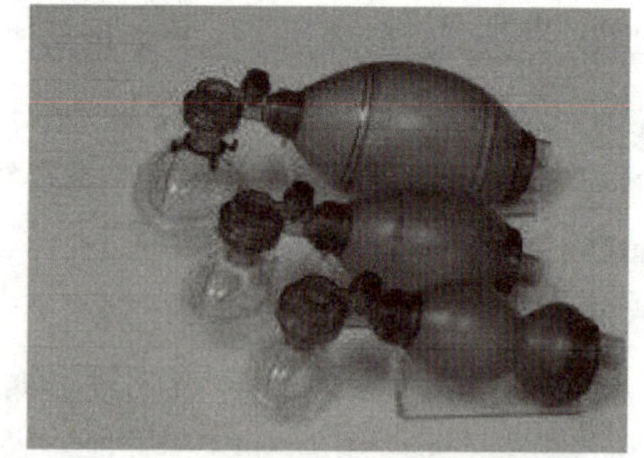

图6-14-3　复苏气囊

（2）现场急救，口对口人工呼吸。操作者先深吸一口气，如患者是1岁以下婴儿，将嘴覆盖婴儿的鼻和嘴；如果是较大的婴儿或儿童，用口对口封住，拇指和食指紧捏住患儿的鼻子，保持其头后仰；将气吹入，同时可见患儿的胸廓抬起。停止吹气后，放开鼻孔，使患儿自然呼气，排出肺内气体。

3. 胸外按压 解开患儿衣服，暴露胸部。

（1）新生儿或小婴儿 一手托住患儿背部，将另一手中示指置于乳头线下一指处进行按压（图6-14-4），或两手掌及四手指托住两侧背部，双手大拇指并排或叠加进行按压（图6-14-5）。

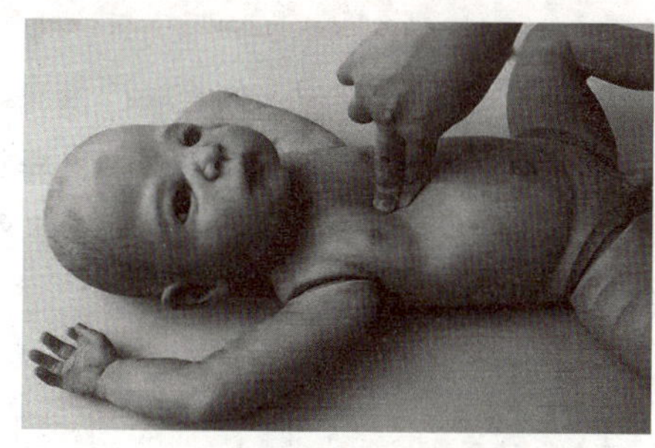

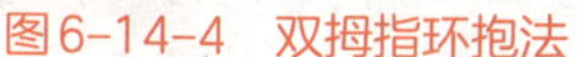
图6-14-4 双拇指环抱法

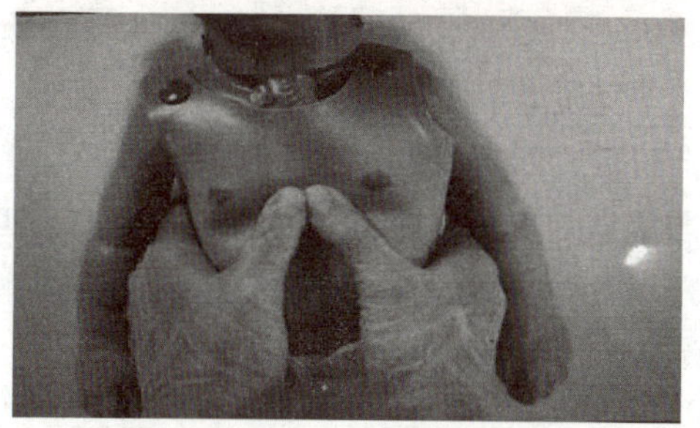

图6-14-5 中示指法

（2）1～8岁的儿童 一只手固定患儿头部，以便通气，另一只手的手掌根部置于胸骨下半段（避开剑突），手掌根的长轴与胸骨的长轴一致。

（3）年长儿（>8岁）胸部按压方法与成人相同，应将患儿置于硬板上，将一手掌根部交叉放在另一手背上，垂直按压胸骨下半部。

每次按压与放松比例为1∶1，按压时不能离开胸壁；按压深度为胸部厚度的1/3～1/2，新生儿1.5～2 cm，婴儿4 cm，年长儿5 cm。新生儿的频率为100次、年长儿的频率为100～120次/分。胸外心脏按压与呼吸的配合在新生儿为3∶1，成人和儿童为30∶2。按压后2 min判断有无改善。

复苏有效的标志：①扪及大动脉搏动。②出现自主呼吸。③扩大的瞳孔缩小，对光反射恢复。④口唇甲床等处颜色转红。⑤肌张力增强；如有经皮血氧饱和度监测，其值上升也提示有效。

整理用物，进行复苏护理，洗手，记录抢救时间及过程。

【注意事项】

（1）胸外心脏按压时部位要准确，用力要适宜，以防发生骨折或心肺损伤。按压中应保持连续性，中断时间不得超过10 s。

（2）人工呼吸时，吹气应均匀，不可用力过猛，以免患儿肺泡破裂；应观察患儿的胸廓起伏情况，以了解通气效果。

（3）注意不同年龄段胸外心脏按压与呼吸的配合。

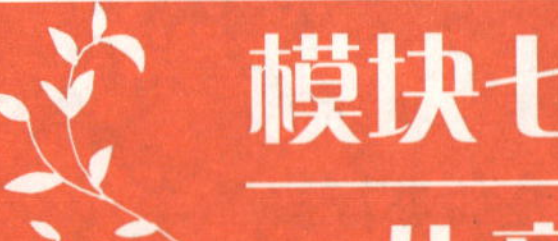

模块七 儿童常见事故的急救处理

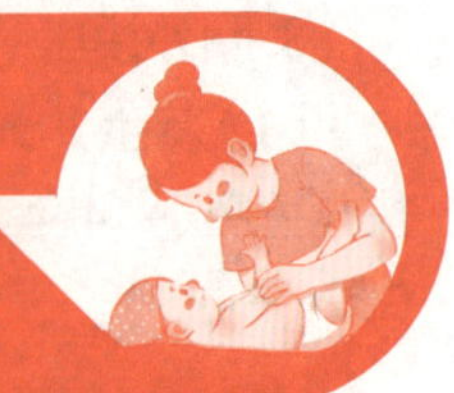

儿童随着年龄的增长，活动能力增加，接触范围变广，同时对周边事物充满好奇，但又缺乏经验，故容易发生意外事故。本模块将重点指导学习包括食物中毒的现场救护、异物吸入与窒息的现场救护、溺水的现场救护、四肢骨折的现场救护、毒蜂蜇伤的现场救护、触电的现场救护、头皮血肿的现场救护、热性惊厥急救的处理，共八个项目。

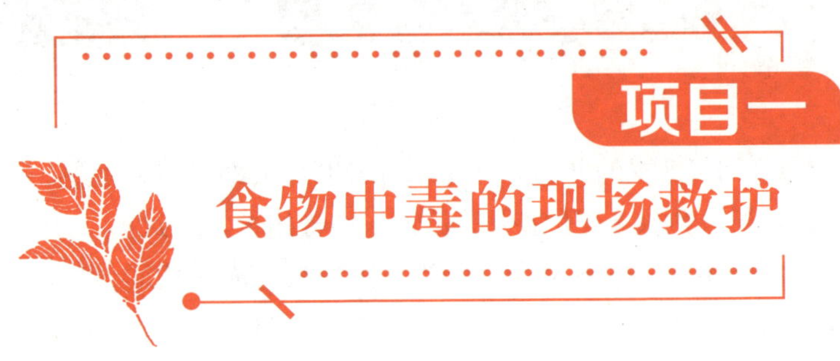

项目一 食物中毒的现场救护

【实践目的】

熟练掌握患儿食物中毒后的处理流程。

【教学方法】

教师：示范操作、播放教学视频、巡回指导、考核学生。

学生：分组练习。

【准备】

（1）照护者准备：穿着全套工作服，操作前洗手。

（2）环境准备：干净、整洁、安全、温湿度适宜。

（3）用物准备：幼儿仿真模型、温盐水、水杯、筷子、汤勺、压舌板、手消毒剂、塑料袋、导泻药、记录本和笔。

【操作流程】

1. 评估

（1）评估幼儿的意识状态、生命体征、心理情况，必要时可拨打120急救电话。

（2）询问幼儿进食的时间，食物种类、有无腹痛。

（3）观察幼儿呕吐物（排泄物）的颜色、性状和量。

2. 实施

（1）停止继续食用，并用塑料袋封存可疑的食物。

（2）口服催吐：用筷子、汤勺、勺子手柄或压舌板在舌头根部轻压或采用指压，留取第一份标本送检。反复催吐。准备适量温盐水或糖水，补充水、电解质。

（3）如果食入毒物超过2 h，且患儿精神尚好，指导患儿服用导泻药加速排毒。

（4）中毒严重、休克的患儿的救护措施：拨打120急救电话，同时让患儿平躺，头偏向一侧；及时清理口腔和鼻腔分泌物，保持呼吸道通畅；若呼吸心搏骤停及时给予心肺复苏，等待救护车到来。

（5）整理用物、清洁环境、安排患儿休息、洗手，记录现场救护措施及转归情况。

【注意事项】

（1）及时通知家长，告知情况，争取理解和配合。

（2）救护过程中注意患儿中毒进展情况，有无加重，救护轻度食物中毒幼儿使中毒症状缓解；严重食物中毒患儿救护的同时及时送往医院。

（3）操作过程中要注意安抚患儿，消除紧张心理。

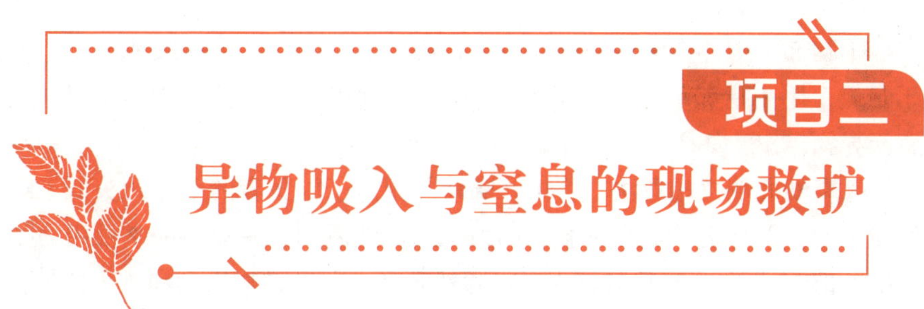

项目二 异物吸入与窒息的现场救护

【实践目的】

熟练掌握儿童异物吸入与窒息后的急救处理流程。

【教学方法】

教师：示范操作、播放教学视频、巡回指导、考核学生。

学生：分组练习。

【准备】

（1）照护者准备：穿着全套工作服，操作前洗手。

（2）环境准备：干净、整洁、安全、温湿度适宜。

（3）用物准备：婴幼儿仿真模型、手消毒剂、记录本和笔。

【操作流程】

1. 评估

（1）评估儿童的意识状态、生命体征、心理情况，必要时打120急救电话。

（2）询问看护人患儿吸入的异物。

（3）观察患儿有无呛咳、口唇紫绀。

2. 实施

（1）神志清楚的大龄儿童：患儿取立位，施救者站于患儿身后，用双臂环抱其腰部。手握拳以拇指侧对腹部，放于剑突下和脐上部的腹部。另一手紧握该拳，快速向内向上冲压腹部6～8次，以免造成人工咳嗽。重复进行，直至异物排出。如图7-2-1所示。

（2）神志昏迷的大龄儿童：将患者置放于仰卧位，使头后仰，开放气道。施救者以双膝骑跨在其髋部，用一只手的掌根置于剑突下与脐上的腹部，另一只手交叉重叠之上，借助身体的重量，向上快速地冲击腹部6～8次，重复冲击，直至异物排出，如图7-2-2所示。

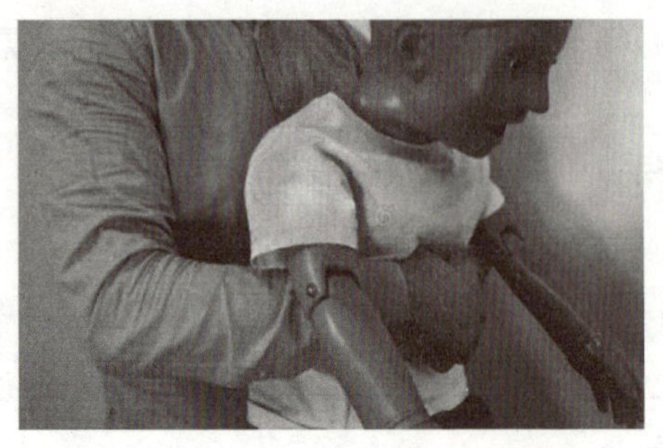

图7-2-1 海姆利克手法：神志清楚的大龄儿童

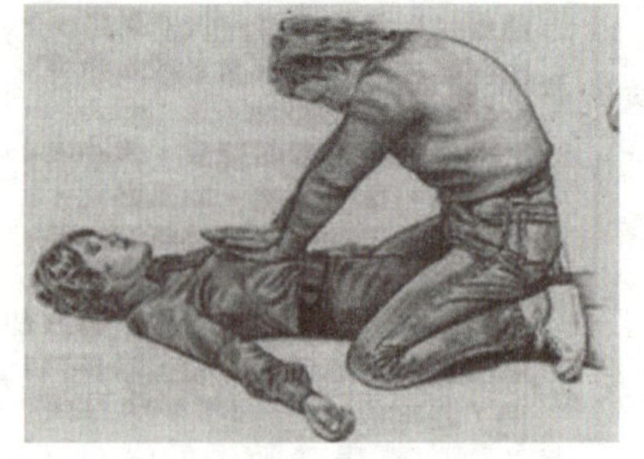

图7-2-2 海姆利克手法：神志昏迷的大龄儿童

（3）婴幼儿。

①胸部手指冲击法。使患儿平卧、面向上，躺在硬板床或地面上，施救者立于一旁或立于足侧，用中指和示指，放于患儿的剑突下和脐上的腹部，快速向上冲击压迫。重复冲击，直至异物排出，如图7-2-3所示。

②婴幼儿倒提拍背法。将患儿骑跨并俯卧于施救者的上臂，头低于躯干，手握住其下颌固定头部，并将上肢放在施救者的大腿上，然后用另一只手的掌根用力拍击患儿两肩胛骨之间的背部4～6次，使呼吸道内压力骤然升高，促进异物松动和排出体外，如图7-2-4所示。

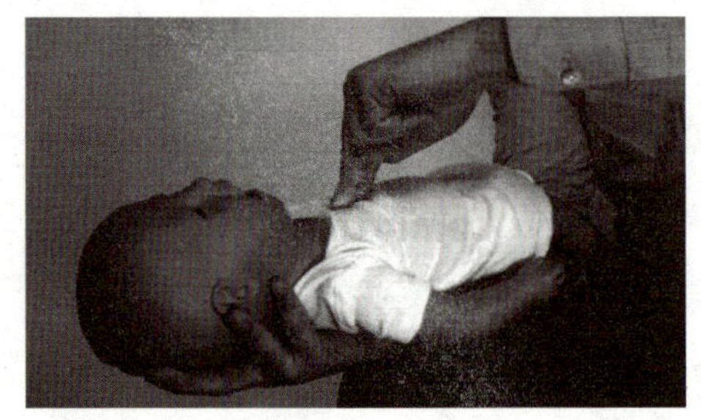

图7-2-3 海姆利克手法：婴幼儿（胸部手指冲击法）

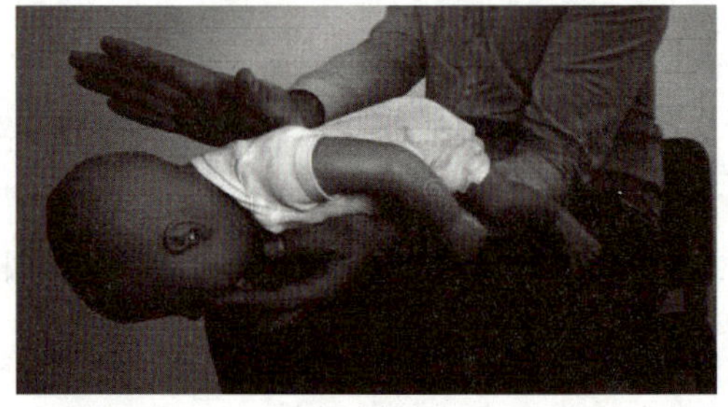

图7-2-4 海姆利克手法：婴幼儿（倒提拍背法）

（4）意识丧失的患儿可以按照心搏骤停BLS（基础生命支持，包括胸外按压、开放气道、人工呼吸和电除颤）救治流程施救。但每次给予人工呼吸前，需要查看患儿口腔，看有无可见异物，直至排出。

（5）整理用物、清洁环境、安排儿童休息、洗手，记录现场救护措施及转归情况。

【注意事项】

（1）按压深度：上腹部前后径1/3或约5 cm；按压速率：约每秒1次。

（2）尽量不要按压中断，如中断时间控制在10 s内。反复实施上述步骤，直至异物排出。

（3）注意施力方向，不要挤压胸廓，冲击力限于手上，防止造成患儿胸部和腹内器官损伤。

（4）操作过程中要注意安抚儿童，消除其紧张心理。

（5）及时通知家长，告知情况，争取理解和配合。

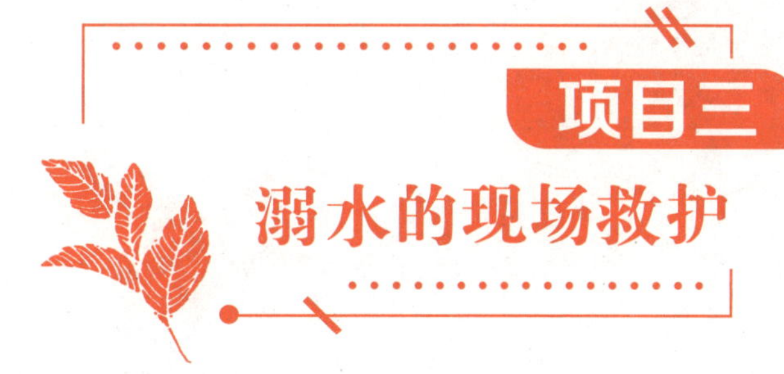

项目三 溺水的现场救护

【实践目的】

熟练掌握儿童溺水的急救处理流程。

【教学方法】

教师：示范操作、播放教学视频、巡回指导、考核学生。

学生：分组练习。

【准备】

（1）照护者准备：着全套工作服，操作前洗手。

（2）环境准备：干净、整洁、安全、温湿度适宜。

（3）用物准备：婴幼儿仿真模型、手消毒剂、记录本和笔。

【操作流程】

1. 评估

（1）评估儿童的意识状态、生命体征、心理情况，必要时打120急救电话。

（2）评估儿童溺水的时间。

2. 实施

（1）儿童出现心跳、呼吸停止，立即进行心肺复苏术（见模块六项目十四）。

（2）神志恢复后，安抚儿童，并将其转移至温暖处，脱去湿冷衣物，注意保暖，等待救护车。

（3）整理用物、清洁环境、安排儿童休息、洗手，记录现场救护措施及转归情况。

【注意事项】

（1）注意及时清除幼儿口腔内容物，保持呼吸道通畅。

（2）注意保暖，防止幼儿出现低体温。

（3）操作过程中要注意安抚幼儿，消除紧张心理。

（4）及时通知家长，告知情况，争取理解和配合。

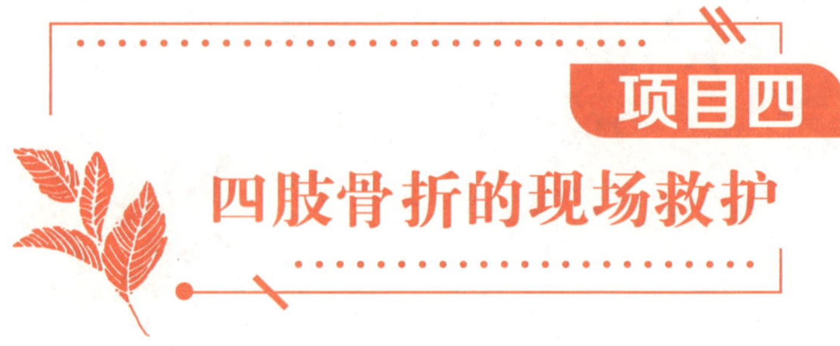

项目四 四肢骨折的现场救护

【实践目的】

熟练掌握四肢骨折患儿的现场救护处理流程。

【教学方法】

教师：示范操作、播放教学视频、巡回指导、考核学生。

学生：分组练习。

【准备】

(1)照护者准备：着全套工作服，操作前洗手。

(2)环境准备：干净、整洁、安全、温湿度适宜。

(3)用物准备：医用三角巾1块(36 cm×36 cm×51 cm规格)、剪刀1把、治疗盘和弯盘各1个、夹板和衬垫各2块、纱布卷1卷、手消毒剂、签字笔1支、记录本1个。

【操作流程】

1. 评估

(1)评估患儿的意识状态、生命体征、心理情况，必要时打120急救电话。

(2)检查患儿骨折部位有无肿胀和出血，判断伤情和严重程度。

(3)评估疼痛的程度，神志意识是否清醒。

2. 实施

(1)紧急呼救：紧急拨打120急救电话。

(2)安抚患儿：对患儿进行安慰。

(3)创面止血：如患者为开放性骨折，伤口出血多，应立即止血。

(4)摆放体位：摆放体位正确，肢体制动。

(5)肢体固定：

①夹板位置放置正确，未直接接触皮肤。

②纱布绷带包扎，打结位置正确，不可打在伤口上。

③固定松紧适度，以能容1指为宜。

④固定绑扎的顺序正确：近端、远端；夹板长度应该超过骨折端邻近的关节，夹板未直接接触患儿皮肤及伤口，特别是在骨折造成的畸形处，或者骨头凹凸处，冰敷患处。

⑤注意观察指(趾)末端血运情况。

(6)保持功能位：肢体保持功能位，固定后将受伤的上肢屈肘90°悬吊于胸前。

(7)安全转运：转运患儿方法正确，途中处理得当。

（8）整理用物，洗手，记录受伤的时间、伤势情况和救护过程。

【注意事项】

（1）操作规范，动作熟练。

（2）操作顺序正确，不违反操作原则。

（3）搬运患儿过程中保证其安全。

（4）态度和蔼，关爱患儿，与家属沟通有效，取得合作。

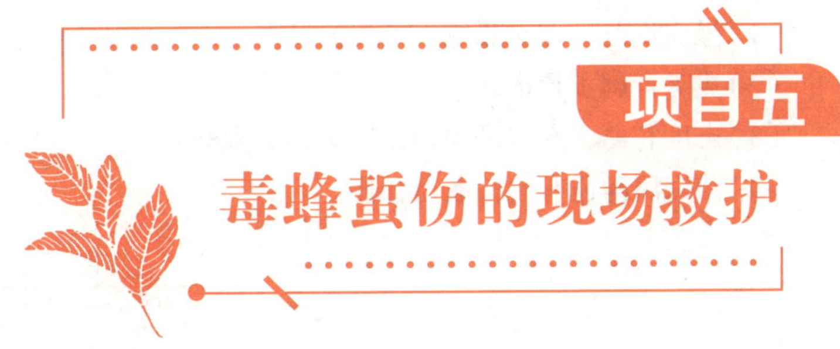

项目五 毒蜂蜇伤的现场救护

【实践目的】

熟练掌握毒蜂蜇伤幼儿的现场处理流程。

【教学方法】

教师：示范操作、播放教学视频、巡回指导、考核学生。

学生：分组练习。

【准备】

（1）照护者准备：着全套工作服，操作前洗手。

（2）环境准备：干净、整洁、安全、温湿度适宜。

（3）用物准备：镊子、肥皂水、碳酸氢钠溶液、抗组胺软膏、碘伏、棉签、手消毒剂、记录本和笔等。

【操作流程】

1. 评估

（1）评估幼儿的生命体征、心理状态。

（2）评估幼儿的心理情况：有无惊恐、害怕。

2. 实施

（1）观察情况：

①检查蜇伤的部位。

②有无水肿、荨麻疹、呼吸困难等过敏及其他全身症状。

（2）急救处理：

①离开蜂蜇环境，将幼儿放在安全、舒适、安静的环境中。

②检查皮肤内是否留有蜂刺。

③用镊子沿螯针的反方向拔出毒刺。

④毒刺附有毒腺囊，不要用镊子夹取，可用针挑出毒腺囊及毒刺。

⑤从近心端向远心端挤出毒汁。

⑥用肥皂水、2%～3%碳酸氢钠溶液等敷伤口中和毒素。

⑦局部涂抹碘伏、抗组胺软膏。

⑧口述：蜇伤严重患儿立即送往医院救治。

（3）整理记录：安排幼儿休息，整理用物、洗手，记录救护情况。

【注意事项】

（1）操作规范，动作熟练。

（2）拔除毒刺步骤正确。

（3）态度和蔼，操作过程动作轻柔，关爱幼儿。

（4）与家属沟通有效，取得合作。

项目六 触电的现场救护

【实践目的】

熟练掌握触电幼儿的现场救护处理流程。

【教学方法】

教师：示范操作、播放教学视频、巡回指导、考核学生。

学生：分组练习。

【准备】

（1）照护者准备：着装整齐（衣帽鞋符合要求），未化妆，未佩戴饰物。

（2）环境准备：干净、整洁、安全、温湿度适宜。

（3）用物准备：木棍（或竹竿等绝缘工具）、一次性呼吸膜（纱布）、签字笔、记录本。

【操作流程】

1. 评估

（1）评估幼儿的意识状态、生命体征、心理情况，必要时打120急救电话。

（2）观察触电现场、电源情况、记录时间。

2. 实施

（1）使幼儿脱离电源，救护者自我保护，进行科学的救护，见表7-6-1。

表7-6-1　脱离电源的处理

分类	脱离电源的处理	
低压电	拉	发现附近有电源开关或插座时，应立即拉下开关或拔掉电源插头
	切	若一时找不到断开电源的开关时，应迅速用绝缘的钢丝钳或断线钳剪断电线，要注意，尽可能站在绝缘物体或木板上进行，一根一根地剪断电线
	挑	由导线绝缘损坏造成的触电，照护者可用绝缘工具或干燥的木棍等将电线挑开
	拽	抢救者可戴上手套或在手上包缠干燥的衣服等绝缘物品拖拽触电幼儿；也可站在干燥的木板、橡胶垫等绝缘物品上，用一只手将触电者拖拽开
	垫	设法把干木板塞到触电者身下，使其与地面隔离，救护人员也应站在干燥的木板或绝缘垫上
高压电	立即打电话通知供电部门停电，在专业人士指导下进行救护	

（2）评估患儿，患儿安全脱离电源后，应迅速将其移到通风凉爽处，让其仰面躺在木板或地板上，并松开患儿领口、上衣、裤带等，利于患儿呼吸；快速判断患儿的意识状态、呼吸、有无脉搏。

（3）急救处理。

①判断患儿的严重程度，并进行相应处理，见表7-6-2。

表7-6-2　触电患儿的急救处理

严重程度	表现	处理
轻症	神志清醒，呼吸心跳正常	悉心安慰，消除其恐惧心理，就地平卧，保持环境安静，密切观察1～2 h，暂时不要站立或走动，防止继发休克或心力衰竭
重症	意识丧失、呼吸和心跳停止	立即采用心肺复苏技术，以满足机体的氧供应，直到医务人员到场为止

②皮肤伤口的处理：检查幼儿的双手及其他部位有无电烧伤，无皮肤破损处可冰敷，有破损处用无菌消毒液冲洗后，用无菌敷料包扎，保护好创面。

（4）整理用物，安排幼儿休息或送患儿入院，记录受伤的时间、伤势情况和救护过程。

【注意事项】

（1）操作规范，动作熟练。

（2）判断准确，处理恰当。

（3）体现人文关怀。

（4）态度和蔼，关爱幼儿，与家属沟通有效，取得合作。

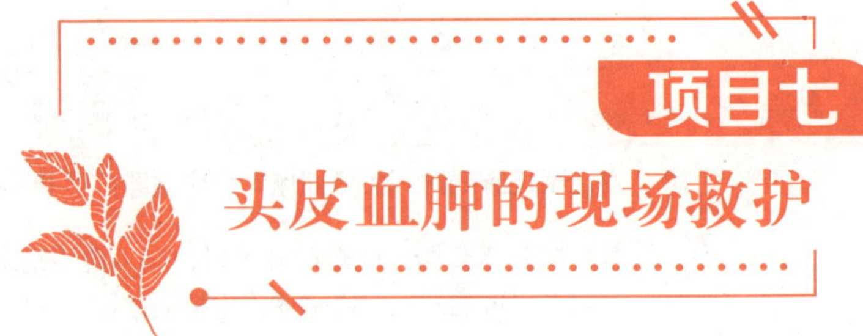

项目七 头皮血肿的现场救护

【实践目的】

熟练掌握患儿出现头皮血肿后的处理流程。

【教学方法】

教师：示范操作、播放教学视频、巡回指导、考核学生。

学生：分组练习。

【准备】

（1）照护者准备：着全套工作服，操作前洗手。

（2）环境准备：干净、整洁、安全、温湿度适宜。

（3）用物准备：幼儿仿真模型、冰块或冰袋、小毛巾、碘伏、棉签、手消毒剂、治疗盘、弯盘、记录本和笔。

【操作流程】

1. 评估

（1）观察患儿的意识状态、生命体征、面色，心理情况：有无惊恐、害怕。

（2）查看患儿头皮血肿的部位、体积大小，有无伤口出血，评估血肿的严重程度、疼痛程度等。

2. 实施

（1）病情严重者立即拨打120急救电话。

（2）将幼儿抱起放在安全、舒适、安静的环境中，给予安抚。

（3）头皮血肿不能揉，安抚幼儿。

（4）冷敷：24 h内进行冷敷，以减少出血、肿胀和疼痛。

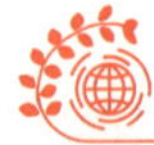

知识链接

冷敷方法

取冰块（或冰袋）用小毛巾包裹后敷在血肿处，每次不超过20 min，每日可多次冷敷，间隔时间1 ~ 2 h。如果没有备好的冰块（冰袋），也可以用冷湿敷的方法：将毛巾在冷水中浸湿，拧至不滴水，折叠好敷于血肿处，4 ~ 5 min更换一次毛巾，每次冷敷20 ~ 30 min，每天可敷多次。注意观察局部皮肤变化，确保患儿局部皮肤无发紫、麻木及冻伤发生。

(5)观察幼儿是否有头痛、头晕、恶心、呕吐、躁动不安或嗜睡等异常表现。病情加重者及时送往医院。

(6)24～48 h后，可以热敷以促进血肿吸收。

(7)整理用物、清洁环境、安排幼儿休息、洗手，记录现场救护措施及转归情况。

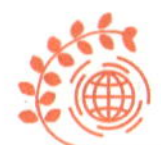

知识链接

热敷方法

可在热水袋中灌入2/3体积的60～70℃热水，排出气体，旋紧袋口装入布套或用布包好敷于血肿部位，一般用毛巾包好，以免热气散失，5 min左右更换一次毛巾，每次热敷20～30 min，每日可敷3～4次。热敷时询问宝宝烫不烫，随时观察局部皮肤情况，如发红起泡，立即停止热敷，热敷后不能立即外出。

【注意事项】

(1)及时通知家长，告知情况，争取理解和配合。

(2)救护过程中注意进展情况，有无加重。

(3)操作过程中要注意安抚幼儿，消除紧张心理。

(4)冷敷和热敷时要预防冻伤和烫伤。

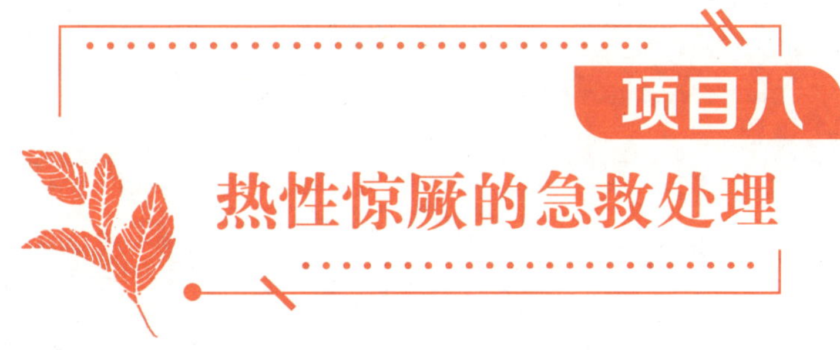

项目八 热性惊厥的急救处理

【实践目的】

熟练掌握患儿热性惊厥的处理流程。

【教学方法】

教师：示范操作、播放教学视频、巡回指导、考核学生。

学生：分组练习。

【准备】

(1)照护者准备：着全套工作服，操作前洗手。

(2)环境准备：干净、整洁、安全、温湿度适宜。

(3)用物准备：幼儿仿真模型、纱布、手电筒、治疗盘、弯盘、手消毒剂、记录本和笔。

【操作流程】

1. 评估

(1)患儿的意识状态、生命体征、皮肤情况。

（2）惊厥发作表现和伴随症状。

（3）有无外伤和窒息的危险。

2. 实施

（1）将患儿平放，头偏向一侧，解开患儿衣领、裤带。

（2）清除患儿口、鼻腔分泌物和呕吐物。

（3）针刺或指压穴位正确，人中、合谷等穴位止惊。人中沟上1/3与下2/3交点处为人中穴。一手拇指内侧横纹对应另一手虎口，拇指下压所按之处即合谷穴。

（4）将纱布放于患儿手下或腋下。

（5）保护患儿安全，移开床上硬物，床边加设床栏。

（6）根据患儿高热情况，在前额、手心、腹股沟等处放置冷毛巾，冰袋或使用退热贴进行物理降温。

（7）观察患儿生命体征，意识状态、瞳孔等，缓解后迅速将患儿平稳送至医院。

（8）整理用物、清洁环境、安排患儿休息、洗手，记录病情发作、持续时间和救护过程。

【注意事项】

（1）及时通知家长，告知情况，争取理解和配合。

（2）救护过程中注意预防窒息和外伤的发生。

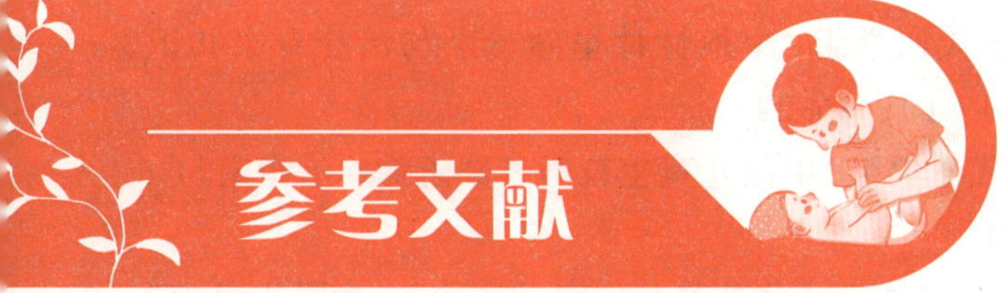

参考文献

[1] 崔焱，仰曙芬. 儿科护理学[M]. 北京：人民卫生出版社，2017.

[2] 江载芳，申坤玲，沈颖. 诸福棠实用儿科学（全2册）[M]. 北京：人民卫生出版社，2014.

[3] 张玉侠，胡晓静，陈建军，等. 实用新生儿护理学[M]. 北京：人民卫生出版社，2020.

[4] 范玲，张玉侠，彭文涛. 新生儿护理规范[M]. 北京：人民卫生出版社，2019.

[5] 孙锟，母得志. 儿童生长发育与疾病[M]. 2版，北京：人民卫生出版社，2021.

[6] 中华医学会儿科学分会. 儿童消化系统疾病诊疗规范[M]. 北京：人民卫生出版社，2023.

[7] 陈谦明，曾昕. 案析口腔黏膜病学[M]. 2版. 北京：人民卫生出版社，2019.

[8] 中华医学会儿科学分会. 儿童肾脏系统疾病诊疗规范[M]. 2版. 北京：人民卫生出版社，2023.

[9] 中华医学会儿科学分会. 儿童心血管系统疾病诊疗规范[M]. 2版. 北京：人民卫生出版社，2023.

[10] 中华医学会儿科学分会. 儿童血液系统疾病诊疗规范[M]. 2版. 北京：人民卫生出版社，2023.

[11] 中华医学会儿科学分会. 儿童免疫系统疾病诊疗规范[M]. 2版. 北京：人民卫生出版社，2023.

[12] 李葆华，赵志新. 传染病护理学[M]. 2版. 北京：人民卫生出版社，2022.

[13] 万盈璐，彭方彧，罗健. 临床护理基本技能培训教程[M]. 北京：人民卫生出版社，2020.

[14] 万学红，卢雪峰. 诊断学[M]. 北京：人民卫生出版社，2020.

[15] 王卫平，孙锟，常立文. 儿科学[M]. 北京：人民卫生出版社，2018.

[16] 崔焱，张玉侠. 儿科护理学[M]. 北京：人民卫生出版社，2021.

[17] 全国护士执业资格考试用书编写委员会. 2023全国护士执业资格考试指导[M]. 北京：人民卫生出版社，2022.

[18] 全国护士执业资格考试用书编写委员会. 2023全国护士执业资格考试指导同步练习题集[M]. 北京：人民卫生出版社，2022.

[19] 张玉兰，王玉香. 儿科护理学[M]. 北京：人民卫生出版社，2023.

[20] 潘建明，蒋晓明，任江维. 幼儿照护职业技能教材（中级）[M]. 湖南：湖南科学技术出版社，2020.

[21] 张梅珍. 儿科护理学笔记[M]. 北京：科学出版社，2020.

[22] 陈京立. 儿科护理学[M]. 北京：北京大学医学出版社，2008.

[23] 高等教育自学考试儿科护理学教材编写组. 高等教育自学考试全真模拟试卷护理学专业儿科护理学[M]. 北京：中国言实出版社，2019.

[24] 中华医学会儿科学分会内分泌遗传代谢学组. 中枢性性早熟诊断与治疗专家共识（2022）[J]. 中华儿科杂志，2023，61（1）：16-22.

[25] 中华医学会儿科学分会内分泌遗传代谢学组. 中国儿童生长激素缺乏症诊治指南[J]. 中华儿科杂志，2024，62（1）：5-11.

[26] 中华医学会儿科学分会内分泌遗传代谢学组，中华儿科杂志编辑委员会. 中国儿童1型糖尿病标准化诊断与治疗专家共识（2020版）[J]. 中华儿科杂志，2020（6）：447-454.

[27] 吴瑞，孔粼，宋萃. 儿童青少年生长发育相关的营养状况评估与干预[J]. 中华全科医师杂志，2023，22（3）：255-262.

[28] 谭美珍. 婴幼儿维生素D缺乏性佝偻病的临床防治分析[J]. 医药前沿，2014，4（9）：256-257.

[29] 中华医学会儿科学分会消化学组. 中国儿童急性感染性腹泻病临床实践指南[J]. 中华儿科杂志，2016，54（7）：483-488.

[30] 常丽. 儿童呼吸系统疾病治疗的生理基础[J]. 中国实用儿科杂志，2021，36（3）：188-190.

[31] 郑宝英，曹玲. 重视儿童呼吸系统疾病治疗方式的合理选择[J]. 中国实用儿科杂志，2021，36（3）：170-173.

[32] 陈志敏，赵顺英，王颖项，等. 肺炎支原体感染的若干问题[J]. 中华儿科杂志，2016，54（2）：84-87.

[33] 于水泳. 急性肾小球肾炎的临床护理措施探讨[J]. 中国保健营养，2016，25（2）：277.

[34] 张丽群. 小儿急性肾小球肾炎的临床观察与护理[J]. 医学信息，2015，28（40）：159-160.

[35] 曾莉，罗顺清，程婷，等. 以家庭为中心的护理模式对先天性心脏病患儿家庭照料者生活质量的影响研究[J]. 护理管理杂志，2017，17（1）：52-54.

[36] 陈晓. 健康教育在小儿先天性心脏病围手术期护理中的效果研究[J]. 中国社区医师，2017，33（20）：133-135.

[37] 张萍，李娟，周望梅. 急性白血病患儿维持治疗期的延续护理[J]. 护理学报，2015（4）：44-46.

[38] 胡琼烨. 造血干细胞移植患者感染原因分析与护理对策[J]. 湖南中医药大学学报，2016，36（S2）：1487-1488.

[39] 吴小川. 儿童过敏性紫癜的诊治进展[J]. 中华实用儿科临床杂志，2013，28（21）：1605-1608.

[40] 陈洁. 川崎病合并冠状动脉病变的研究进展[J]. 现代医药卫生，2017，33（11）：1664-1666.

[41] 吴斯琴，董雁逊. 流行性腮腺炎患者的护理[J]. 国际护理学杂志，2017，26（6）：662-663.

[42] 董蒲梅，王淼，刘燕敏. 2016—2019年中国水痘流行病学特征[J]. 中国疫苗和免疫，2020，26（4）：403-406.